感染対策

60の
Q&A

板橋中央総合病院 院長補佐
前 聖路加国際病院 QIセンター感染管理室

坂本史衣

医学書院

著者紹介

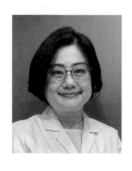

坂本史衣(さかもと・ふみえ)

板橋中央総合病院 院長補佐
前 聖路加国際病院 QI センター感染管理室
1968 年生まれ. 幼少期から 20 歳代まで日本と米国を行き来
する. 聖路加看護大学(現：聖路加国際大学)卒業, 米国コ
ロンビア大学公衆衛生大学院修士課程修了. 2002 年から聖
路加国際病院において医療関連感染予防・管理に従事, 2023
年 11 月より現職. 2003 年 CBIC(Certification Board of Infec-
tion Control and Epidemiology)による CIC(Certification in
Infection Prevention and Control)を取得. 日本環境感染学会理事, 厚生科学審議会専門
委員などを歴任. 主著に『感染対策 40 の鉄則』(医学書院, 2016),『基礎から学ぶ医療
関連感染対策 改訂第 3 版』(南江堂, 2019),『泣く子も黙る感染対策』(中外医学社,
2023),『感染予防のためのサーベイランス Q&A 改訂第 3 版』(日本看護協会出版会,
2024 刊行予定). 子ども 2 人と保護猫 2 匹を育てている.

感染対策 60 の Q & A

発　行　2023 年 11 月 15 日　第 1 版第 1 刷©
著　者　坂本史衣
発行者　株式会社　医学書院
　　　　代表取締役　金原　俊
　　　　〒113-8719　東京都文京区本郷 1-28-23
　　　　電話　03-3817-5600(社内案内)
印刷・製本　三報社印刷

序

　本書の構想は 2019 年の 9 月に生まれました．「基本的な医療関連感染対策について，理論と活用の両面からわかりやすく語りたい」というやや漠然とした提案が具体的な企画書となり，やがて出版社の会議で無事承認されたという嬉しいニュースが届いたのは同年 12 月 24 日のことでした．それから1 週間後の大晦日に中国・武漢市で原因不明の肺炎が発生したというニュースが流れ，翌 2020 年 1 月 15 日には新型コロナウイルス感染症（COVID-19）国内発生第 1 例目が報告され，その後のことは皆様もご存じのとおりです．パンデミック下の隙間時間を使って執筆し，予定から数年遅れて無事発刊となった本書ですが，こうした非常事態を経験したことによって，内容がより充実したようにも思います．

　タイトルからわかるとおり，本書は医療関連感染の予防と制御（IPC）に関する 60 の質問と回答からなりますが，これらの質問は次の 8 つの章（テーマ），すなわち，① 標準予防策，② 感染経路別予防策，③ 医療器具関連感染予防，④ 職業感染予防，⑤ 洗浄・消毒・滅菌，⑥ 医療環境管理，⑦ サーベイランス，⑧ 新興感染症のパンデミックに分類されています．各章の初めにある「イントロダクション（Q&A の前に）」というセクションでは，その章で取り扱うテーマの全体像を説明しています．その後に，章のテーマに関する質問が続きます．回答は 理論編 と 実践編 に分けています．理論編 では質問に関する基礎知識を，実践編 ではその活用の仕方を紹介しています．

　本書は IPC 初学者をメインターゲットとしていますので，基本的なことを，なるべく平易な表現で書いたつもりですが，現実に起こる問題は複雑かつ多様です．そのため，回答には，実際に生じうるやや困難な状況でも使える情報を盛り込みました．また，理解を助けるために，専門用語を解説したり，関連する別の Q&A を適宜参照させたりしています．このような作りになっていますので，本書は最初から読んでいただいてもよいですし，興味のあるテーマや質問を選んで読むという使い方もできます．

最後になりますが，姉妹書である前著『感染対策 40 の鉄則』に引き続き，本書を世に出すことができたのは，企画から辛抱強く伴走してくださり，丁寧で読みやすい紙面を作ってくださった医学書院の西村僚一氏，野上三貴氏に負うところが大きいことをお伝えします．そして，COVID-19 の波を繰り返し受けながら，安全な療養・職場環境を構築し，維持し，昼夜問わず人の相談にのり，疲弊し，それでも医療を支え続ける IPC 領域の仲間である皆様のことは，本書を執筆中にたびたび考え，それが心の支えとなりました．本書が，今日も IPC に取り組む皆様にとって，問題解決の糸口となればたいへん嬉しく思います．

2023 年 10 月

坂本史衣

第 **3** 章　医療器具関連感染予防
適正使用とケアバンドル
125

第 **4** 章　職業感染予防
安全な職場環境作り
153

本文・表紙デザイン：遠藤陽一（デザインワークショップ ジン）

第1章 標準予防策
―感染予防はここから始まる

イントロダクション(Q & A の前に)

- 標準予防策は，すべての医療現場で，すべての人が，すべての患者に対して行う基本的な感染対策です．
- 標準予防策は，いくつかの具体的な感染対策から構成されています(表1-1)．
- 標準予防策は，「あらゆる人の血液，すべての体液，分泌物，汗以外の排泄物，創傷のある皮膚，および粘膜には感染性がある」との考えに基づいて行います．
- 標準予防策の目的は，上記の物質や部位に含まれる既知および未知の病原体による感染症から患者と医療関係者を守ることにあります．
- 標準予防策をスタンダードプリコーション standard precautions と呼ぶこともあります．

もう少し詳しく

標準予防策を行う意義についてもう少し詳しく説明します．

血液などのヒトの身体から出る湿った物質，また粘膜や創傷部位などの湿った部位には，ヒトからヒトに伝播する病原体が存在することがあります．

このような病原体には，例えば B 型肝炎ウイルス hepatitis B virus(HBV)，C 型肝炎ウイルス hepatitis C virus(HCV)やヒト免疫不全ウイルス human immuno-deficiency virus(HIV)があります．これらのウイルスは，血液およびその他の潜在的感染性物質(➡155頁, 表4-2)を介して伝播することから，血液媒介病原体と呼ば

表1-1 | 標準予防策に含まれる具体策

●手指衛生を行う(➡6～24頁, Q2～Q5)	●環境を適切に清浄化または消毒する(➡212頁, Q44)
●感染性のある物質に曝露するおそれがある場合は個人防護具を活用する(➡25～46頁, Q6～Q10)	●布製品や洗濯物の取り扱いに注意する(➡228頁, Q46)
●咳エチケットを行う(➡36頁, Q9)	●注射処置を安全に行う(➡138頁, Q31)
●適切な患者配置を行う(➡64頁, Q14)	●腰椎穿刺時にサージカルマスクを着用する(➡138頁, Q31)
●患者ケア用品や医療機器/デバイスを適切に取り扱い，洗浄・消毒する(➡177頁, 第5章)	●針やその他の鋭利物の適切な取り扱いにより職業安全を推進する(➡155～165頁, Q35～36)

れます．医療関係者は，業務中に針刺しや切創，粘膜汚染によって，血液媒介病原体に感染することがあります．

　また，インフルエンザウイルスや結核菌は，口や鼻から出てくる**飛沫**やエアロゾル**粒子**に含まれて，粘膜汚染や吸入により伝播することがあります．

　これらのヒト-ヒト伝播する病原体を持っている患者を1人残らず，検査や症状によってあらかじめ特定することができれば，それらの患者だけに感染対策を実施すれば済みますが，次のような理由でそれは困難です．

- 医療機関を訪れた時点で，ヒト-ヒト伝播するあらゆる病原体を迅速に，100％の精度で特定することは技術的にも運用上もほぼ不可能である
- HBV，HCV，HIVでは感染後数週間はウィンドウ期と呼ばれる時期が続き，この間は抗体やウイルス遺伝子を検出することが難しく，検査結果が陰性となりやすい
- 医療機関では検査を行う間もなく，緊急的な手術，検査，処置を行う機会が頻繁にある
- 湿性生体物質を介して伝播する未知の病原体が存在する可能性がある
- 症状が出現する前に感染性を発揮する感染症がある

　すなわち，病院を訪れる患者の中で，ヒト-ヒト感染する病原体を持つことが事前に判明している患者は全体のひと握りにすぎません．したがってすべての患者の湿性生体物質には感染性があると考えて取り扱うことが，既知および未知の病原体による感染から医療関係者と患者を守ることにつながります．

▌用語解説
飛沫：会話，咳，くしゃみなどの際に口や鼻から飛び出す水分を含んだ比較的重い粒子
エアロゾル粒子：会話，咳，くしゃみなどの際に口や鼻から放出される空気中を浮遊することができる微細な粒子

Q 01

なぜ手指衛生を行う必要があるのですか?

- ☞ 医療関連感染を引き起こす病原体の多くは手指を介して伝播します
- ☞ 手指衛生を行うと手指表面に付着した病原体が減少します
- ☞ 手指衛生実施率が上昇すると医療関連感染の発生率が減少します

理論編

- 医療関連感染(➡49頁,Q11)を引き起こす病原体の多くは,手指との接触により伝播します(図1-1).
- 医療施設内で手指を介して伝播することがある代表的な病原体には,メチシリン耐性黄色ブドウ球菌 methicillin-resistant *Staphylococcus aureus*(MRSA)をはじめとする薬剤耐性菌,クロストリディオイデス・ディフィシル *Clostridioides difficile*,ノロウイルスなどがあります.

病原体が患者の皮膚表面や近くの環境表面に存在している(青色の点●)

患者や環境表面に触れる医療関係者の手指が病原体で汚染される

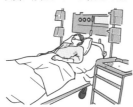
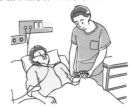

病原体が手指の上で数分〜最大数時間生存する(表1-2)

手指衛生が不十分あるいは行われない場合は病原体の数が減らない,あるいは増加する

汚染された手指で他の患者や近くの環境表面に触れることで伝播が生じる

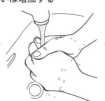
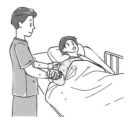

図 1-1 | 手指との接触によって病原体の伝播が起こる条件

表 1-2 ｜ **病原体の皮膚表面における生存時間**

病原体	生存期間
黄色ブドウ球菌　*Staphylococcus aureus*	2.5 時間
エンテロコッカス属　*Enterococcus* spp.	1 時間
クレブシエラ属　*Klebsiella* spp.	2 時間
大腸菌　*Escherichia coli*	数分〜1.5 時間
緑膿菌　*Pseudomonas aeruginosa*	0.5〜6 時間
アシネトバクター属　*Acinetobacter* spp.	2.5 時間以上
ロタウイルス	4.3 時間
インフルエンザウイルス	1.8 時間
新型コロナウイルス	9 時間

- 手指衛生を行うと，手指の表面に付着している病原体が減少します（➡10頁，Q 3）．
- 手指衛生実施率が上昇すると，医療関連感染が約 50％減少すると推計されています．また，薬剤耐性菌の保菌（➡64頁，Q 14）や感染症（➡69頁，Q 15），下痢症や呼吸器感染症が減少することも知られています．

実践編●

　手指衛生を通して医療関連感染を減らすには，効果的な手指衛生の手技やタイミングについて，なるべく多くの職員が学び，実践しなくてはなりませんが，その前段階として，手指衛生の必要性や重要性がなるべく多くの職員の「腑に落ちる」ことが重要です．子供に比べて大人は現実的であり，自身の仕事や生活に役立ち，重要だと感じる知識や技術であれば積極的に習得しようとしますが，必要性や重要性が見いだせないことを強制的に学習させられたり，実践を要求されることには抵抗を感じやすいという特徴があるためです．手指衛生の必要性や重要性に関する納得感を高めるための方法や工夫をいくつかご紹介します．

1 説明する

　手指衛生を行う理由を簡潔に述べるなら「感染症が減るから」です．もう少し詳しく説明するなら以下の点を加えるとよいでしょう．

- 医療関連感染を引き起こす病原体の多くは，手指との接触によって伝播する
- 手指衛生によって皮膚表面上の病原体が減少する

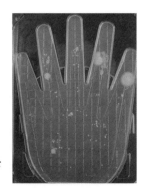

図 1-2 │ **手形培地に発育した集落（コロニー）を確認することで手指の汚染度を可視化**

- 手指衛生実施率が上昇すると薬剤耐性菌をはじめとする病原体の保菌や感染症が減少する

2 細菌コロニー数を「見える化」する

手指衛生の効果を実感するために，血液寒天培地や手形（スタンプ）培地を用いて，手指衛生の前後で検出される細菌コロニー数を目で見て比較することもあります（図 1-2）．

3 データで「見える化」する

手指衛生実施率が上昇すると，手指を介して伝播する薬剤耐性菌などの病原体の検出率や，*C. difficile* 感染症などの感染症の発生率が減少することが期待できます．病原体や感染症の検出/発生は手指衛生以外の要因にも左右されますが，手指衛生実施率と併せて数値で表し，その推移をみることで，効果を実感しやすくなります．この方法についてはサーベイランスの章で解説します（➡**261 頁，第 7 章**）．

参考文献

1) Kampf G, et al：Clin Microbiol Rev. 2004；17(4)：863-93. **PMID** 15489352

2) Pittet D, et al：Lancet Infect Dis. 2006；6(10)：641-52. **PMID** 17008173

3) WHO：Evidence of hand hygiene to reduce transmission and infections by multidrug resistant organisms in health-care settings.
https://cdn.who.int/media/docs/default-source/integrated-health-services-(ihs)/infection-prevention-and-control/mdro-literature-review.pdf?sfvrsn=88dd45c7_2

4) WHO：Health care without avoidable infections. The critical role of infection prevention and control.
https://apps.who.int/iris/bitstream/handle/10665/246235/WHO-HIS-SDS-2016.10-eng.pdf

5) Hirose R, et al：Clin Infect Dis. 2021；73(11)：e4329-35. **PMID** 33009907

手指衛生はいつ行うのですか？

 ☞ 手指衛生を行う必要がある場面を「手指衛生の適応場面 indication」といいます

☞ 手指衛生の適応場面は，患者とその周囲環境に触れる前，触れた後，清潔・無菌操作の前，手指が血液・体液で汚染された後に分類できます

☞ 日頃行うことが多い業務で生じる手指衛生の適応場面を確認してみましょう

● 手指衛生を行う必要がある場面を，手指衛生の適応場面 indication といいます．
手指衛生の適応場面は，①「前」と②「後」に大きく分けられます．
① 前の適応場面が生じるのは，医療関係者や**医療エリア**（図 1-3）の環境表面に存

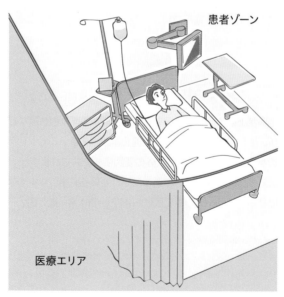

図 1-3 │ **患者ゾーンと医療エリア**

▌用語解説
医療エリア：患者ゾーンの外側を指します．医療エリアはその他の患者や医療関係者が持つ病原体で汚染されています
患者ゾーン：患者とその付近の環境を指します．患者ゾーンは主に患者が持っている病原体で汚染されています

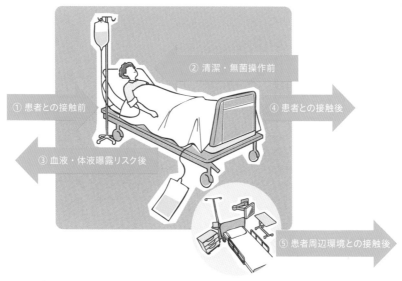

① 患者との接触前
② 清潔・無菌操作前
③ 血液・体液曝露リスク後
④ 患者との接触後
⑤ 患者周辺環境との接触後

図 1-4 | WHO による手指衛生の 5 つのタイミング

在する病原体が，医療関係者の手指を介して患者に伝播するおそれがある時です．例えば医療関係者が病室に入る時，あるいは末梢静脈カテーテルを挿入するために手袋を装着する前などは「前の適応場面」にあたります．

② 後の適応場面が生じるのは，患者や**患者ゾーン**（図 1-3）の環境表面に存在する病原体が，医療関係者の手指を介して医療関係者に伝播したり，医療エリアの環境表面を汚染することで他の患者に伝播するおそれがある時です．例えば，医療関係者が病室から出た後や，創傷処置で使用した手袋を取り外した後などは「後の適応場面」にあたります．

● ベッドサイドでは手指衛生の適応場面が無数に発生しますが，それらすべてを覚えるのは現実的ではありません．そのため，世界保健機関 World Health Organization（WHO）は手指衛生の適応場面を覚えやすいように 5 つに分類し，「手指衛生の 5 つのタイミング my five moments for hand hygiene」として紹介しています（図 1-4）．

● カナダ・オンタリオ州公衆衛生局 Public Health Ontario では，手指衛生の適応場面を 4 つに分類しています（図 1-5）．WHO 版との違いは，① に患者だけでなく，「患者環境に触れる前」が付け加えられている点と，WHO 版の④ と⑤ を合わせている点です．WHO 版，カナダ版，どちらを使ってもよいでしょう．

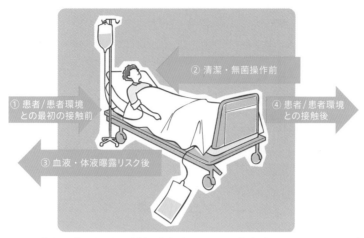

① 患者/患者環境
との最初の接触前

② 清潔・無菌操作前

④ 患者/患者環境
との接触後

③ 血液・体液曝露リスク後

図 1-5 | カナダ・オンタリオ州公衆衛生局による手指衛生の4つのタイミング

● WHO版とカナダ版の①と②は前の適応場面，WHO版の③～⑤とカナダ版の③と④は後の適応場面です．

実践編

　WHOの5つのタイミングを覚えることは簡単です．手指衛生の研修を何度も受けたスタッフは，九九の計算のように5つをそらんじることができます．ところが，ベッドサイドで頻繁に生じる「手指衛生の適応場面」と「5つのタイミング」がつながらないということが起こります．

　例えば看護師が病室に入り，輸液の速度調節を行ってから，ベッド柵を下げて，バイタルサインを測定し，採血を行って退室したとします．この場合，WHOの手指衛生の5つのタイミングのうち①，②，そして③（③は④を兼ねる）に該当する3つの適応場面が生じます．

　このように，日常的に行う作業中に生じる手指衛生の適応場面とタイミングがつな

📖 用語解説
清潔操作：医療手技において医療関係者，モノ，環境から病原体が伝播するリスクを下げるために，病原体数を減らすことを目的とした手順やその実践
無菌操作：医療手技において医療関係者，モノ，環境からの病原体の伝播を防ぐことを目的とした手順やその実践

表1-3 | バイタルサイン測定と採血を行う際に生じる手指衛生の適応場面とタイミング

行動	適応場面(indication)	5つのタイミング
入室する	前	①※1
輸液の速度を調節する	——	——
ベッド柵を下げる	——	——
バイタルサインを測定する	——	——
採血をするために手袋を着用する	前	②
採血後に手袋を取り外す	後	③と④※1
退室する	——	——

※1：WHOは患者病室に入る際に手指衛生を行った場合，病室内の患者周囲環境に触れてから患者に直接接触する際に再度手指衛生を行う必要はないとしています．また，血液・体液曝露後の手指衛生は退室時の手指衛生を兼ねることができるとしています．

がるように，代表的なケアや処置をいくつか例に挙げて 表1-3 のような「つなげる練習」をしてみるとよいでしょう．

参考文献

1) WHO：Your 5 Moments for Hand Hygiene.
https://www.who.int/campaigns/world-hand-hygiene-day

2) Ontario Agency for Health Protection and Promotion(Public Health Ontario), Provincial Infectious Diseases Advisory Committee：Best Practices for Hand Hygiene in All Health Care Settings. 4th ed. Toronto, ON：Queen's Printer for Ontario；January 2014.
https://www.publichealthontario.ca/-/media/documents/bp-hand-hygiene.pdf?la=en

3) WHO：Hand Hygiene Technical Reference Manual.
https://apps.who.int/iris/bitstream/handle/10665/44196/9789241598606_eng.pdf;jsessionid=5131297A422D3255154ED041F91E34B6?sequence=1

Q 03

手指衛生はどのような手順で行うとよいですか?

A ☞ 手指衛生には手指消毒と，石鹸と流水を用いた手洗いの2通りの方法がありますが，手指消毒を優先的に選択します

☞ ただし，手指が肉眼的に汚染された場合，アルコールに抵抗性がある病原体で汚染された可能性がある場合，食事の前，トイレを利用した後は手洗いを選択します

☞ 手指消毒では手指全体にアルコール性手指消毒薬をすり込むこと，手洗いでは手指全体を石鹸でこすり洗いすることが重要です

- 手指衛生にはアルコールを主成分とした消毒薬を用いた手指消毒と，石鹸と流水を使った手洗いがあります．
- WHO が推奨する手指消毒（図1-6）と手洗い（図1-7）の手順を示します．

1. 手の全表面を覆うために十分な量の消毒薬をとる

2. 両手の掌をこすり合わせる

3. 右手の掌を左手の甲に重ね, 指を交互に組み合わせて上下にこすり合わせる. 反対の手も同様に行う

4. 両手の掌を合わせ, 指を組んでこすり合わせる

5. 指を組み合わせ, 指の裏側を反対の掌とこすり合わせる

6. 親指を反対側の掌で握り, 回転させる. 反対の手も同様に行う

7. 指先をそろえて掌に当て, 前後に動かす

8. 終了

図1-6 | 手指消毒の方法

〔WHO：WHO Guidelines on Hand Hygiene in Health Care を参考に作成〕

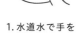

1. 水道水で手を
濡らす

2. 手の全表面を覆う
ために十分な量の
石鹸をとる

3. 両手の掌をこすり
合わせる

4. 右手の掌を左手の甲
に重ね, 指を交互に
組み合わせて上下に
こすり合わせる. 反
対の手も同様に行う

5. 両手の掌を合わせ,
指を組んでこすり
合わせる

6. 指を組み合わせ, 指
の裏側を反対の掌
とこすり合わせる

7. 親指を反対側の掌で
握り, 回転させる. 反
対の手も同様に行う

8. 指先をそろえて
掌に当て, 前後
に動かす

9. 水道水で石鹸を
洗い流す

10. ペーパータオル
など使い捨ての
紙か布で手を乾
燥させる

11. 手の乾燥に使った
紙やタオルで蛇口
を閉める

12. 終了

図 1-7 | 手洗いの方法

〔WHO：WHO Guidelines on Hand Hygiene in Health Care を参考に作成〕

- WHO は手指衛生の所要時間について, 手指消毒は 20〜30 秒かけて行うよう推奨していますが, 15 秒でも十分とするデータもあります. 手洗いは, 15〜30 秒間のこすり洗いが推奨されています.
- 医療機関では, 手に目に見える汚れがある場合, *C. difficile* などのアルコールに抵抗性のある病原体による感染症が疑われる場合, トイレを利用した後は手洗いを選択しますが, それ以外の場面では手指消毒を選択します.
- 手指消毒の方がより多くの微生物を除去し, 場所を選ばずに短時間で実施することができます. また, 保湿剤が添加されている製品を使うことにより手荒れが起こりにくいという利点もあります.

● アルコール過敏症がある人のためにノンアルコールの手指消毒薬が販売されていますが，**低水準消毒薬**▌を主成分とするため，抗菌スペクトルや作用時間を製造元に確認する必要があります．

実践編●

図1-6，7に描かれている手順は変えても構いません．

手指消毒を行う場合，掌にたまった消毒薬に指先を浸してから，その他の部位の消毒に移る方法もあります．重要なことは，手指消毒では，手指のすべての部位に手指消毒薬をすり込み，手洗いの場合は，手指のすべての部位のこすり洗いをすることです．

手指消毒薬は手指の全表面を覆うのに十分な量を使用します．手の大きさにより，必要とする手指消毒薬の量が異なります．乾燥しないまま手袋を装着すると手荒れが起こりやすくなりますし，手袋の**ピンホール**▌が増える原因にもなります．

職員研修では，蛍光塗料とブラックライトを用いて手順について学習することもあります．蛍光塗料を手指消毒薬に見立てて，すべての部位にすり込めているか（塗り忘れた部位がないか），また，その後に石鹸と流水で手を洗い，すべての部位を洗えているか（洗い残しがないか）をブラックライトで確認することができます．ただ，こうした研修などを通して手順について学んでも，多忙な臨床現場で実践されているとは限りません．そのため，職員が実際にどのような手順で手指衛生を実施しているか，さまざまな部門，職種を選んで，定期的に確認するとよいでしょう（➡次頁，Q4）．

参考文献
1) WHO：WHO Guidelines on Hand Hygiene in Health Care.
　　https://apps.who.int/iris/bitstream/handle/10665/44102/9789241597906_eng.pdf?sequence=1
2) Pires D, et al：Infect Control Hosp Epidemiol，2017；38(5)：547-52．**PMID** 28264743

▌用語解説
低水準消毒薬：ほとんどの栄養型細菌，一部のウイルス，一部の真菌を死滅させる作用を持つ消毒薬
ピンホール　：微細な穴あき

Q 04

手指衛生のモニタリングは どのように行うのですか?

 A

☞ 直接観察によるモニタリングが推奨されています

☞ 過大評価を避けるために,観察されていることがわかりにくい方法を選びます

☞ 手指衛生実施率は,できるだけ観察から時間を空けずにフィードバックします

- WHO は手指衛生行動のモニタリングとフィードバックは,手指衛生の効果を高めるために不可欠であるとガイドラインで述べています.

- モニタリングの手法は複数ありますが,直接観察法がゴールドスタンダードとされています.各手法の長所と短所を踏まえて,複数の方法を組み合わせることが推奨されています(➡17〜19頁,資料1,2).

- データの正確性と精度を高めるために,ガイドラインの推奨に則ったモニタリングの手順書を作成し,これに基づいて観察者の研修を行います.特に手指衛生を実施する必要がある場面(手指衛生機会)については明確に定義します.

- 手指衛生機会は,WHO が推奨する5つのタイミング,またはカナダ・オンタリオ州公衆衛生局が推奨する4つのタイミングなどを参考に設定します(➡6頁,Q2). 病室への入退室時のみ観察する方法もあります.入退室時のみ観察した場合と,5つのタイミングを観察した場合とで,実施率に大きな差がみられなかったという報告があります.

- モニタリングの手順書を作成するにあたり,参考文献1)と2)を参考にするとよいでしょう.

- 手指衛生実施率は通常,次のように計算します.

$$手指衛生実施率 = \frac{観察された手指衛生実施回数}{観察された手指衛生機会数} \times 100(\%)$$

- 観察対象となる人は,看護師や医師をはじめとする,患者に直接接触する機会のある職員です.

- 観察対象となる部門(病棟,診療科または職種)を限定する場合もあれば,全施設の部門別実施率を明らかにする場合もあります.

- 観察対象の部門に所属する全職員を対象にする場合もあれば，ランダムに選ぶ場合もあります．ランダムに選択する場合は，分母データの職種の比率を，全職員に占める比率と同程度にそろえることが勧められます．例えば看護師が全職員の 1/3 を占める職場では，分母の 1/3 も看護師の観察データとします．
- 観察すべき手指衛生機会数（実施率の分母）について確立された基準はありませんが，WHO は異なる期間の実施率を比較する場合，1 つの観察部門（病棟，診療科または職種）につき 200 以上を推奨しています．これに従うと，例えば A 病棟の手指衛生実施率を介入前期と後期に分けて比較する場合，前期と後期でそれぞれ 200 以上の手指衛生機会数を観察することになります．
- 手指衛生実施率は観察後，なるべく早く対象部門にフィードバックします．

実践編

　手指消毒薬使用量を実施率の代わりに評価している医療機関も多いと思いますが，手指消毒薬の使用量から実施率を推計することはできず，使用量と実施率は相関しないという報告があります．WHO は 1,000 患者日数あたり 20 L 以上を使用量の目安としていますが，この基準が高い実施率を保証するわけではありません．したがって，使用量をみる場合でも直接観察法を併用することを勧めています．直接観察法にかけるマンパワーが限られる場合は，課題があると考えられる部門（例えば手指消毒薬の使用量が少ない部門や薬剤耐性菌の検出率が高い部門）を選んで始めてみるとよいでしょう．

　データは紙やアプリを使って記録し，集計します．紙を使う場合は，観察を行った部門，観察日，観察開始時刻と終了時刻，観察者を記載し，職種別の分母と分子を正の字で記録するとよいでしょう（図 1-8）．また，これらのデータは表計算ソフトに入力すると，表やグラフを作成するのに便利です．

　実施率はなるべく早いタイミングで，口頭や文書などの複数の媒体を使ってフィードバックします．分母が少ない場合は，実施率（%）だけでなく，分母と分子も示します．分母が少ない場合は，実施率が実際の値から乖離している可能性が高まりますが，手指衛生がほとんど行われていないなど，速やかな改善が必要と考えられる状況では，分母が 200 機会数集まるまでフィードバックを待つ必要はありません（表 1-4）．

手指衛生モニタリングシート

病棟名　　　　　　　　　　　日時

	入室　機会／実施	退室　機会／実施
医師　　①②	／	／
看護師　③④	／	／
その他　⑥⑦⑧⑨⑪	／	／

職種	入室		退室	
	機会数	実施数	機会数	実施数
① 医師				
② 研修医				
③ 看護師				
④ 看護助手				
⑤ 搬送				
⑥ リハビリテーション				
⑦ 放射線技師				
⑧ 臨床工学技士				
⑨ 薬剤師				
⑩ 事務				
⑪ 栄養士				
⑫ 学生・教員				
⑬ 清掃				
⑭ ボランティア				
⑮ リネン				
⑯ 患者・家族				
⑰ 平均				

図 1-8 | **入退室時の手指衛生モニタリング用紙の例**

表 1-4 | **効果的なフィードバックのポイント**

① 個人への即時フィードバック	実施率が低い個人が特定できた場合は，速やかに直接本人あるいは上司などを通して，懲罰的ではない姿勢で手指衛生行動を変えてもらうよう依頼します
② 職種・部門ごとの実施率の定期的なフィードバック	なるべく他の部門や職種との比較ができる形，すなわち競争意識が生じるような方法でフィードバックを行う方が改善には有効であるといわれています．フィードバックの対象が明確な方が，課題や改善の必要性を「自分のこと」としてとらえてもらいやすいでしょう
③ 具体的な課題と改善策の明確化	手指衛生が実施されない具体的な場面やタイミング，改善のための具体策を検討します．観察対象となっている部門の職員と短時間でもよいので，一緒にモニタリングを行って検討するのも有益です
④ 双方向性のフィードバック	手指衛生が実践されない理由や改善策について現場の意見を積極的に聴くことも勧められます．実施率を共有し，ともに改善を行う作業は，現場が手指衛生に対する当事者意識や，自分たちで改善できたという自己効力感を高めることにつながります．臨床現場の当事者意識と自己効力感は，手指衛生実施率を改善し，それを維持する力となります

参考文献

1) AMR 臨床リファレンスセンター：WHO Hand Hygiene Technical Reference Manual ：手指衛生テクニカルリファレンスマニュアル(日本語訳).
https://amr.ncgm.go.jp/pdf/Hand-hygiene-technical-reference_Japanese.pdf

2) AMR 臨床リファレンスセンター：WHO Hand Hygiene Self-Assessment Framework 2010：WHO 手指衛生自己評価フレームワーク 2010 年(日本語訳).
https://amr.ncgm.go.jp/pdf/medic-m1.pdf

3) WHO：WHO guidelines on hand hygiene in health care：first global patient safety challenge：clean care is safer care. World Health Organization, 2009.
https://iris.who.int/bitstream/handle/10665/44102/9789241597906_eng.pdf?sequence=1

4) WHO：Hand Hygiene Technical Reference Manual：to be used by health-care workers, trainers and observers of hand hygiene practices.
https://apps.who.int/iris/bitstream/handle/10665/44196/9789241598606_eng.pdf?sequence=1

5) SHEA/IDSA/APIC：Practice recommendation：Strategies to prevent healthcare-associated infections through hand hygiene：2022 update. Infect Control & Hosp Epidemiol, 2023；44(3)：355-76. **PMID** 36751708

資料1｜手指衛生のモニタリング方法（直接的なモニタリング）

● Direct overt observation（観察していることが観察対象に知られている直接観察法）

方法	・観察者が対象部門に出向いて手指衛生の場面を観察する ・観察対象者からは観察者の姿が見える．また，観察していることも知られている ・データの正確性と精度を高めるために，標準化された手法に基づく観察者の研修を行う
長所	・すべての手指衛生機会を観察することができる ・手指衛生の手技・機会を個別に評価し，即時指導ができる ・皮膚や爪の状態についても観察ができる ・ケアバンドルで用いるチェックリストに含めることで，中心ライン挿入のようなハイリスク手技の前後の手指衛生を推進することができる ・臨床の医療関係者が手指衛生の推進活動に主体的に参加するきっかけとなる
短所	・ホーソン効果※1 により，観察期間の実施率が日常の水準よりも高くなりやすい（過大評価）ことから，データを介入の評価や目標設定に活用することが困難である ・観察する部門，時間帯が制限される ・マンパワーが必要である

● Direct covert observation（観察者あるいは観察していることが観察対象に知られていない直接観察法）

方法1	対象部門で観察する方法 ・観察者が対象部門に出向いて観察するが，観察対象は，観察されていること（あるいは誰が観察しているのか）を知らない ・データの正確性と精度を高めるために，標準化された手法に基づく観察者の研修を行う ・観察対象となる個人，職種，曜日などに偏りが出ないよう，活動量が最も多い時間帯を選び，観察日は無作為に選ぶ．観察は事前予告なく行う ・1 回の観察時間は 15 分間を目安にする．ただし，観察対象が観察されていることに気づく可能性がある状況では，より短い時間で，より頻回に観察を行う方が，実際に近い実施率を得ることができる ・観察者が誰であるか知られていないのが理想的である．特定の個人に即時指導を行いたい場合は，観察者を明かさないために，管理者に指導を依頼する
長所	・手指衛生の手技・タイミングを個別に評価し，指導につなげることができる ・手指衛生の阻害要因・推進要因を把握することができる ・ホーソン効果による過大評価が起こりにくいため，データをベースラインととらえて，介入の評価や目標設定に活用することができる
短所	・視界が遮られることにより，ベッドサイドで生じる手指衛生機会の観察が難しい場合がある ・観察者を明かさない場合は，データのフィードバックに時間がかかる場合がある ・観察対象が観察されていることに気づいた場合は，ホーソン効果による過大評価となりやすい ・特定の個人，職種，曜日などの観察に偏ることでデータにバイアスがかかることがある ・観察者であることを長期間隠し続けることが難しい ・マンパワーが必要である

※1：ホーソン効果：観察対象が見られていることを意識することにより，本来の行動をよりよい方向に修正してしまう現象．

（次頁に続く）

（前頁から続き）

方法2	遠隔地からのビデオカメラによる直接観察法
	・録画した動画を見ながら分子と分母をカウントする
	・ビデオカメラは一時的に設置する場合もあれば，常設する場合もある
	・動画閲覧の権限を制限したり，職員や患者に観察目的を説明するなど，職員や患者のプライバシーへの配慮が必要である
長所	・データをベースラインととらえて，介入の評価や目標設定に活用することができる
	・手指衛生の方法や手技・機会を個別に評価し，即時指導ができる
	・カメラを常設した場合は，常に観察されていると意識することで，高い実施率が維持されやすい
	・多数の手指衛生機会，部門，時間帯を観察することができる
	・早送り機能により観察の所要時間を短縮することができる
短所	・ビデオカメラの使用に抵抗感のある組織では実施が難しい
	・ビデオのアングルや解像度などにより観察可能な場所が限られることがある
	・カメラを常設する場合は工事などに初期費用と故障時対応の費用が必要となる
	・映像の確認にマンパワーを要する
方法3	自動モニタリングシステムを用いる方法
	・センサーが埋め込まれたバッジやブレスレットなどのウェアラブルデバイスを観察対象者が装着する．手指衛生製剤のディスペンサーや病室内に設置されたセンサーとの間で赤外線などを用いて通信することで，手指衛生実施機会数と実施回数を計測する
	・1つの手指衛生機会（例えば入室時）における包括的な実施率を算出するものもあれば，手指衛生機会別や個人別の実施率を算出するものもある
	・直接観察法で得られたデータを補完する情報として活用する
長所	・データをベースラインととらえて，介入の評価や目標設定に活用することができる
	・常に観察されていると意識することで，高い実施率が維持されやすい
	・全勤務帯のデータを毎日収集できる
	・データの自動集計機能により，観察に要するマンパワーが少ない
	・手指衛生を忘れると音や光を発するなど，リマインダー機能が活用できるシステムもある
短所	・手指衛生の手技は確認できない
	・ベッドサイドで生じるすべての手指衛生機会を把握するのが難しい
	・システムや場所ごとにデータの正確性や精度が変わり，データの信頼性が損なわれる場合がある．精度管理も確立されていない
	・ウェアラブルデバイスの装着が受け入れられない場合や装着されない場合がある
	・器材購入やネットワーク設置に初期費用がかかる．電池交換などの定期メンテナンスに費用やマンパワーを要する

● 患者による観察

方法	・患者自身が医療関係者の手指衛生を観察する
	・外来患者を対象にした患者満足度調査の質問項目に含まれることがある（職員はあなたに触れる前に手指衛生を行いましたか？）
長所	・医療関係者の手指衛生の推進に患者が積極的に参加し，声を上げる機会となる
	・医療関係者が患者と体験を共有することで継続的な質改善につながることが期待される
	・患者満足度の改善につながる可能性がある
	・医療リソースを消費しない
短所	・病棟ではさまざまな手指衛生機会が生じるため，データの正確性や精度が下がりやすい
	・観察可能な場面が患者周辺で生じる手指衛生機会に限定される

資料2 | **手指衛生のモニタリング方法（間接的なモニタリング）**

● 手指消毒薬使用量の測定

方法	• 払い出し量または使用量を測定する • 通常病棟では一定の患者日数あたり，外来では一定の患者数あたりの使用量を算出する • 施設全体あるいは部門ごとの推移をみる
長所	• 費用やマンパワーをそれほど要さない • 手指消毒薬へのアクセスの良さを間接的に評価することができる
短所	• 実施率を知ることができない • 手指衛生の手技やタイミングの適切性を評価できない • 医療関係者と患者・訪問者の使用量を区別することが難しい場合がある • 払い出し量は実際の使用量を反映しない場合がある

● 手指衛生回数カウンター

方法	• 手指消毒薬のボトルやディスペンサーにカウンターを取り付け，使用回数を測定する
長所	• 使用回数をもとに使用量を推計することができる • 設置が簡便である • マンパワーを要さない
短所	• 実施率を知ることができない • 手指衛生の手技やタイミングの適切性を評価できない • 医療関係者と患者・訪問者の使用量を区別することが難しい場合がある

● 手指消毒薬やその他の必要物品へのアクセスと使いやすさの確認

方法	• 手指衛生が行われやすい物理的環境が整っていることをラウンドなどで定期的に確認する • 手指消毒薬が利用者の動線上の見えやすい場所に設置されているか，ボトルやディスペンサーは使いやすいか，空になっていたり，壊れているものはないか，手洗い用シンクの設置場所が適切かつ機能しているか，ペーパータオルなどのその他の資材も必要な場所に十分量設置されているかなどを確認する
長所	• 手指衛生を推進するためのインフラに関する課題を明らかにすることができる
短所	• シンクの増設や移設が構造上困難な場合がある

**Q
05**

手指衛生の実施率を上げるには
どうすればよいですか?

 ☞ 手指衛生実施率の改善には多面的な取り組みが必要です

☞ 多面的な取り組みには，幹部・管理職のリーダーシップ，手指衛生を行いやすい環境改善と体制整備，継続的モニタリング，教育と動機づけ，チャンピオンとロールモデルの活用，患者の積極的な参加が含まれます

理論編

● 医療機関の手指衛生実施率を上げるには，以下の各要素に対する多面的な取り組みが必要です(図 1-9).

1 リーダーシップ

● 幹部や管理職の熱意(コミットメント)が手指衛生プログラムの成功に最大の影響を与えるといわれています.

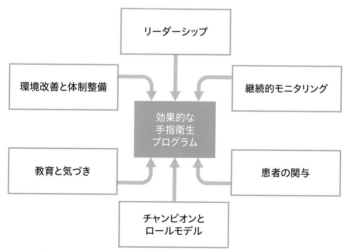

図 1-9 │ 手指衛生実施率を向上させる要素

〔Ontario Agency for Health Protection and Promotion(Public Health Ontario), Provincial Infectious Diseases Advisory Committee : Best Practices for Hand Hygiene in All Health Care Settings, 4th ed. Toronto, ON : Queen's Printer for Ontario ; January 2014 を参考に作成〕

| 表 1-5 | 手指衛生に関する方針・手順の内容 |

- 手指衛生の遵守に関する組織の方針
- 手指衛生を行うことが求められる人々
- 手指衛生のタイミング(➡6頁, Q2)と手順 (➡10頁, Q3)
- 手指衛生製剤の選択(➡**2 環境改善と体制整備**)
- 手指衛生製剤の設置に関する規定(➡**2 環境改善と体制整備**)
- ハンドケアプログラム
- 爪の長さや装飾, 指輪などの装飾品に関する規定
- 手指衛生モニタリングとフィードバック (➡13頁, Q4)

- これらのリーダーは, 手指衛生の重要性を機会があるたびに自身の言葉および態度の両方で示し, 手指衛生を支援する責務があります. 手指衛生の推進は, 感染対策部門に丸投げするプロジェクトではありません. 医療の質の向上のために, 組織全体で取り組むことが求められる重要な対策の1つです.
- 手指衛生の推進には, 科学的根拠に基づく方針と手順が必要です. これには表1-5 に示す内容を含めることが勧められます.

2 環境改善と体制整備

- 手指衛生実施率は, 手指衛生設備へのアクセスのよさに左右されます.
- 手指衛生製剤(石鹸や手指消毒薬)の選択や設置場所には使用者の意見を反映することが大切です.
- 手荒れを防ぐために保湿剤を提供し, 定期的に使用すると, 手指衛生実施率が約50%上昇することが報告されています. 手荒れが生じた場合の受診の体制を整えることも重要です. ノンアルコールの手指消毒薬を採用する場合は, 抗菌スペクトルや作用時間などを確認します.
- 手荒れにより手指衛生が困難な職員には, 皮膚の状態が改善するまで患者に触れる際には例えば, プラスチック手袋の上にニトリル手袋を装着するなどの措置を講じます.

3 継続的モニタリング (➡13頁, Q4)

4 教育と動機づけ

- 手指衛生に関する教育・研修の対象となるのは, 医療機関にいるすべての人々で

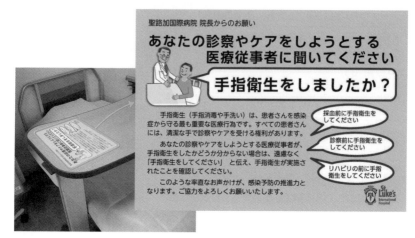

図 1-10 | 患者に対して声かけを呼びかけるポスターの例

す．これには，委託・派遣職員，外部業者，研修生，ボランティア，患者，訪問者
も含まれます．

● これらすべての人に手指衛生に対する動機づけを与え，リマインダーを活用して手
指衛生を推進します．

⑤ チャンピオンとロールモデル

● チャンピオンとは，手指衛生に対する使命を果たすためにロールモデルとして自ら
手指衛生のベストプラクティスを実践する人物です．
● チャンピオンを任命することはできませんが，発見し，支援することで，医療現場
で手指衛生を強力に推進する役割を担うことが期待されます．
● チャンピオンは，その周囲の職員にとって手指衛生を行う動機づけとなる存在です．

⑥ 患者の関与

● 患者が医療関係者に手指衛生を実施したかどうかを積極的に尋ねることが，医療関
係者の手指衛生を推進すると考えられています（図 1-10）．

1 リーダーシップに対するフォロワーシップ

組織のリーダーが手指衛生に無関心ということはないにせよ，それほど重要とは考えていない場合，部下であるフォロワーの継続的な働きかけによってリーダーが手指衛生の重要性を認識し，支援者となる場合があります．改善を目指すフォロワーの行動はリーダーの行動に影響を与えることができます．例えば J-SIPHE を利用して病院グループ間で手指衛生データを比較した結果を伝え，改善のための支援を求めることや，手指衛生の研修会にリーダーとして参加してもらうことなどを検討します．

2 アクセスの改善

手洗い設備の新設や移設は難しい場合もありますが，手指消毒薬は比較的自由に設置することができます．以下の設置箇所はアクセスがよいといえますが，臨床現場の意見を参考にしながら決めるとよいでしょう．

- 職員の作業動線上
- 物陰に隠れない，目に入る位置
- **高頻度接触環境表面**（電話や医療機器など）の近く
- 患者から 1 m 以内（壁面や足元柵など）

3 失念対策

手指衛生を失念する場合があります．失念には対策がないように思われますが，失念しやすい場面や人などの具体的な課題がわかれば対策を講じることができます．特に医療現場のスタッフと一緒にモニタリングを行うことで，失念につながっている要因が見えやすくなります．対策としてはリマインダーの活用（図 1-11）や個別指導などが挙げられます．

▋用語解説

J-SIPHE：Japan Surveillance for Infection Prevention and Healthcare Epidemiology の略であり，日本語名は「感染対策連携共通プラットフォーム」です．厚生労働省委託事業 AMR 臨床リファレンスセンターが運営するシステムであり，連携する複数の医療機関が感染対策に関連するデータを共有し，改善に活用することができます．日本のベンチマークデータとしての活用も見込まれています（➡ 270 頁, 表 7-3）

高頻度接触環境表面：手で頻繁に触れる環境表面

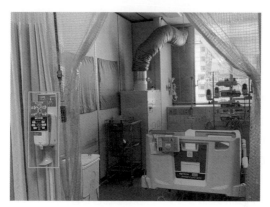

図 1-11 | リマインダーの例

④ 継続的なモニタリングとチャンピオンの活動

　継続的なモニタリングの重要性については前のQ4で述べたとおりですが，筆者は，モニタリングを各現場のチャンピオンとともに行ったり，その結果を共有することが，手指衛生の実施率を高め，維持につながることを経験しています．チャンピオンが関与することで，具体的な課題が明確になり，それを解決するための現場に合った方法が生まれやすくなるためです．また，内部の信頼できる仲間から発信される改善のための提案は，より受け入れられやすいということもあります．もちろん，チャンピオンにすべてを任せるということではなく，所属部門の管理者や感染対策部門の支援は必要不可欠です．

参考文献
1) Ontario Agency for Health Protection and Promotion(Public Health Ontario), Provincial Infectious Diseases Advisory Committee：Best Practices for Hand Hygiene in All Health Care Settings. 4th ed. Toronto, ON：Queen's Printer for Ontario；January 2014.
https://www.publichealthontario.ca/-/media/documents/bp-hand-hygiene.pdf?la=en
2) WHO：WHO guidelines on hand hygiene in health care：first global patient safety challenge：clean care is safer care. World Health Organization, 2009.
https://iris.who.int/bitstream/handle/10665/44102/9789241597906_eng.pdf?sequence=1
3) Kirk J, et al：Am J Infect Control. 2016；44(10)：1095-101. **PMID** 27178035

Q 06

個人防護具の種類と選択基準について教えてください

 ☞ 個人防護具（PPE）とは，手袋，ガウン，マスクなどの体表面を覆う医療材料です

☞ 血液・体液汚染，創傷・粘膜との接触が起こる可能性を場面ごとに評価し，汚染される可能性のある身体部位を PPE で防護します

理論編

● 個人防護具 personal protective equipment（PPE）とは，手袋やガウンなどの体表面を覆う医療材料を指します．

● PPE は，医療関係者と患者が処置やケアの際に主に血液や体液などの感染性物質に触れたり，浴びたり（曝露）することによって病原体に感染するのを防ぐために活用します．

● 主な PPE とその選択基準を図1-12 に示します．この基準に沿って，場面ごとに想定される曝露の程度や部位に見合う PPE を選択し，適切な方法で着脱を行います．

実践編

標準予防策は最も基本的な感染対策ですが，最も難しい感染対策の1つでもあります．なぜなら，曝露の可能性や部位を，1人1人の医療関係者が1つ1つの場面ごとにあらかじめ評価し，評価に基づく適切な PPE を選び（図1-12），汚染が生じない方法で着脱しなければならないからです．

医療現場で実践する機会が多い手技において，標準的に使用することが推奨される PPE を表1-6 にまとめましたが，これら以外にも PPE の標準的使用が推奨される場面はたくさんあります．標準予防策における PPE の選択について学ぶために，例えば過去1週間以内に実際に対応した患者の中から数人を選び，ケアや処置の場面を振り返りながら，着用が求められる PPE についてグループディスカッションするといったことは有益かもしれません．

標準予防策は，医療関係者や患者が既知および未知の病原体に感染するリスクを減らします．日頃から手指衛生や PPE の適切な活用を高い頻度で実践している医療現場では，把握されていない感染者から病原体が伝播する可能性が下がります．そして，

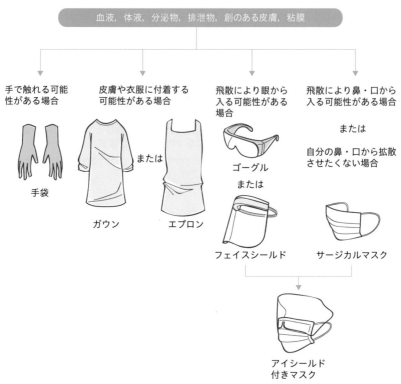

血液，体液，分泌物，排泄物，創のある皮膚，粘膜

手で触れる可能
性がある場合

皮膚や衣服に付着する
可能性がある場合

または

飛散により眼から
入る可能性がある
場合

飛散により鼻・口から
入る可能性がある場合

または

自分の鼻・口から拡散
させたくない場合

手袋

ガウン　　　エプロン

ゴーグル

または

フェイスシールド　　　サージカルマスク

アイシールド
付きマスク

図 1-12 | PPE とその選択基準

このような習慣は，新型コロナウイルス感染症のように，症状が非特異的で，軽い時
期から感染性を発揮する新興感染症からも医療関係者，そして患者を守ります．

　PPE の種類ごとの性能，用途や着脱のポイントは次の Q 7 から順番に解説します．
PPE は欠品が生じた時の影響が大きい医療材料です．そのため，採用時には性能や費
用だけでなく，安定供給が見込まれることを確認することが重要です．

参考文献
1) CDC：2007 Guideline for Isolation Precautions：Preventing Transmission of Infectious Agents in Healthcare Settings.
https://www.cdc.gov/infectioncontrol/pdf/guidelines/isolation-guidelines-H.pdf

表 1-6 | 主な手技において使用が推奨される PPE の例

手技	手袋 非滅菌	手袋 滅菌	滅菌ガウン	非滅菌ガウンまたはビニールエプロン	サージカルマスク	眼の防護具	キャップ
中心ライン挿入		●	●		●	○	●
中心ライン挿入部位の被覆材交換	●						
皮下埋め込み型ポート穿刺		●			●		
輸液ラインの組み立て・接続	●						
注射・採血・末梢静脈カテーテル挿入	●						
血液培養採取		●			○		
採血管や血液培養ボトルへの血液分注	●				○	○	
穿刺手技（腰椎, 胸腔, 腹腔)		●	○		●	○	○
血液透析のシャント穿刺, 返血, 止血確認時	●			●	●	●	
内視鏡検査	●			●	●	●	
膀胱留置カテーテル挿入		●					
気道分泌物吸引	●			●	●	●	
創傷部位の高圧洗浄	●			●	●	●	
創傷処置（ガーゼ交換)	●						
点眼	●						
おむつ交換	●						
下痢患者のおむつ交換	●			●			
陰部洗浄	●			○			
尿・痰・胸水などの汚水槽への廃棄	●			●	●	●	
その他, 血液, 体液・排泄物が飛散する場面	●			●	●	●	

● = 必須　○ = 着用を推奨

個人防護具 ①
手袋について教えてください

A ☞ 手袋は感染性物質よる手指の汚染を防ぐため，また清潔・無菌操作の際に手指の病原体が患者に伝播するのを防ぐために使用します

☞ 使用後はただちに，手指の汚染が生じない方法で取り外して，手指衛生を行います

☞ 手袋の上から洗浄や消毒をして，再利用することは避けます

● 理論編

● 標準予防策において手袋は主に以下の目的で使用します．

・医療関係者の手指が病原体で汚染されるのを防ぐ．

例：排泄物の処理

・医療関係者の手指を介して病原体が患者に伝播するのを防ぐ．

例：手術やライン・チューブ挿入などの清潔・無菌操作

● 感染経路別予防策の１つである接触予防策(➡47頁, 第2章)でも手袋を使用します．

● 手袋にはいくつかの種類があり，用途に応じて使い分けます．

・滅菌手袋は，主に手術などの無菌操作時に，細菌芽胞を含むあらゆる病原体が医療関係者の手指を介して，患者の無菌の組織に侵入するのを防ぐために着用する．

・未滅菌手袋は，採血や気道分泌物の吸引のような滅菌手袋を必要としない清潔操作の際に着用する．また，湿性生体物質，創傷，粘膜に触れる時にも汚染防止のために使用する．

・材質による特徴がある(表1-7).

・医療用手袋の規格には，国際的に用いられている米国試験材料協会 American Society for Testing and Materials(ASTM) International による ASTM 規格と，国内の日本産業規格 Japanese Industrial Standards(JIS)がある．

● 手袋の着用に関するポイントは次のとおりです．

・血液や体液などの湿性生体物質が手指に付着するおそれがある時に，事前に着用する．

・清潔・無菌操作の際に使用する場合は，手指衛生を行ってから装着する*1．装着

注
*1 手袋には未使用の段階でピンホール(微細な穴)が開いていることがあります．そのため，装着中に皮膚や手袋の表面が患者と着用者由来の病原体で汚染される可能性があります．ピンホールの数は装着時間が長い場合や手袋の上から消毒を行った場合などに増えます．

表 1-7 | **手袋の材質と特徴**

材質	特徴
ニトリル	• 天然ゴムラテックス蛋白を含まない • 穴あきへの抵抗性が天然ゴムラテックスより強い • 消毒薬などの化学薬品に対する防御効果が高い • 伸縮性はあるが，装着時に圧迫感がある • 含有する化学物質に対するアレルギー反応は起こりうる • 価格は近年安価になったが，天然ゴムラテックスよりも高い場合がある
天然ゴムラテックス	• 天然ゴムラテックス蛋白を含む（ラテックスアレルギーのリスク） • 伸縮性とフィット感に優れる • 穴あきへの抵抗性，化学薬品に対する防御効果はニトリルに劣る
ネオプレン	• 天然ゴムラテックス蛋白を含まない • 伸縮性が良好である • 穴あきへの抵抗性は天然ゴムラテックスに劣る • 化学薬品に対する防御効果は高い • 含有する化学物質に対するアレルギー反応は起こりうる • 価格は天然ゴムラテックスよりも高い
ポリウレタン	• 天然ゴムラテックス蛋白を含まない • 使用感は天然ゴムラテックスに似ている • 穴あきへの抵抗性が強い • 価格は高い
ポリ塩化ビニル	• 最も安価である • アレルギー反応が起こる可能性は低い • 穴あきへの抵抗性は弱く，破れやすい • 伸縮性に乏しく，手首の周りが開きやすい

後は汚染されていると考えられる場所には触れないようにする．

・ガウンと併用する場合は，手袋でガウンの袖を覆う．液体がガウンの袖口から入らないようにするため．

● 手袋を交換，または取り外すタイミングは次のとおりです．

・患者ごと

・処置ごと

・汚染された身体部位に触れた後に清潔な身体部位に触れる前

・使用中に破れた時

・使用場所（病室，処置室，汚物室など）を離れる時

● 手袋を取り外す時のポイントは次のとおりです．

・手袋は付けっぱなしにせずに，必要がなくなり次第すぐに取り外して所定の廃棄物容器に捨てる．

・手袋を取り外した後は手指衛生を行う[*1]．

・手指が汚染されないよう，表面に触れないように取り外す（図 1-13）．

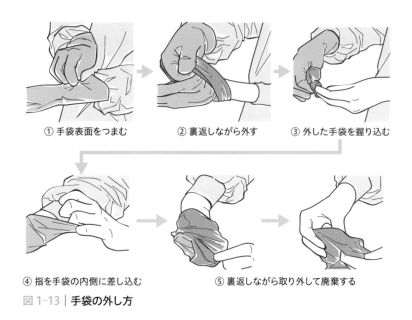

① 手袋表面をつまむ　　② 裏返しながら外す　　③ 外した手袋を握り込む

④ 指を手袋の内側に差し込む　　⑤ 裏返しながら取り外して廃棄する

図 1-13 | 手袋の外し方

・手袋の再利用は行わない．手袋の上から消毒や洗浄を行うとピンホールが増える．また，付着した病原体を完全に除去することはできない．

（実践編●）

　手袋がタイムリーに着用ができるよう，作業場所の近くで，汚染されにくい場所に設置することを検討します．専用ホルダーが販売されている製品もあります．また，どのような手の大きさの人でも使えるよう，複数サイズを準備します．取り外した手袋は速やかに廃棄できるよう，作業場所付近に廃棄物容器を設置します．

　ニトリル製の手袋は以前に比べて安価になったため，採用する病院が増えている印象です．ポリ塩化ビニル製の手袋は破れやすいため，感染予防目的の使用には向きません．血液・体液曝露予防のために手術用手袋は二重に装着することが推奨されています．破損がわかるよう，異なる色を組み合わせた製品が販売されています．

　手袋は製品により，厚みが異なります．薄いものほど血管の触知や細かな作業がしやすいですが，破れにくさを確認してから採用します．未使用の状態で破れや汚染がみられるなど，品質管理に問題のある製品もあります．採用時に試用するなどして品質を確認することが大事です．

参考文献

1) CDC：2007 Guideline for Isolation Precautions：Preventing Transmission of Infectious Agents in Healthcare Settings.
https://www.cdc.gov/infectioncontrol/pdf/guidelines/isolation-guidelines-H.pdf

2) WHO：Standard precautions for the prevention and control of infections：aide-memoire.
https://www.who.int/publications/i/item/WHO-UHL-IHS-IPC-2022.1

3) Infection Control Nurses Association：A Comprehensive Glove Choice. ICNA, Bathgate, 2002.

4) Damani N(著), 岩田健太郎(監修)：感染予防, そしてコントロールのマニュアル 第 2 版. p163, メディカル・サイエンス・インターナショナル, 2020.

個人防護具 ②
ガウン・エプロンについて教えてください

A ☞ ガウン・エプロンは皮膚や着衣が感染性物質で汚染されるのを防ぐため，また清潔・無菌操作において病原体が皮膚や着衣を介して患者に伝播するのを防ぐために使用します

☞ 腕の汚染を防ぐ必要がある場合は，袖のあるガウンを選びます

☞ 使用後はただちに，汚染された表面に触れないように取り外して廃棄します

理論編

- 標準予防策においてガウン・エプロンは主に以下の目的で使用します．
  - 医療関係者の皮膚や衣類が病原体で汚染されるのを防ぐ．
    例：出血を伴う外傷への対応
  - 医療関係者の皮膚や衣類を介して病原体が患者に伝播するのを防ぐ．
    例：手術などの無菌操作
- 感染経路別予防策の 1 つである接触予防策でもガウン・エプロンを使用します．
- ガウン・エプロンにはいくつかの種類があり，用途に応じて使い分けます．
  - 米国医療機器振興協会 Association for the Advancement of Medical Instrumentation（AAMI）は，医療用ガウンをバリア性能に基づき 4 つのレベルに分類している（表 1-8）．
  - 手術などの無菌操作に用いるガウンをサージカルガウン，湿性生体物質への曝露防止に用いるガウンをアイソレーションガウンと呼ぶ場合がある．
  - 通常，サージカルガウンは不織布製で，AAMI 分類レベル 2 以上の認証を受けている．
  - アイソレーションガウンには撥水性のある製品と，防水性のある製品がある．撥水性のガウンは通常不織布製で，蒸れにくい反面，液体が浸透することがある．不織布製のアイソレーションガウンを使用する場合，AAMI 分類のレベル 3 以上の製品を選ぶことが推奨される．防水性のガウンは通常プラスチック製で，液体の浸透を防ぐが，蒸れやすいという欠点がある．
  - エプロンは湿性生体物質への曝露防止に用いる．プラスチック製のものが主流．エプロンには通常，袖がないため，腕は覆われない．
- ガウン・エプロンの着用に関するポイントは次のとおりです．
  - 血液や体液などの湿性生体物質が身体の正面や腕に付着するおそれがある時に，

表 1-8 | AAMI の分類

レベル	試験方法	想定される液体量	想定される圧力	浸透性	手術時間/出血量の目安	使用用途の例
4	● バクテリア通過テスト ● 人工血液透過テスト	多い	高い	浸透しない	無制限/無制限	帝王切開術，開胸手術
3	● スプレー衝撃撥水テスト ● 静圧水中撥水テスト	中等度	中等度	ほぼ浸透しない	4 時間以下/500 mL 以下	開腹手術
2	● スプレー衝撃撥水テスト ● 静圧水中撥水テスト	少ない	低い	ある程度浸透する	2 時間以下/200 mL 以下	腹腔鏡下手術，カテーテルを用いる処置，縫合処置，病理検査
1	● スプレー衝撃撥水テスト	わずか	わずか	すぐ浸透する	該当なし	日常ケア，簡単な生検や切除

事前に着用する.

・露出される所がなるべく少なくなるように着用する.

・腕が汚染される懸念がある場合は，ガウンを選択する.

・ガウンの袖は手袋で覆う.

● ガウン・エプロンを交換，または取り外すタイミングは次のとおりです.

・患者ごと　　　・処置ごと　　　・使用中に破れた時

・使用場所(病室，処置室，汚物室など)を離れる時

● ガウン・エプロンを取り外す時のポイントは次のとおりです.

・付けっぱなしにせずに，必要がなくなり次第すぐに取り外して所定の廃棄物容器に捨てる.

・衣類や手指の汚染を防ぐために，表面に触れないように取り外す(図 1-14〜16).

・再利用は行わない.

実践編●

　液体の飛散が予測される場面で撥水性の低いガウンを使用せざるをえない場合は，プラスチックエプロンを上から重ねて着用するとよいでしょう. プラスチック製のアイソレーションガウンは，背中を覆わないものが主流です. 寝たきりの患者を抱きかかえて移動させる場合など，背面が汚染される可能性がある場合は，背面も覆うことができるアイソレーションガウンを選択することを検討します. アイソレーションガウンやエプロンは，なるべく広い範囲を覆うことができる製品を選ぶことが勧められま

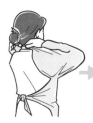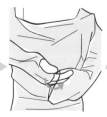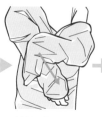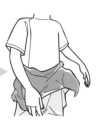

首の後ろの部分を
ちぎる

指を袖口に差し入れ,
途中まで腕を引き抜く

反対側の袖から腕を
引き抜く

ガウンの裏側が表
（中表）になるように
前にたらす

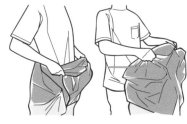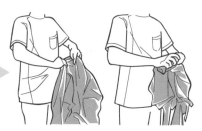

中表になったエプロンの腰部分を持って紐を
ちぎる

中表になるよう丸めて廃棄する

図 1-14 ｜ ガウンの脱ぎ方 ①　手袋を外してから脱ぐ方法

ガウンと手袋は一緒に，裏返しながら脱ぐ

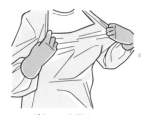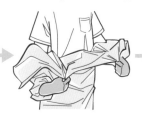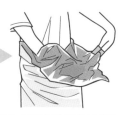

ガウンの表面をつかむ

首の後ろ部分をちぎる

ガウンの裏側が表になるように

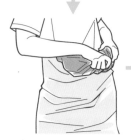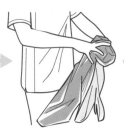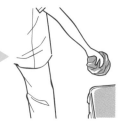

素手で表にふれないように

小さくまとめる

捨てる

図 1-15 ｜ ガウンの脱ぎ方 ②　手袋と一緒に脱ぐ方法

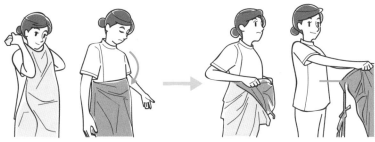

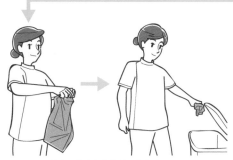

首の後ろの部分をちぎり，エプロンの裏側が表（中表）になるよう前方にたらす

中表になったエプロンの腰部分を持って紐をちぎる

中表になるよう丸めて廃棄する

図 1-16 | **エプロンの脱ぎ方**

す．特に襟元が開きすぎないか，裾が短すぎないか，エプロンは肩の部分まで覆われているか確認するとよいでしょう．

　安全な着脱ができるよう研修を行うことに加え，必要に応じて実際に着脱を行う場所に鏡を設置したり，着脱手順を示したポスターを掲示するなどの工夫を行います．取り外したガウンやエプロンは速やかに廃棄できるよう，作業場所付近に廃棄物容器を設置しましょう．

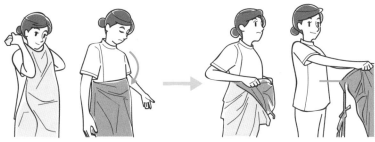

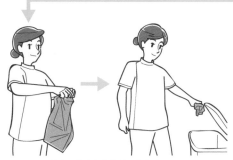

参考文献
1) CDC：2007 Guideline for Isolation Precautions：Preventing Transmission of Infectious Agents in Healthcare Settings.
https://www.cdc.gov/infectioncontrol/pdf/guidelines/isolation-guidelines-H.pdf
2) Association for the Advancement of Medical Instrumentation(AAMI)：Liquid barrier performance and classification of protective apparel and drapes intended for use in health care facilities. AAMI, 2003.
3) U.S. Food and Drug Administration：Medical Gowns.
https://www.fda.gov/medical-devices/personal-protective-equipment-infection-control/medical-gowns

Q 09

個人防護具 ③　医療機関で使用する マスクについて教えてください

A ☞ サージカルマスクは感染源から放出される飛沫やエアロゾル粒子の拡散とこれらの吸入を抑えるために着用します

☞ N95 マスクは空気中を浮遊するエアロゾル粒子の吸入によって伝播する感染症を防ぐために使用します

☞ できる限り公的な規格基準を満たし，顔とマスクの間に隙間ができにくい製品を採用します

 理論編

- サージカルマスクは主に以下の目的で使用します．

  ・飛沫やエアロゾル粒子の拡散を抑える(➡2頁, 用語解説).

    例：咳エチケット(標準予防策), ユニバーサル・マスキング(表 1-9), 一部の清潔・無菌操作

  ・飛沫やエアロゾル粒子の吸入を抑える．

表 1-9 | **咳エチケットとユニバーサル・マスキング**

咳エチケット

咳やくしゃみをする時にマスクやティッシュ，あるいは袖の内側で鼻と口元を覆うマナー
- 医療施設におけるすべての人に実践が求められる(標準予防策)
- 咳エチケットを推進するために，次のような取り組みを行う
  ・ポスターをエレベーターや待合エリアなどの目に入りやすい場所に掲示する
  ・くしゃみや咳を手で受けてしまった場合に，手指衛生を行うことができる環境を提供する(石鹸と流水による手洗いが理想的だが，近くに水道がない場合は，手指消毒薬を設置しておく)
  ・蓋に触れずにティッシュを捨てられるごみ箱を用意する

ユニバーサル・マスキング

呼吸器感染症の伝播を防ぐために，マスクを標準的に着用する対策
- 飛沫・エアロゾル粒子の拡散と吸入の両方を抑える目的で，呼吸器感染症の流行期に医療機関や市中で実施されることがある
- 新型コロナウイルス対策として市中でも広く実践されるようになったが，それまでは主に冬季にインフルエンザの**アウトブレイク**▮を防ぐために高齢者施設や移植病棟などで取り入れられていた
- 患者と接する機会のある場所における常時着用，人と人が接する状況下での常時着用など医療機関における運用は感染症の流行状況や施設方針などによって多少異なる場合がある

▮用語解説
アウトブレイク：ある人口集団において，ある疾患の症例数が日常的な水準を超えて(通常，急激に)増加している状態

表 1-10 | 医療用マスクの性能要件と試験方法

JIS T9001：2021	クラスⅠ	クラスⅡ	クラスⅢ
BFE（%）	≧95	≧98	
PFE（%）	≧95	≧98	
VFE（%）	≧95	≧98	
圧力損失（Pa/cm²）	<60		
人工血液バリア性（kPa）	10.6	16.0	21.3
可燃性	区分1		
遊離ホルムアルデヒド（μg/g）	≦75		
特定アゾ色素（μg/g）　※着色/染色した製品についてのみ試験を適用	≦30　※生成された特定芳香族アミン24種それぞれが≦30 μg/g		
蛍光　※呼吸に関わる本体部分のみに適用	著しい蛍光を認めず		

ASTM F2100-20	レベル1	レベル2	レベル3
BFE（%）	≧95	≧98	
PFE（%）	≧95	≧98	
血液不浸透性（mmHg）	80	120	160
呼気抵抗性Δ（デルタ）P（mmH₂O/cm²）	<5.0	<6.0	
延燃性	クラス1（≧3.5秒）		

- BFE（bacterial filtration efficiency，バクテリア飛沫捕集効率）：マスクによって濾過された細菌を含む，平均約 3±0.3 μm の試験粒子の割合，着用者から拡散する飛沫の遮断性を評価
- PFE（particle filtration efficiency，微小粒子捕集効率）：マスクで捕集された平均約 0.1 μm のポリスチレンラテックス試験粒子の割合，マスクが直径 1 μm 未満の微粒子を濾過する性能を評価
- VFE（viral filtration efficiency，ウイルス飛沫捕集効率）：ウイルスを含む約 3 μm のエアロゾル粒子を捕集する性能
- 血液不浸透性・人工血液バリア性：血液の浸み込みにくさ
- 圧力損失・呼気抵抗性：呼吸のしやすさ

例：ユニバーサル・マスキング，飛沫予防策（➡47 頁，第 2 章）

- ユニバーサル・マスキングは 2023 年 7 月現在，標準予防策に含まれていません．飛沫予防策は標準予防策ではなく，感染経路別予防策の 1 つです．いずれもサージカルマスクを使用する対策であるため，ここで解説します．
- 医療用のサージカルマスクに求められる性能は次のとおりです（表 1-10）．
  - 医療用のサージカルマスクに関する国内規格である JIS 規格（JIS T9001：2021）が 2021 年に初めて規定された．JIS T9001：2021 では，医療用マスクの性能をクラスⅠ～Ⅲに分類している．国際的な ASTM 規格（ASTM F2100-20）（➡28 頁，Q 7）に基づく製品も販売されている．
  - これらの規格で評価されるのはマスクの濾過材（フィルター）の性能であり，顔に

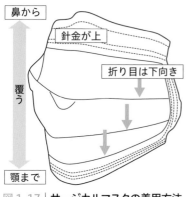

鼻から

針金が上

折り目は下向き

覆う

顎まで

図 1-17 | **サージカルマスクの着用方法**

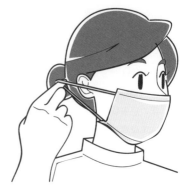

図 1-18 | **サージカルマスクの外し方**

装着した場合の性能を保証するものではない．そのため，できるだけ顔にフィットしやすいマスクを選び，正しく装着することが重要．

- サージカルマスクの着用に関するポイントは次のとおりです．
  - ・顔とマスクの間に隙間ができにくい製品を選ぶ．
  - ・表裏，上下を間違えないよう，鼻から顎の下までプリーツを広げて装着（図 1-17）．
- サージカルマスクを交換，または取り外すタイミングは次のとおりです．
  - ・マスクの表面が湿性生体物質などで汚染された時
  - ・マスクの形が崩れた時や濡れた時
  - ・マスクを必要とする処置が終了した時
  - ・ユニバーサル・マスキングに使用したマスクは，シフトごと（ただし汚染，型崩れ，濡れた時は新品と交換）
  - ・飛沫予防策を実施している患者の病室から出た後
- サージカルマスクを取り外す時のポイントは次のとおりです．
  - ・表面と内側は汚染されているため，ゴムの部分を持って取り外す（図 1-18）．
  - ・取り外したマスクは速やかに所定の廃棄物容器に捨てる．
- N95 マスクは空気中を浮遊する感染性エアロゾル粒子の吸入を防ぐために用いる PPE です．
- エアロゾル粒子を介して伝播する感染症が疑われる患者にエアロゾル産生手技（➡ 50 頁，用語解説）を実施する場合に活用します．
- 標準予防策には含まれませんが，感染経路別予防策の 1 つである空気予防策（➡ 47 頁，第 2 章）でも使用します．
- **保護環境** に収容されている患者が工事エリアを通過する場合に患者が着用します．

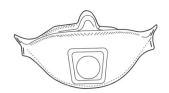

図 1-19 │ 呼気弁付き N95 マスク

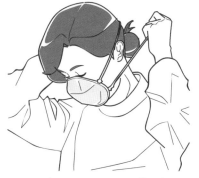

図 1-20 │ N95 マスクの取り外し方

- N95 マスクに求められる性能は次のとおりです.
  - ・N95 マスクは, 粒径 0.3 μm の微粒子を 95％以上捕集するフィルター素材でできている呼吸用防護具(➡column ① ②).
  - ・呼気弁の付いた N95 マスクは, 着用者の呼気がフィルターを通らずに排出されるため, 手術などの無菌操作での使用は勧められない(図 1-19). また, ユニバーサル・マスキングを実施している状況下で呼気弁付き N95 マスクを使う場合は, 上からサージカルマスクを付ける必要が生じる.
- N95 マスクの着用に関するポイントは次のとおりです.
  - ・顔とマスクの間に隙間がないように装着することが重要.
  - ・顔にフィットする N95 マスクを選択するためには, 採用時とその後は定期的にフィットテストを行うとよい(➡column ③).
  - ・顔にフィットしていることを確認するために, 装着するたびに, 病室に入る前にユーザーシールチェックを行う(➡column ④).
- N95 マスクを交換, または取り外すタイミングは次のとおりです.
  - ・製造元に推奨される交換頻度と保管方法を確認する.
  - ・保管する場合は, 他のマスクに触れないようにつるすか, 紙袋に入れて, 乾燥した状態に保つ. 一度捕集された病原体が再び空気中を浮遊することはないと考えられている.
  - ・型崩れしてフィットしなくなった場合や濡れた場合は, 新品と交換する.
- N95 マスクを取り外す時は, ゴムの部分を持って取り外します(図 1-20).

■用語解説
保護環境 protective environment：同種造血幹細胞移植後の患者を収容する個室で, 空気中を浮遊する真菌胞子などの侵入を防ぐために, 陽圧換気, HEPA フィルターで濾過した給気, 換気回数 12 回/時以上などの特殊な換気設備を備えた環境

実践編

　医療機関で採用するサージカルマスクは，可能な限り JIS または ASTM 規格基準を満たす製品を選択します．血液が飛散しやすい場面で使用する場合は，バリア性の高い製品を選択します．また，ラテックスやガラス繊維を含んでいない製品であることを確認します．採用前に使用頻度が高い部門で試用してみて，着脱のしやすさ，大きさ，呼吸のしやすさ，においなどについて意見をもらうとよいでしょう．

- 顔の小さい人や顎が細い人は成人用の N95 マスクがフィットしにくいことがあります．サイズの異なる N95 マスクを採用しておくとよいでしょう．

- 金属の鼻当て（ノーズワイヤ）がついている製品の場合，鼻の形に沿うようにノーズワイヤの形を整える必要があります．ワイヤが鋭角になると空気漏れが起こりやすくなります．

- N95 マスクの代わりに電気ファン付き呼吸用保護具（PAPR）を用いることもあります（→column ⑤）．

- 新興感染症対策として使用する N95 マスクは，通常は単回使用とします．流通が滞って不足する場合などは，国や学会などの指針に基づき，再使用することがあります．エアロゾル粒子を介した感染と同時に接触感染が起こりうる感染症（例えば新型コロナウイルス感染症）対策に使用し，保管しておいた N95 マスクを再度装着する際は，装着時に手袋を付けることが勧められます．

---

column① 　N95 マスクの名称について

- 日本で N95 マスクと呼ばれる呼吸用保護具の一般名称はフィルタリング・フェイスピース・レスピレーター filtering facepiece respirator（FFR）です．フィルター素材の形状が面体（フェイスピース）になっている防塵マスクという意味です．

- N95 とは，米国国立労働安全衛生研究所 National Institute for Occupational Safety and Health（NIOSH）による防塵マスクの規格の１つです．N95 相当の性能を有する防塵マスクの正式名称は N95 FFR です（が，ここではわかりやすさを優先して N95 マスクと呼びます）．

- N95 の N は not resistant to oil（耐油性なし），95 は粒径 0.3 μm の微粒子を 95％以上捕集する性能を持つことを意味します．

- N95 と同等の日本の規格は DS2，欧州では FFP2，中国では KN95 です．

DS2 の D は disposable（使い捨て），S は solid（固体粒子），2 は性能ランクで N95 と同じく粒径 0.3 μm の微粒子を 95% 以上捕集することを意味します．このように DS2 の濾過性能は N95 と同等ですが，人工血液を用いた耐浸透圧試験を行っていないため，血液・体液曝露が予想される場合の使用は慎重に判断します．

column② 医療用マスクが微粒子を捕集する原理

- サージカルマスクや N95 マスクは以下の原理に基づいて微粒子を捕集します（図 1-21）．
- 医療用マスクの多くは，直径 1 μm 前後の繊維でできた中間層を，直径 20 μm 前後の繊維でできた外層と内層が挟む構造になっています．電子顕微鏡で見ると，繊維と繊維の間には隙間があるため，微粒子が隙間を通過して捕集されないように思われます．しかし，実際には 1 つ 1 つの繊維が，以下の原理で微粒子を捕集しています．
- 比較的大きな微粒子は慣性衝突とさえぎりで，より小さなものほど拡散によって捕集されやすいのですが，理論上，粒径 0.1〜0.3 μm（最大透過粒子径）の微粒子はいずれの原理によっても捕集が難しいとされています．N95 マスクに使われるフィルターは，粒径 0.3 μm の微粒子を 95% 以上捕集できる性能をもつため，その他の大きさの微粒子も捕集することが可能です．

column③ フィットテスト

- フィットテストには定性的なものと定量的なものの 2 種類があります．
- 定性的フィットテストでは，N95 マスクを装着した状態で頭部を覆うフードをかぶり，エアロゾル発生器をフードに接続してサッカリン溶液を噴霧します（図 1-22）．装着者が甘味を感じなければフィットしていると判断します．
- 定量的フィットテストでは，専用の装置（図 1-23）で N95 マスクの内側と外側の粉塵個数を測定し，漏れ率（LP）を計算します．

$$LP = \frac{C_i}{C_o} \times 100$$

LP：漏れ率（leakage percentage）［%］
C_o：マスク外側（outside）の粒子数（count）
C_i：マスク内（inward）の粒子数（count）

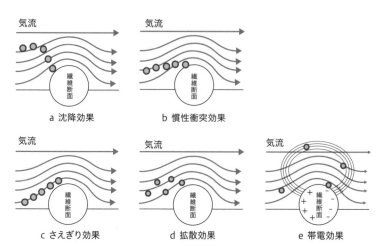

a 沈降効果　　b 慣性衝突効果

c さえぎり効果　　d 拡散効果　　e 帯電効果

図 1-21 医療用マスクが微粒子を捕集する原理

a 沈降：流れる速度が遅い気流に乗った，大きな微粒子が重力によって気流から外れ，繊維に落下する．
b 慣性衝突：繊維を避けるように急激に向きを変える気流に乗れない大きな微粒子が，慣性により気流を外れ，繊維に衝突する．
c さえぎり：気流に乗って移動する微粒子が，繊維表面から微粒子の半径以内の距離に入ると繊維にさえぎられる．
d 拡散：空気中でランダムな動き（ブラウン運動）をする窒素や酸素分子に衝突された小さな微粒子が，気流を外れてランダムな動きをしながら拡散し，繊維に衝突する．
e 帯電：繊維を帯電させることで生じる静電気で微粒子を引き寄せる．

〔Adanur S, et al：J Ind Text. 2022；51（3_suppl）：3683S-717S, CDC：N95 Respirators and Surgical Masks. https://blogs.cdc.gov/niosh-science-blog/2009/10/14/n95/ を参考に作成〕

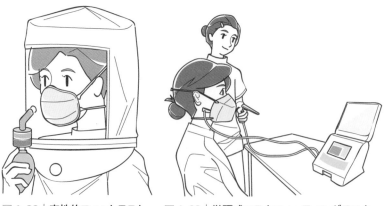

図 1-22 定性的フィットテスト

図 1-23 労研式マスクフィッティングテスター MT-03 型を用いた定量的フィットテストの様子

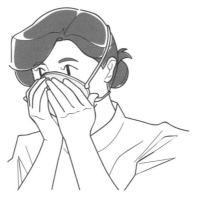

図 1-24 | **ユーザーシールチェック**

column④　ユーザーシールチェック

- ユーザーシールチェックには，陽圧確認と陰圧確認の２種類があります．
- 呼気弁のない N95 マスクには陽圧確認(図 1-24)を行います．陽圧確認では，マスクを装着後に，マスクの上を手で広く覆い，息を吐き出します．この時マスクの内圧が上昇して，顔とマスクの間から空気が漏れる感じがなければ適切に装着されています．
- 呼気弁のある N95 マスクには陰圧確認を行います．陰圧確認では，マスクを装着後に息を吸い込みます．この時にマスクが軽く凹むような感じがあれば正しく装着されています．
- 空気が漏れる場合は，ゴムの長さや位置を調節し，鼻当ての形を整えます．

column⑤　電気ファン付き呼吸用保護具
powered air-purifying respirator(PAPR)

- 電動ファン付き呼吸用保護具には口と鼻だけを覆うものや，頭部全体を覆うものなどがあります．
- フィットテストは不要であり，マスク部分を洗って繰り返し使用することができます．
- 国家規格に合格したもの，あるいは NIOSH の承認を受けた製品を採用することが勧められます．
- 長時間装着する場合があるので，なるべく軽量で，話し声が聞こえるよう，ファンの音が静かな製品を選ぶとよいでしょう．

参考文献

1) CDC：2007 Guideline for Isolation Precautions：Preventing Transmission of Infectious Agents in Healthcare Settings.
https://www.cdc.gov/infectioncontrol/pdf/guidelines/isolation-guidelines-H.pdf

2) 職業感染制御研究会：サージカルマスクの選び方・使い方.
https://www.safety.jrgoicp.org/ppe-3-usage-sugicalmask.html

3) 日本衛生材料工業連合会，他：マスクの JIS について，及び日衛連が計画する JIS 適合性審査について「JIS T9001 医療用マスク，一般用マスク」(更新版).
https://www.jhpia.or.jp/about/jis/img/jis_works_t9001.pdf

4) European Standards：UNE EN 14683：2019＋AC：2019．Medical face masks–Requirements and test methods.
https://www.en-standard.eu/une-en-14683-2019-ac-2019-medical-face-masks-requirements-and-test-methods/

5) ASTM International：ASTM Standards & COVID-19.
https://www.astm.org/COVID-19/

6) WHO：Standard precautions for the prevention and control of infections：aide-memoire.
https://www.who.int/publications/i/item/WHO-UHL-IHS-IPC-2022.1

7) 和田耕治，他：感染対策としての呼吸用防護具 フィットテストインストラクター養成講座テキスト．フィットテスト研究会感染部会，2021

8) 電動ファン付き呼吸用保護具の規格．（平成 26 年 11 月 28 日 厚生労働省告示第 455 号）
https://www.mhlw.go.jp/file/06-Seisakujouhou-11200000-Roudoukijunkyoku/0000068302.pdf

Q 10
個人防護具 ④
眼の防護具について教えてください

A ☞ 眼の防護具には，ゴーグル，フェイスシールド，アイシールド付きマスクなどがあります

☞ 眼の防護具は，飛沫が眼に入るおそれがある時に着用します

☞ 使用後はただちに，汚染された表面に触れないように取り外します

- 眼の防護具には，ゴーグル，フェイスシールド，アイシールド付きマスクなどがあります．眼鏡は覆える範囲が狭く，顔との間の隙間も広いため，眼の防護具とはみなされません．
- 眼の防護具は，飛沫(➡2頁，用語解説)が目に入るのを防ぐために使用します．
  使用例：鼻咽頭ぬぐい液の採取，気管挿管・抜管，気管吸引
- 眼の防護具を交換，または取り外すタイミングは次のとおりです．
  ・使用場所(病室，処置室など)を離れる時
  ・必要とされる作業を終了した時
  ・汚染や破損が生じた時
- 眼の防護具は表面に触れないように外します(図 1-25)．

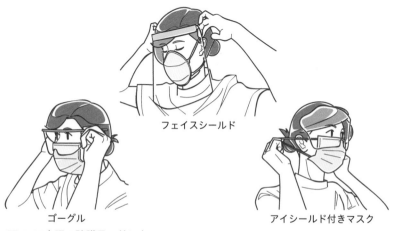

フェイスシールド

ゴーグル

アイシールド付きマスク

図 1-25 | 眼の防護具の外し方

実践編

なるべく顔と防護具の間に隙間ができにくい製品を選択します．製品により呼気で曇りやすいものがあります．試用するなどして確認します．

ゴーグルやフェイスシールドはアルコールなどで消毒して繰り返し使うことができます．消毒済の防護具は汚染されないように保管します．

参考文献
1) CDC：2007 Guideline for Isolation Precautions：Preventing Transmission of Infectious Agents in Healthcare Settings.
https://www.cdc.gov/infectioncontrol/pdf/guidelines/isolation-guidelines-H.pdf

第2章 感染経路別予防策
―標準予防策に追加する対策

イントロダクション（Q & A の前に）

● 感染経路別予防策とは，標準予防策だけでは伝播を防ぐことが難しい病原体を持つ患者や，その病原体による感染症を起こしている可能性が高い患者に対して，**標準予防策に追加して行う感染対策**です（図 2-1）.

● 感染経路別予防策には，① **接触予防策**，② **飛沫予防策**，③ **空気予防策**の3種類があります.

● 感染経路（接触感染，飛沫感染，空気感染）のメカニズムについては，「Q 11 医療関連感染を引き起こす病原体の感染経路にはどのようなものがありますか？」を参考にしてください.

もう少し詳しく

1 接触予防策

薬剤耐性菌，クロストリディオイデス・ディフィシル（*C. difficile*），ノロウイルス，RS ウイルスのように接触感染する病原体/感染症が対象となります.

接触予防策を構成する基本的な対策は Q 14 で解説しています. また，接触予防策の対象となるそれぞれの病原体/感染症に特徴的な対策については，以下の Q&A を参考にしてください.

Q 13 薬剤耐性とは何ですか？

Q 14 医療機関で行う薬剤耐性菌対策は？

Q 15 家庭でできる薬剤耐性菌対策はありますか？

Q 16 クロストリディオイデス・ディフィシル感染症の拡大を防ぐには？

Q 17 ノロウイルス感染症を疑ったらどうしますか？

接触予防策	飛沫予防策	空気予防策
<対象> 接触感染する病原体/感染症 <例> ● 薬剤耐性菌，*C. difficile*，ノロウイルス，RS ウイルス，角化型疥癬，シラミ症など	<対象> 飛沫感染する病原体/感染症 <例> ● インフルエンザ，風疹，ムンプス，マイコプラズマ肺炎	<対象> 空気感染する病原体/感染症 <例> ● 結核，麻疹，水痘
標準予防策		

図 2-1 | 感染経路別予防策

② 飛沫予防策

インフルエンザ，風疹，ムンプス，マイコプラズマ肺炎など，飛沫感染する病原体/感染症が対象となります．

病床管理は接触予防策と同じ考え方で行います．患者と接触する職員はサージカルマスクを着用します．感染可能期間に患者が病室から出る機会は必要最小限にとどめますが，やむをえない場合は，患者はサージカルマスクを着用します．飛沫予防策の対象となるそれぞれの病原体/感染症に特徴的な対策については，以下の Q&A を参考にしてください．

③ 空気予防策

結核，麻疹，水痘など，空気感染する病原体/感染症が対象となります．

患者は空気感染隔離室に収容し，患者と接触する職員は N95 マスクを着用します．

感染可能期間に患者が病室から出る機会は必要最小限にとどめますが，やむをえない場合は，患者はサージカルマスクを着用します．

麻疹，水痘の患者は，免疫を有する医療関係者が担当します．空気予防策の対象となるそれぞれの病原体/感染症に特徴的な対策については，以下の Q&A を参考にしてください．

参考文献
1) CDC：2007 Guideline for Isolation Precautions：Preventing Transmission of Infectious Agents in Healthcare Settings.
https://www.cdc.gov/infectioncontrol/pdf/guidelines/isolation-guidelines-H.pdf

Q11

医療関連感染を引き起こす病原体の感染経路にはどのようなものがありますか?

A ☞ 接触感染, 飛沫感染, エアロゾル粒子の吸入による感染, 空気感染があります

☞ 病原体の主要な感染経路を遮断する対策を感染経路別予防策と呼びます

☞ 感染経路別予防策を実施する患者にも, 標準予防策は必ず行います

理論編

● 接触感染, 飛沫感染, エアロゾル粒子の吸入による感染, 空気感染があります.

1 接触感染

　患者, 使用済み物品や高頻度接触環境表面に触れることにより, 病原体が伝播する経路を接触感染といいます(図2-2). 接触の仕方には, 皮膚・粘膜どうしが直接触れる直接接触と, 器具や食品, 水などのモノや物質を介した間接接触があります.

　接触感染する病原体には, 皮膚や粘膜に定着あるいは感染するもの(メチシリン耐性黄色ブドウ球菌など), 口から入って消化管に定着あるいは感染するもの(*C. difficile*, ノロウイルスなど), 主に顔の粘膜から侵入して感染するもの(インフルエンザや新型コロナウイルスなど)があります.

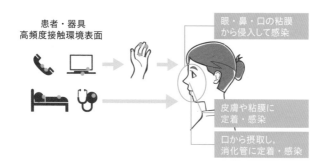

図 2-2 | 接触感染

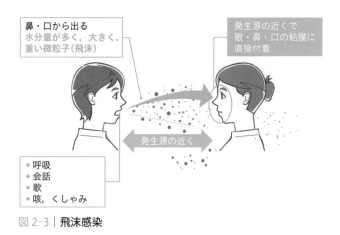

鼻・口から出る
水分量が多く，大きく，
重い微粒子（飛沫）

発生源の近くで
眼・鼻・口の粘膜に
直接付着

発生源の近く

• 呼吸
• 会話
• 歌
• 咳，くしゃみ

図 2-3 | 飛沫感染

2 飛沫感染

　病原体を含む飛沫が鼻や口から飛び出し，発生源の近くにいる人の眼，鼻，口の粘膜に付着して感染する経路を飛沫感染といいます（図 2-3）．飛沫が飛ぶ距離は，50 cm〜3 m くらいといわれていますが，飛距離は，環境の湿度，飛沫の粒径や速度などの影響を受けます．一般的に大声での会話，咳やくしゃみをする時には，より遠くまで飛ぶことが知られています．

　飛沫感染する病原体には，インフルエンザウイルス，風疹ウイルス，ムンプスウイルス，新型コロナウイルスなどがあります．

3 エアロゾル粒子の吸入による感染

　病原体が付着したエアロゾル粒子を，感染源の付近（図 2-4）や，換気の悪い閉鎖空間（図 2-5）で吸い込むことで感染する経路を，吸入 inhalation による感染やエアロゾル感染などと呼びます．本書の執筆時点で，後述の空気感染とは区別されています（➡column⑥）．医療機関では，**エアロゾル産生手技**を実施する際に，吸入による感染の可能性が高まると考えられています（表 2-1）．

▌用語解説
エアロゾル産生手技 aerosol-generating procedure：実施中に感染性エアロゾルを大量に産生し，吸入による感染のリスクが生じると考えられている以下のような手技を指します（➡ 296 頁，column⑮も参照）
・気管挿管・抜管　・胸骨圧迫　・用手換気　・気管切開術・チューブ交換　・気管支鏡検査
・非侵襲的換気療法（NIV）　・高流量式鼻カニュラ酸素療法（HFNO）　・高頻度振動換気療法（HFOV）
・高張食塩水吸入による喀痰誘発　・開放式気管吸引　・気道/副鼻腔の手術・解剖におけるハイスピードドリルの使用　・ネブライザー療法

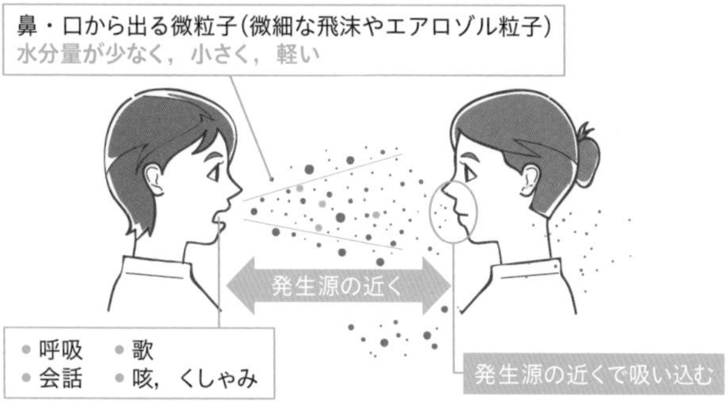

鼻・口から出る微粒子(微細な飛沫やエアロゾル粒子)
水分量が少なく，小さく，軽い

発生源の近く

発生源の近くで吸い込む

● 呼吸　　● 歌
● 会話　　● 咳，くしゃみ

図 2-4 | エアロゾル粒子の吸入による感染(発生源付近)

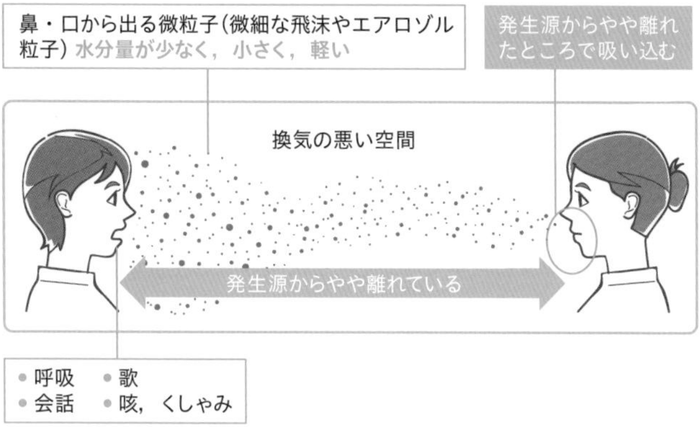

鼻・口から出る微粒子(微細な飛沫やエアロゾル
粒子)水分量が少なく，小さく，軽い

発生源からやや離れ
たところで吸い込む

換気の悪い空間

発生源からやや離れている

● 呼吸　　● 歌
● 会話　　● 咳，くしゃみ

図 2-5 | エアロゾル粒子の吸入による感染(換気不良の閉鎖空間)

表 2-1 | エアロゾル産生手技

- 気管挿管・抜管
- 胸骨圧迫
- 用手換気
- 気管切開術・チューブ交換
- 気管支鏡検査
- 非侵襲的換気療法(NIV)
- 高流量式鼻カニュラ酸素療法(HFNO)
- 高頻度振動換気療法(HFOV)
- 高張食塩水吸入による喀痰誘発
- 開放式気管吸引(中咽頭〜)
- 気道/副鼻腔の手術・解剖におけるハイス
  ピードドリルの使用
- ネブライザー療法
- 歯科処置
  ・超音波スケーラー
  ・歯科用高速ハンドピース
  ・スリーウェイシリンジ
  ・エアポリッシャー
  ・エアアブレーション

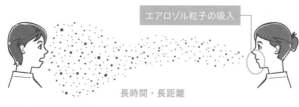

エアロゾル粒子の吸入

長時間・長距離

図 2-6 | 空気感染

吸入によって感染する病原体には，インフルエンザウイルスや新型コロナウイルスがあります．

4 空気感染

病原体が付着したエアロゾル粒子が広範囲に拡散し，長時間，長距離を漂い，それを吸い込むことで感染する経路を空気感染といいます（図 2-6）．

例えば麻疹ウイルスは感染性を失わないまま，空気中を 2 時間ほど浮遊することが可能だと考えられています．麻疹患者が病院待合を退室してから 1 時間後に入室した患者が麻疹に感染した事例や，学校の空調配管を通って拡散したと考えられる麻疹ウイルスによって 14 の異なる教室で学習していた 28 人の生徒に集団感染が起きた事例などが報告されています．

実践編

感染経路別予防策は，標準予防策だけでは制御が難しいヒト–ヒト感染する病原体を，それぞれの主要な感染経路に応じて，主に接触感染するもの，主に飛沫感染するもの，主に空気感染するもの，の 3 群に分類し，主に接触感染する病原体には接触予防策，主に飛沫感染する病原体には飛沫予防策，主に空気感染する病原体には空気予防策という 3 種類の「パッケージ」を使い分ける合理的な感染対策です．

病原体ごとに感染対策をカスタマイズせずに済むという便利さはありますが，時に病原体の特徴に合わせた修正が必要です．例えば薬剤耐性菌と *C. difficile* はどちらも接触予防策の対象ですが，薬剤耐性菌はほぼどれもアルコールに感受性があるのに対し，*C. difficile* は抵抗性があるため，特に集団感染が発生した場合は，手指衛生の方法を変えなくてはなりません．

また，主要な感染経路が複数ある病原体（例えば新型コロナウイルス）や，感染経路

の異なる複数の病原体（例えば薬剤耐性菌とインフルエンザ）に同時に感染している場合は，1人の患者に2種類以上の感染経路別予防策を組み合わせて行うことになります．

　感染経路別予防策を実施していても，存在が把握されていない病原体の伝播を防ぐために，標準予防策を確実に実施することが重要です．

column⑥　空気中を浮遊するエアロゾル粒子による感染

　呼吸，会話，歌唱，咳やくしゃみをする時に，鼻と口からさまざまな大きさと重さの微粒子が放出，拡散されます．

　これらの微粒子のうち，エアロゾル aerosol とは，空気中を浮遊することができる，液体，気体，固体あるいはそれらの状態が混ざった微粒子を指します．一方，水分を含んで重く，放出後に落下する微粒子は飛沫 droplet と呼ばれます．

　世界保健機関（WHO）は粒子径が 5〜10 µm を超える微粒子を飛沫と呼び，5 µm よりも小さいものをエアロゾルや飛沫核 droplet nuclei と呼んでいます．ただ実際には 10 µm を超える微粒子でも空気中を浮遊することができるため，この定義に基づくなら，飛沫の中にも空気中を浮くものがあると考える必要があります．また，国内で聞くことが多いマイクロ飛沫という言葉の定義も明確ではありません．本書では，わかりやすさを優先して，放出後に空気中を浮遊する微粒子をエアロゾル粒子，地面に落下する重くて大きな微粒子を飛沫と呼んで区別することとします．

　エアロゾル粒子は，吸入後の到達部位の違いによって 3 つのカテゴリーに分けることができます（表 2-2）．これを見ると，感染対策における粒径の重要性は，エアロゾル粒子に付着している病原体と，それが標的とする細胞がどこに存在するかに依存することがわかります．例えば結核菌や麻疹ウイルスは，肺胞に達し，肺胞マクロファージに貪食されることで感染を成立させます．そのため，最も小さな ≦2.5〜5 µm のエアロゾル粒子の拡散や吸入を防ぐことが重要となります．一方で，インフルエンザウイルスや新型コロナウイルスは，比較的大きな微粒子であっても，上気道に到達できれば，受容体が発現している粘膜上皮細胞から侵入して感染を成立させることができます．このことから感染を防ぐには，感染源の近くで，さまざまな大きさの微粒子を吸い込むことを防ぐ必要があると考えられます．

表 2-2 | 到達部位に基づくエアロゾル粒子の分類

粒径	≦2.5〜5 μm	≦10〜15 μm	≦100〜200 μm
到達部位	細気管支〜肺胞	気管〜気管支	上気道

　いずれの様式も「空気中を浮遊するエアロゾル粒子による感染」ですが，インフルエンザウイルスや新型コロナウイルスが，麻疹ウイルスや結核菌のように，広い空間を長時間浮遊して感染を起こしている状況が日常的に観察されているわけではありません．空気を介した感染経路の区別や用語の定義は，今後整理が進むと考えられます．

参考文献

1) Milton DK：J Pediatric Infect Dis Soc. 2020；9(4)：413-5. **PMID** 32706376

2) CDC：Principles of Epidemiology in Public Health Practice, 3rd ed.

3) WHO：Coronavirus disease(COVID-19)：How is it transmitted?
https://www.who.int/news-room/q-a-detail/coronavirus-disease-covid-19-how-is-it-transmitted

4) CDC：Scientific Brief：SARS-CoV-2 Transmission.
https://www.cdc.gov/coronavirus/2019-ncov/science/science-briefs/sars-cov-2-transmission.html

5) Riley EC, et al：Am J Epidemiol. 1978；107(5)：421-32. **PMID** 665658

6) Bloch AB, et al：Pediatrics. 1985；75(4)：676-83. **PMID** 3982900

7) Public Health England：Guidance COVID-19：infection prevention and control(IPC).
https://www.gov.uk/government/publications/wuhan-novel-coronavirus-infection-prevention-and-control/covid-19-infection-prevention-and-control-guidance-aerosol-generating-procedures

8) CDC：Guidance for Dental Settings.

9) 田原舞乃, 他：ウイルス 67(1)：3-16, 2017.

Q
12

ウイルスによる医療関連感染を防ぐ ポイントは?

A ☞ 医療機関で流行することがあるウイルス感染症には，麻疹，水痘，風疹，ムンプス(流行性耳下腺炎)，流行性角結膜炎，RSウイルス感染症，ノロウイルス感染症，インフルエンザ，新型コロナウイルス感染症などがあります

☞ それぞれの発生地域や流行状況，ウイルスの特徴，潜伏期間，感染可能期間，疑わしい症状やリスク因子，感染経路，診断・検査，ワクチンや曝露後予防の可否と効果などを踏まえて，早期発見・隔離および感受性者への対応に関する運用を定めます

● 感染経路別予防策の対象となる感染症には，ウイルスによって引き起こされるものがいくつかあります．例えば，接触予防策の対象となるノロウイルスやアデノウイルス感染症，飛沫予防策の対象となるインフルエンザや風疹にムンプス，空気予防策の対象となる麻疹や水痘などです．また，新型コロナウイルス感染症や，今後発生が危惧されている新型インフルエンザのような新興感染症は，複数の感染経路別予防策を組み合わせて対応します．

● これらの感染症の原因となるウイルスへの対策は，以下に示す疫学および臨床的特徴を踏まえて構築します．

1 発生地域・流行状況

国内外の発生地域や流行状況から，自分が勤務する医療機関で対応する可能性について検討します．海外の一部の地域で流行している感染症であっても，渡航者によって持ち込まれる可能性があれば，準備をしておいた方が無難です．国内で発生している場合は，対応する可能性があると考えて準備します．

2 ウイルスの特徴

感染性(感染のしやすさ)を調べます．感染性の強さを表す指標の1つに基本再生産数(R0, R naught)があります．これは1人の感染者が何人の感受性者に感染させるかを推定した値です．例えば季節性インフルエンザは2〜3人，麻疹は8〜12人です．また，感染を引き起こすのに必要なウイルス量 infectious dose についてもわか

第2章 感染経路別予防策

れば調べておくとよいでしょう．例えばノロウイルスは 10〜100 個程度のウイルス粒子 virions の摂取でも感染が成立することが知られています．感染性に関する情報は，ウイルスに曝露したと考えられる人が，その後，感染性を発揮したり，発症する可能性を推し量るのに役立ちます．

人体の外の環境で生存できる可能性は，高頻度接触環境表面から接触感染が起こるリスクを考える上で重要な情報です．例えば凹凸のない乾燥した環境表面でノロウイルスは 1 か月程度，RS ウイルスは最大 30 時間ほど生存可能ですが，麻疹ウイルスは 2 時間以内と短いことが知られています．

また，主要な生体消毒薬および環境・器具用消毒薬への感受性（効くか効かないか）についても調べておくとよいでしょう．ウイルスは，エンベロープの有無で使用可能な消毒薬が変わります．特に手指消毒に用いるアルコールや，医療器具・機器および高頻度接触環境表面の消毒に使用する消毒薬に対する感受性を確認します．

3 潜伏期間

潜伏期間とは，病原体に感染してから症状が現れるまでの期間です．例えばノロウイルス感染症の潜伏期間は 12〜48 時間ですが，水痘は 14〜16 日です．潜伏期間に関する情報は，ウイルスに曝露したと考えられる人の健康観察や行動制限の期間を決定するのに使用します．

4 感染可能期間

人に感染させることができる期間です．ウイルスに曝露して何日後から始まり，いつピークを迎え，いつ頃終わるのかを確認します．この情報は隔離期間を決めるのに用います．ウイルスが引き起こす感染症には，無症状の時期から感染性を発揮するものが珍しくありません．例えば麻疹は発疹出現の 7 日前頃から感染性を発揮します．小児や免疫不全患者はウイルスの排出期間が長期化しやすいという特徴があり，隔離期間が長くなりがちです．

5 疑わしい症状・リスク因子

なるべく早期に感染の可能性を疑い，隔離を開始することは，医療機関内での二次感染を防ぎます．疑わしい症状や，感染のリスク因子について調べ，感染者が受診・入院する可能性のある部門では，それらに基づいた問診や健康チェックの運用を構築

するなど，早期発見のために活用します．

6 感染経路

　感染経路には，接触感染，飛沫感染，エアロゾル粒子の吸入による感染，空気感染があります（➡49頁，Q11）．主要な感染経路が1つだけのものもあれば，複数の感染経路で伝播するものもあります．感染経路の遮断が感染対策の基本です．

7 診断・検査

　臨床診断を補助するために，抗原迅速診断検査（インフルエンザやノロウイルスなど）や血清抗体価の測定（麻疹や風疹など）を行うことがあります．通常，疑わしい症状や経過の患者が陽性なら感染している可能性が高いと判断できますが，陰性の場合に感染の可能性を否定することが困難です．

　さらに，確定診断のために，より感度の高いウイルス遺伝子検査（麻疹，風疹，新型コロナウイルス感染症など）を行う場合がありますが，やはり検査の時期や検体の採取手技などによっては偽陰性が起こりうるため，結果は慎重かつ総合的に判断することになります．したがって臨床症状や経過から感染が否定できない場合は，感染対策を行うことが勧められます．

8 ワクチンの有無と効果

　ワクチンの有無と効果について確認します．例えば麻疹，風疹，ムンプス，水痘には，1歳を過ぎて2回接種すれば，ほぼ生涯にわたり高い感染予防効果を発揮するワクチンが存在します．そのため，これらの感染症に対するワクチン接種を完了している人がウイルスに曝露した場合，通常は行動制限や隔離は不要と判断します．一方で，インフルエンザや新型コロナウイルス感染症はワクチン接種によって感染のリスクは一時的に下がるものの，ブレイクスルー感染のリスクが残ります．そのため，ウイルスに曝露した場合は，感染や発症のリスクがあると考えて対応することになります．

9 感受性者への対応

　ウイルスに対する免疫を持たない人（感受性者）が感染者と濃厚接触するなどしてウイルスに曝露した場合，発症を防ぐための曝露後予防 post-exposure prophylaxis

の手段があるかないか，また，その方法について確認します．例えば麻疹に対する免疫のない人が，感染可能期間にある麻疹患者と接触した場合，3日以内に緊急ワクチン接種を行えば，発症を予防できる可能性があります．またインフルエンザ患者と濃厚接触した重症化のハイリスク群(高齢者など)には，予防的に抗インフルエンザ薬を投与することがあります．

実践編●

医療機関内で流行することがあるウイルス感染症には次のようなものがあります．

これらの感染症には，国内のどの医療機関でも遭遇する可能性があるので，■～⑨の項目に基づき，早期発見・隔離や感受性者への対応に関する運用を定めることが勧められます．本書では，それぞれに関するQ&Aで基本的な対策を解説しています．

また，ワクチンで予防可能な感染症については，職員の接種率を高め，受診者にも積極的な啓発活動を行うことが，安全な医療環境を整える上で重要です．ワクチンについてはQ 37(➡166頁)を参照してください．

理論編で述べた■～⑨の項目については，参考文献の 1)，2)でわかりやすく整理・解説されているので，利用をお勧めします．

参考文献

1) American Public Health Association：Control of Communicable Diseases Manual(最新版を参照).

2) Government of Canada：Pathogen safety data sheets：Infectious substances.
https://www.canada.ca/en/public-health/services/laboratory-biosafety-biosecurity/pathogen-safety-data-sheets-risk-assessment.html

3) CDC：Principles of Epidemiology in Public Health Practice，3rd ed.

4) Biggerstaff M，et al：BMC Infect Dis. 2014；14：480. **PMID** 25186370

5) 日本感染症学会：日本感染症学会提言 2012「インフルエンザ病院内感染対策の考え方について(高齢者施設を含めて)」.
https://www.kansensho.or.jp/modules/guidelines/index.php?content_id=24

Q13

薬剤耐性とは何ですか？

 特定の抗微生物薬に効きにくいことや効かなくなることを薬剤耐性といいます

 近年は抗菌薬の不適切な使用による薬剤耐性菌の出現が問題となっています

 薬剤耐性菌の出現や拡大を防ぐために，ヒト，動物，環境の健康を1つのものととらえ，3領域が協働するワンヘルスアプローチが重要です

 薬剤耐性に関する国際的な取り組みであるグローバル・アクション・プランが国内でも実施されています

- 薬剤耐性 antimicrobial resistance (AMR) とは，特定の抗微生物薬が効かない，あるいは効きにくくなることを指します．薬剤耐性はウイルスや寄生虫にもみられますが，近年は細菌の薬剤耐性が問題になっています（➡column⑦）．

- 細菌感染症の治療に用いる抗微生物薬を抗菌薬といいます．抗菌薬が効かない，あるいは効きにくい細菌が薬剤耐性菌です．

- WHOは，人類への脅威となっている薬剤耐性菌を新薬開発の優先順位の高さに応じて3群に分類しています（表2-3）．優先度1に含まれるものは，重症化や死亡のリスクを高めることが知られています．

- 薬剤耐性には，細菌のもともとの性質によって起こる自然耐性と，染色体の変異やプラスミドの取り込みによる獲得耐性の2種類があります（➡column⑧）．

- 細菌の薬剤耐性化と伝播を促進する要因には，①広域抗菌薬の乱用，②抗菌薬の投与量または投与期間の不足，③医療機関内の水平伝播，④動物・食品・自然環境を介した伝播があります．①と②は，ヒトの体内で耐性菌の増殖に有利な環境（選択圧）を生じさせ，③は医療機関から市中への拡大を招きます．④はやや複雑で，例えば成長促進や治療のために畜産・愛玩動物に抗菌薬を投与することによる薬剤耐性化の促進，薬剤耐性菌で汚染された食肉や農作物の摂取，動物の糞便に混ざって排泄される薬剤耐性菌や抗菌薬による土壌や河川などの自然環境の汚染とそれによる農業，水，野生動物への影響が問題となっています．

- ヒト，動物，環境の健康を1つのものととらえ，3領域が共同で行う薬剤耐性菌問題への取り組みをワンヘルス One Health アプローチといいます．

表 2-3 │ 抗菌薬の研究開発を優先する必要性が高い薬剤耐性菌（WHO）

優先度	細菌	薬剤耐性
1：緊急	アシネトバクター・バウマニ *Acinetobacter baumannii*	カルバペネム耐性 carbapenem-resistant
	緑膿菌 *Pseudomonas aeruginosa*	カルバペネム耐性 carbapenem-resistant
	腸内細菌目細菌 *Enterobacterales*	カルバペネム耐性 carbapenem-resistant 第三世代セファロスポリン系耐性 3rd generation cephalosporin-resistant
2：高い	腸球菌 *Enterococcus faecium*	バンコマイシン耐性（VRE） vancomycin-resistant
	黄色ブドウ球菌 *Staphylococcus aureus*	メチシリン耐性（MRSA） methicillin-resistant バンコマイシン中等度耐性および耐性 vancomycin intermediate and resistant
	ヘリコバクター・ピロリ *Helicobacter pylori*	クラリスロマイシン耐性 clarithromycin-resistant
	カンピロバクター *Campylobacter*	フルオロキノロン耐性 fluoroquinolone-resistant
	サルモネラ属 *Salmonella* spp.	フルオロキノロン耐性 fluoroquinolone-resistant
	淋菌 *Neisseria gonorrhoeae*	第三世代セファロスポリン耐性 3rd generation cephalosporin-resistant フルオロキノロン耐性 fluoroquinolone-resistant
3：中等度	肺炎球菌 *Streptococcus pneumoniae*	ペニシリン非感受性 penicillin-non-susceptible
	インフルエンザ菌 *Haemophilus influenzae*	アンピシリン耐性 ampicillin-resistant
	シゲラ属（赤痢菌） *Shigella* spp.	フルオロキノロン耐性 fluoroquinolone-resistant

〔WHO：Global priority list of antibiotic-resistant bacteria to guide research, discovery, and development of new antibiotics を参考に作成〕

● ワンヘルスアプローチを含む国際的な薬剤耐性菌への取り組みを推進するため，2015年5月の世界保健総会において，薬剤耐性（AMR）に関するグローバル・アクション・プランが採択されました．これを受けて日本を含む加盟国は薬剤耐性に関する国家行動計画を立案することが求められました．日本では政府が2016年に薬剤耐性対策アクションプランを策定し，これに基づく取り組みが継続的に展開されています（表2-4）．

表 2-4 | 薬剤耐性（AMR）対策アクションプランに掲げられた 6 分野とその目標

分野	目標
1. 普及啓発・教育	薬剤耐性に関する知識や理解を深め，専門職などへの教育・研修を推進
2. 動向調査・監視	薬剤耐性および抗微生物薬の使用量を継続的に監視し，薬剤耐性の変化や拡大の予兆を的確に把握
3. 感染予防・管理	適切な感染予防・管理の実践により，薬剤耐性微生物の拡大を阻止
4. 抗微生物薬の適正使用	医療，畜水産などの分野における抗微生物薬の適正な使用を推進
5. 研究開発・創薬	薬剤耐性の研究や，薬剤耐性微生物に対する予防・診断・治療手段を確保するための研究開発を推進
6. 国際協力	国際的視野で多分野と協働し，薬剤耐性対策を推進

実践編 ●

　薬剤耐性菌が出現する背景は複雑であり，解決には 表 2-4 に示すような多くの分野が関わる必要があります．また，ヒトや動物やモノが，速いスピードで広範囲を移動する現代では，1 つの国や地域だけで解決が可能な問題でもありません．しかし，1 人 1 人の医療関係者，また患者が行動を変えることが薬剤耐性菌の出現や伝播を防ぐことにつながるのもまた事実です．

　薬剤耐性菌の出現を防ぐには，抗菌薬適正使用支援 antimicrobial stewardship（AS）が重要です．本書では Q 15（➡69 頁）で患者が行う AS について触れていますが，抗菌薬の具体的な使い方は本書の範疇を外れるので，興味のある方は本項の最後に挙げている書籍を参考にしてください．医療機関で薬剤耐性菌の拡大を防ぐ方法については，Q 14（➡64 頁）で解説します．

column⑦　薬剤耐性菌の歴史

　薬剤耐性菌は 400 万年以上前の洞窟や北極の永久凍土の中からも発見されていますが，ヒトの健康に影響を与えるようになったのは，ペニシリンが実用化された 1943 年以降といわれています．抗菌薬の登場で感染症による死亡は激減しましたが，新薬が開発されると間もなく薬剤耐性菌も出現するという「いたちごっこ」が同時に始まり，それが今日まで続いています．特に「最後の切り札」として用いられるカルバペネム系抗菌薬に対する耐性菌

表 2-5 | 主な薬剤耐性機構

- 抗菌薬を分解する酵素を大量に産生する
- 薬剤排出ポンプを亢進させて細菌内に流れ込んだ抗菌薬を汲み出す
- 細胞外膜に存在するポーリンと呼ばれる孔の数を減らして，薬剤の流入を防ぐ
- 抗菌薬が標的とする酵素の作用部位の構造を変化させ，薬剤との親和性を低下させる

の登場は，深刻な影響をもたらしています．新薬開発のスピードは近年鈍化しており，WHO はこのままの状態が続くと，これまで治療可能だったありふれた感染症や軽症が致命的になりうるポスト抗菌薬時代 post-antibiotic era に突入すると警告しています．また英国の経済研究所は，2050 年には全世界で毎年 1000 万人が薬剤耐性菌感染症で死亡し，最大 100 兆ドルの経済的損失が生じると見積もっています．これは，2013 年における悪性腫瘍による死亡者数 820 万人を上回る数字です．

column⑧ 薬剤耐性化のメカニズム

　薬剤耐性菌が抗菌薬の作用から逃れるメカニズム（薬剤耐性機構）には，抗菌薬分解酵素の過剰産生，薬剤排出ポンプの亢進，外膜の性質変化，作用部位の変化などがあります（表 2-5）．これらの薬剤耐性機構に関する遺伝情報は，細菌の染色体上の DNA に組み込まれているものと，染色体から独立したプラスミドと呼ばれる構造物上の DNA に組み込まれているものがあります．また，染色体上やプラスミドの間を動き回ることができるトランスポゾンにも薬剤耐性を伝達する役割があります．

　薬剤耐性に関する遺伝情報は，細菌が分裂，増殖する時に母細胞から娘細胞に受け渡される垂直伝播，バクテリオファージによって DNA が注入される形質導入，死菌などに由来するむき出しの DNA を取り込んで組み換える形質転換などにより伝播します．また，プラスミド上にある耐性遺伝子は，接合により同一菌種だけでなく，異なる菌種にも伝達することが可能です（図 2-7）．例えばほとんどのカルバペネム系抗菌薬を分解してしまう「メタロ-β-ラクタマーゼ」という酵素を産生する遺伝子は，プラスミドに存在します．例えば，この遺伝子を持つ *E. coli*（大腸菌）が *K. pneumoniae*（肺炎桿菌）と接合し，プラスミド上の遺伝子が菌種を超えて受け渡されることがあります．

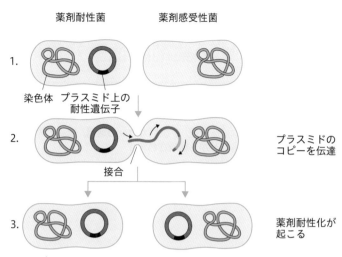

薬剤耐性菌　　　薬剤感受性菌

1.

染色体　プラスミド上の
　　　　耐性遺伝子

2.　　　　　　　　　　　　　　　　プラスミドの
　　　　　　　　　　　　　　　　コピーを伝達

接合

3.　　　　　　　　　　　　　　　　薬剤耐性化が
　　　　　　　　　　　　　　　　起こる

図 2-7│接合によるプラスミド上の薬剤耐性遺伝子の伝達

参考文献

1) Interagency Coordination Group on Antimicrobial Resistance：No time to wait：Securing the future from drug-resistant infections．Report to the secretary-general of the United Nations．April 2019．https://www.who.int/publications/i/item/no-time-to-wait-securing-the-future-from-drug-resistant-infections

2) Bhullar K，et al：PLoS One．2012；7(4)：e34953．**PMID** 22509370

3) Nesme J，et al：Curr Biol．2014；24(10)：1096-100．**PMID** 24814145

4) WHO：Global priority list of antibiotic-resistant bacteria to guide research，discovery，and development of new antibiotics．

5) Review on antimicrobial resistance：Antimicrobial Resistance：Tackling a crisis for the health and wealth of nations．2014．https://amr-review.org/sites/default/files/AMR%20Review%20Paper%20-%20Tackling%20a%20crisis%20for%20the%20health%20and%20wealth%20of%20nations_1.pdf

6) AMR 臨床リファレンスセンター：薬剤耐性菌について．耐性化のメカニズム．http://amr.ncgm.go.jp/medics/2-1-2.html

7) 厚生労働省：薬剤耐性(AMR)対策アクションプラン．http://www.mhlw.go.jp/stf/seisakunitsuite/bunya/0000120172.html

8) 神谷 茂，他(監訳)，Strelkauskas A，他(著)：第 11 章 微生物の遺伝学と感染症．微生物学．pp179-211，メディカル・サイエンス・インターナショナル，2012．

9) 神谷 茂，他(監訳)，Strelkauskas A，他(著)：第 20 章 薬剤耐性．微生物学．pp413-26，メディカル・サイエンス・インターナショナル，2012．

感染対策担当者にお勧めの抗菌薬適正使用支援 antimicrobial stewardship（AS）に関連する参考書

・岡 秀昭：感染症プラチナマニュアル．メディカル・サイエンス・インターナショナル．
・岩田健太郎：抗菌薬の考え方，使い方．中外医学社．
・山本舜悟：かぜ診療マニュアル．日本医事新報社．
・笠原 敬(監修)，佐野邦明：抗菌薬 BOOK & MAP．シーニュ，2022．

医療機関で行う薬剤耐性菌対策は？

A ☞ 手指やモノ，高頻度接触環境表面を介した接触感染を防ぐために，標準予防策に接触予防策を追加します

☞ 接触予防策は適切な病床管理，手袋やガウンの活用，物品の専用化，高頻度接触環境表面の消毒などから構成されます

☞ 接触予防策の解除基準はガイドラインを参考に，各施設で運用を定めますが，高度薬剤耐性菌の解除時期は慎重に判断します

- 患者の血液や痰，尿，膿などの検査材料から薬剤耐性菌が検出された場合，その患者は薬剤耐性菌を保菌しているか，感染症を起こしている可能性が高まります．

- 保菌 colonization とは，ある身体部位に微生物が存在しているものの，症状の出現や免疫反応が起こっていない状態を指します．一方で，感染 infection とは，微生物が組織に侵入し，免疫反応を引き起こしている状態を指します．その結果，症状がみられることもあれば，みられないこともあります．感染症 infectious disease と感染の区別はあいまいな場合がありますが，感染による反応が局所的あるいは全身に現れている状態を指すことが多いようです．

- 保菌の状態では，微生物は身体に悪さをしていませんので，特に問題はないように思えるかもしれませんが，薬剤耐性菌の保菌者は，その後，感染症を起こすリスクが高いことが知られています．また，保菌者が感染源となって集団感染（アウトブレイク）が起こることもあります．そのため，保菌自体を防ぐことには大きな意味があります．

- 薬剤耐性菌の感染経路は接触感染です．つまり，医療関係者の手指やモノを介して伝播します．これを防ぐために，標準予防策に接触予防策を追加して実施します．

- 接触予防策を解除するための条件に関する見解は定まっていません．薬剤耐性菌が一度でも検出された患者は，終生陽性として接触予防策の対象とする医療機関もあれば，スクリーニング検査を繰り返して，一定の回数連続して陰性となれば解除する医療機関もあります．主要な薬剤耐性菌の解除時期について，米国医療疫学協会（SHEA）は 表 2-6 のような提言を行っています．

表 2-6│接触予防策の解除時期に関する米国医療疫学協会(SHEA)の提言

基質特異性拡張型βラクタマーゼ(ESBL)産生菌およびカルバペネム耐性腸内細菌目細菌(CRE)	● 入院中に初めて ESBL 産生菌および CRE の保菌/感染が判明した場合,その入院期間中は接触予防策を継続する ● 解除の時期は個別に判断するが,以下を考慮する 　・初めて陽性になってから 6 か月以上経過しているか 　・感染徴候や症状がなく,抗菌薬の投与を継続していないか 　・1 週間以上の間隔をあけて採取した直腸スワブのスクリーニング検査が 2 回以上連続して陰性か ● CRE,または,効果が期待できる抗菌薬が 2 種類以下に限られる高度耐性[※1]薬剤耐性菌の場合,接触予防策は解除しない方がよい
メチシリン耐性黄色ブドウ球菌(MRSA)	● 通常は,陰性を 1〜3 回確認してから解除する.検査の間隔は定まっていないが,週 1 回程度とする医療機関もある.採取部位は鼻前庭が一般的で,それ以外の適切な採取部位は不明 ● 慢性創傷のある患者や長期療養型施設の入居者などは伝播リスクが高いため,解除の時期は慎重に判断する

ESBL:extended-spectrum β-lactamase,CRE:carbapenem-resistant *Enterobacterales*
※1:高度耐性とは,複数の系統の抗菌薬に耐性を示し,治療の選択肢が極めて限定的な薬剤耐性菌.

実践編

　薬剤耐性菌の保菌あるいは感染を起こしている患者には,まずは標準予防策,特に接触前後の手指衛生とモノの洗浄や消毒,保管(➡183〜200 頁,Q 40〜42)を適切に行うことが重要です.その上で,接触予防策を追加します.接触予防策は以下の対策から構成されます.

1 病床管理

　急性期病院では,図 2-8 に示す順番で,病床を決定します.
　長期療養型施設では,他の入居者へのリスクを考慮して居室を決定します.外来では来院時になるべく早く診察室などの個室に案内するとよいでしょう.

2 個人防護具(PPE)

　患者や患者周辺にあるモノや環境表面に手で触れる場合は手袋を着用します.腕や着衣が触れる場合はガウンを追加します.腕が患者や周辺のモノ・環境にほとんど触れない作業(例えば医療機器の操作など)を行う場合は,ガウンの代わりに袖のないエプロンを着けてもよいと思われます.個人防護具 personal protective equipment(PPE)は病室に入る前に着用します.また,病室を出る際に取り外し,手指衛生を行います.

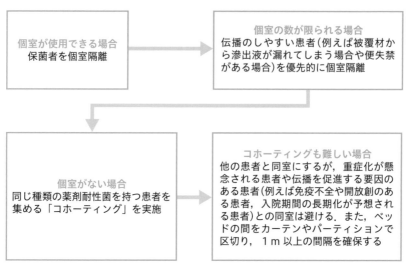

図 2-8 | **急性期病院における病床決定**

　飛沫を浴びやすい処置やケア（吸引や食事介助など）を行う場合は，標準予防策の考え方に基づいて，手袋とガウンに加えて，眼・鼻・口を PPE で防護します．

❸ 患者搬送

　患者が検査などのために病室を出る必要がある時は，保菌部位から体液や排泄物が漏出しないよう覆います．搬送者は，病室内で着用していた PPE を取り外し，室外で新しい PPE を着用してから搬送を行います．PPE は到着した先で取り外し，手指衛生を行います．

❹ 患者に使用する物品（➡177頁，第5章）

　聴診器，血圧計，体温計など，頻繁に使用する物品は可能な限り患者専用とします．また，それら以外のリユース製品は，他の患者に使用する前に適切な方法で洗浄および消毒し，乾燥させます．これらの再生処理を行った後の物品は，未処理の物品とは分けて保管します．

　ユニフォームポケットに入れているペンや携帯電話などに病室内で触れると，それらが薬剤耐性菌の媒介物となるおそれがあります．ペンは病室内にあるものを使うことや，携帯電話が鳴ったら，室外で PPE を脱いで，手指衛生を行ってから応答するな

ど，汚染された物品を介した伝播の機会を最小限にします．

患者搬送，血糖測定，リハビリテーション，血液透析，X線撮影，超音波検査，呼吸管理などに使用する器材・機器についても，使用後の消毒手順を定め，実施します．

5 高頻度接触環境表面の消毒

高頻度接触環境表面を，1日に1回以上，低水準消毒薬を含む環境清拭用クロスなどを用いて消毒することが推奨されています．あらかじめ消毒する場所は決めておくとよいでしょう．

6 接触予防策の実施期間

接触予防策には抑うつや自尊感情の低下，医療関係者との接触機会の減少による転倒・転落や褥瘡リスクの上昇などの負の影響があることがわかっています．そのため，隔離期間を考えるにあたっては，長期にわたり接触予防策を継続することに伴うこれらのデメリットを念頭に置く必要があります．

米国では，MRSAを接触予防策の対象から外し，標準予防策で対応する医療機関もあります．それらの医療機関の多くは全室個室であり，手指衛生実施率が高く，クロルヘキシジングルコン酸塩を用いた全身清拭のように皮膚表面の菌数（バイオバーデン）を減少させる対策を併用しています．MRSAには効果的な抗菌薬が存在し，保菌部位が皮膚や鼻腔粘膜などの体表面にあるため，消毒により菌数をコントロールしやすいといった特徴があることも標準予防策での対応を可能にしています．

国内では，スクリーニング検査で陰性を数回確認した後にMRSA保菌者の隔離を解除する医療機関が多いようです．週1回の培養検査が3回連続して陰性となる患者の多くは，その後も陰性のまま経過することが知られていますが，間欠的に保菌者となる患者もいることから，解除後も引き続き患者との接触前後，病室への入退室時の手指衛生実施率を高い状態に維持することが重要です．

一方で，高度耐性薬剤耐性菌の隔離解除については慎重になる必要があります．例えばCREの中でもカルバペネム分解酵素（カルバペネマーゼ）を産生するCRE carbapenemase-producing *Enterobacterales*（CPE）は，治療の選択肢が限られるだけでなく，感染症を起こした場合の致死率が高く（50％との報告もあり），耐性遺伝子が他の菌種に伝達されることがあるやっかいな薬剤耐性菌です．ですから，CPEの保菌者は終生陽性とみなして，接触予防策を解除しないことが推奨されています．CPE以外にも，薬剤耐性緑膿菌やアシネトバクターの隔離解除には慎重さが必要だと考え

られます．これらの高度耐性菌の保菌者が入退院を繰り返す場合は，受診・入院時に保菌者であることがわかるよう，カルテの所定の位置に情報を記載するなどの工夫を行います．

---

column⑨ CPE 保菌者の早期発見

　　CPE が水面下で広がるのを防ぐために，入院時のスクリーニング検査が推奨されています．スクリーニングの対象には，海外の CPE 流行地域で医療を受けたことがある患者を対象とするのが一般的ですが，国内の病院や長期療養型施設でも流行していることがあるため，国内の施設からの転入院患者も対象にすることを検討します．

　　南欧や米国，南アジアを中心にさまざまな遺伝子型の CPE が流行していますが，スクリーニングの運用を簡便にするため，対象者を滞在国に基づいて決めるのではなく，「海外」とひとくくりにしてもよいでしょう．また，海外で受けた医療の定義については，入院に限定するのか，外来受診も含めるのか，さらに，過去何年前までさかのぼるのかについて，各医療機関で検討し，決定する必要があります．例えば米国では，過去 6 か月以内に海外の病院に 1 泊以上滞在した患者のスクリーニングが推奨されています．検査材料には，便，直腸スワブ，肛門周囲スワブなどが用いられます．また，スクリーニングで陰性を確認するまで接触予防策を実施する場合もあれば，陽性の結果が出てから接触予防策を開始する場合もあります．

参考文献

1) Weber DJ, et al：Mayhall's Hospital Epidemiology and Infection Prevention. 5th ed. pp2-3, Wolters Kluwer Health, 2020.

2) CDC：Guideline for Isolation Precautions：Preventing Transmission of Infectious Agents in Healthcare Settings(2007).
https://www.cdc.gov/infectioncontrol/guidelines/isolation/index.html

3) WHO：Guidelines for the prevention and control of carbapenem-resistant Enterobacteriaceae, *Acinetobacter baumannii* and *Pseudomonas aeruginosa* in health care facilities. November 2017.
https://apps.who.int/iris/bitstream/handle/10665/259462/9789241550178-eng.pdf?sequence=1&isAllowed=y

4) WHO：Guidelines on Core Components of Infection Prevention and Control Programmes at the National and Acute Health Care Facility Level. 2016.
https://apps.who.int/iris/bitstream/handle/10665/251730/9789241549929-eng.pdf?sequence=1&isAllowed=y

5) Banach DB, et al：Infect Control Hosp Epidemiol. 2018；39(2)：127-44. **PMID** 29321078

6) Kirkland KB：Clin Infect Dis. 2009；48(6)：766-71. **PMID** 19196174

7) CDC：Clinicians：Information about CRE.
https://www.cdc.gov/hai/organisms/cre/cre-clinicians.html

Q 15

家庭でできる薬剤耐性菌対策はありますか？

A ☞ ウイルスによる風邪や胃腸炎と診断された場合に抗菌薬の処方を求めないこと，処方された抗菌薬は用法・用量を守って服用すること，ワクチンや手指衛生などの基本的な対策で感染を防ぐことなどがあります

　☞ 厚生労働省委託事業 AMR 臨床リファレンスセンターウェブサイトの啓発用ツール・ポスターを活用するとよいでしょう

解説編

● 細菌が耐性化するメカニズムは **Q 13**（➡**59 頁**）で紹介しましたが，抗菌薬の使用そのものが薬剤耐性菌の出現や増殖につながる場合があります．例えば抗菌薬の投与で「選択圧」が働くと，感受性のある細菌が死滅し，薬剤耐性菌が増殖するのに有利な環境が誕生します．また，フルオロキノロン耐性のように抗菌薬への曝露により染色体上の遺伝子が変異することで耐性化する場合もあります．

● したがって薬剤耐性菌の出現を防ぐには，**抗菌薬の不適正な使用を避けること**が重要です．抗菌薬の不適正な使用は，治療にそもそも必要ではない抗菌薬を使用する「**不必要使用**」と，治療には必要ながらも種類の選択，使用量や期間が標準から逸脱している「**不適切使用**」に大別されます．こうした不適正な使用は処方医だけでなく，処方を受ける患者や家族も避けることができます．

実践編

　薬剤耐性菌の出現を防ぐために患者や家族にできることとして，次の 3 つがあります．抗菌薬の処方や投与に関わる医療関係者は，これらについて機会があるたびに指導をすることが求められます．**AMR 臨床リファレンスセンター**のホームページには，薬剤耐性対策に関する一般の方向けの啓発用ツール・ポスターが多数掲載されています〔詳しくは参考文献 1）を参照〕．こうした教材を積極的に活用するのもよいでしょう．

▌用語解説
AMR 臨床リファレンスセンター：薬剤耐性（AMR）対策アクションプランに基づく対策をはじめとする AMR 対策を推進するために，厚生労働省委託事業として 2017 年 4 月に国立国際医療研究センター病院内に設置された組織で，AMR に関するサーベイランスなどの臨床疫学業務に加え，教育・啓発を行っています

表 2-7 | 日常生活において石鹸と流水による手洗いが推奨される場面

- 調理の前と後（調理中に生肉に触れた場合はその後にも）
- 食事の前と後
- 病気の人の世話をする前と後
- 傷の処置をする前と後
- トイレを使用した後
- おむつの交換や排泄の介助をした後
- 鼻をかんだ後や咳やくしゃみを手で受けた後
- ペット，ペットの餌，ペットの排泄物に触れた後
- ゴミの収集や廃棄の後
- 外出から戻った後
- 外出中に顔に触れる前

1 ウイルス性の風邪や胃腸炎と診断されたら抗菌薬を求めない

　風邪の大部分はウイルスによって引き起こされます．胃腸炎にも細菌性のものがありますが，多くはノロウイルスやロタウイルスなどのウイルスによるものです．これらのウイルス性の感染症に対する抗菌薬の使用は推奨されていません．抗菌薬を服用しても罹病期間が短くなることはなく，むしろ，嘔気・嘔吐や皮疹などの副作用のリスクが高まります．ウイルス性の風邪や胃腸炎と診断した場合に，抗菌薬を処方しない，求めないことは，不必要使用を避けることにつながります〔詳しくは参考文献 1）と 2）を参照〕．

2 抗菌薬は処方された用法・用量，期間を守って服用する

　自己判断で服用する量を減らしたり，期間を短縮すると，残存した細菌によって病状が悪化する可能性があるだけでなく，低濃度の抗菌薬が存在する環境で生存可能な薬剤耐性菌が選択されて，増殖するリスクも高まります．残った抗菌薬を保管しておき，具合が悪い時に自己判断で服用したり，人に渡したりすることにも同様のリスクを伴います．処方された用法・用量，期間を守ることは，不適切使用を避けることにつながります．

3 基本的な対策で感染症を予防する

　石鹸と流水による手洗い（表 2-7）やワクチン接種（表 2-8）による感染予防も，抗菌薬の使用に伴う薬剤耐性菌の出現や増殖を防ぐことにつながります．

表 2-8 | ワクチンで予防可能な感染症

- B 型肝炎 ★
- 麻疹 ★
- 風疹 ★
- 侵襲性髄膜炎菌感染症 ★
- インフルエンザ ★
- 新型コロナウイルス感染症 ★
- ロタウイルス
- Hib 感染症
- 肺炎球菌感染症
- ジフテリア

- 水痘・帯状疱疹 ★
- 流行性耳下腺炎(ムンプス)★
- 百日咳 ★
- 破傷風 ★
- ポリオ
- 結核(乳幼児)
- 日本脳炎
- ヒトパピローマウイルス(HPV)感染症
- A 型肝炎

★ = 医療関係者への接種が推奨

参考文献

1) AMR 臨床リファレンスセンター:啓発用ツール・ポスターなど.
   https://amr.ncgm.go.jp/materials/

2) 厚生労働省健康局結核感染症課:抗微生物薬適正使用の手引き 第二版. 2019.
   https://www.mhlw.go.jp/content/10900000/000573655.pdf

3) CDC:Show Me the Science—How to Wash Your Hands.
   https://www.cdc.gov/handwashing/show-me-the-science-handwashing.html

4) WHO:Hand Hygiene, Why, How and When?
   https://www.afro.who.int/sites/default/files/pdf/Health%20topics/Hand_Hygiene_Why_How_and_When_Brochure.pdf

5) CDC:Epidemiology and Prevention of Vaccine-Preventable Diseases.
   https://www.cdc.gov/vaccines/pubs/pinkbook/index.html

6) 日本環境感染学会:医療関係者のためのワクチンガイドライン 第 3 版. 2020.
   http://www.kankyokansen.org/uploads/uploads/files/jsipc/vaccine-guideline_03(3).pdf

クロストリディオイデス・ディフィシル感染症の拡大を防ぐには？

A ☞ 疑わしい症状が出現した時点で接触予防策を追加します

☞ 芽胞を形成した *C.difficile* はアルコールをはじめとする消毒薬や乾燥，熱に抵抗性があります．接触後の手指衛生は，手指消毒，石鹸と流水による手洗いのいずれでもよいとされますが，集団感染が発生している場合は手洗いを選択します

☞ 高頻度接触環境表面の消毒には，0.1％以上の濃度の次亜塩素酸ナトリウム溶液を使用します

- クロストリディオイデス・ディフィシル *Clostridioides difficile* は，環境表面で芽胞という耐久性の高い構造物を形成し，熱，乾燥，酸，消毒薬の作用に耐えて生き延びることができる**偏性嫌気性菌** です．

- *C. difficile* には，トキシン(毒素)を産生するものとしないものがあります．毒素の種類としては，トキシン A(エンテロトキシン)，トキシン B(サイトトキシン)，バイナリートキシンが知られています．

- 抗菌薬の投与などによって腸内細菌叢を構成する菌種や菌数が減少した状態で，*C. difficile* を獲得[*1] すると，腸管内で栄養型に変化し，増殖を始めます(図 2-9)．トキシン産生性の *C. difficile* を獲得した場合は，毒素による腸管粘膜の傷害と炎症で *C. difficile* 感染症 *C. difficile* infection(CDI)を発症することがあります．CDI は主にトキシン B の作用により起こると考えられています．最も典型的な CDI の症状は下腹部痛や発熱を伴う水様性の下痢ですが，致死的な劇症型の CDI を起こす人もいます．

- 反対に，症状がないまま *C. difficile* を腸管に保菌する人もいます．乳幼児は毒素産生性の *C. difficile* を保菌していることがありますが，CDI を起こすことはまれです．理由はよくわかっていません．

- *C. difficile* は，保菌者あるいは CDI を起こした患者の便に含まれて排出され，皮

▌用語解説
偏性嫌気性菌：酸素のない条件下でのみ生存できる細菌

注
＊1 ここでは *C. difficile* が口から入って腸管に至ることを指します．

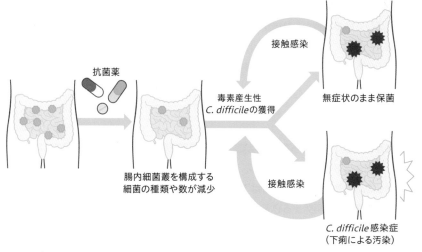

図 2-9｜*C. difficile* 感染症の発生機序

〔Mejia-Chew C, et al：Expert Rev Anti Infect Ther. 2018；16(2)：121-31 を参考に作成〕

膚，器具，環境を汚染します．特に下痢のある期間は汚染が起こりやすくなります．医療機関内での伝播は，汚染された皮膚，器具，環境との直接あるいは間接的な接触によって起こります．無症状の保菌者から伝播する頻度は CDI 患者に比べると低いと考えられています．近年は，市中で食品や家畜を介したと考えられる伝播も起こっています．

- CDI の診断を補助するために，便中のトキシンと *C. difficile* 抗原としてグルタミン酸脱水素酵素 glutamate dehydrogenase(GDH)を検出する酵素免疫測定法 enzyme immunoassay(EIA)が広く活用されています．これら以外にも，毒素の遺伝子を検出する核酸増幅検査 nucleic acid amplification test(NAAT)や分離培養した *C. difficile* の毒素産生性を調べる検査 toxigenic culture(TC)も一部の医療機関では行われています．

- NAAT や TC に比べて EIA は安価で簡便ですが，感度が低いという特徴があります．GDH とトキシンの検査を比べると，GDH の方が感度は高めです．また，トキシンを産生しない *C. difficile* でも，GDH は産生します．これらの理由で，下痢などの症状や経過から臨床的に CDI を疑う患者に実施した EIA の結果が「GDH

■用語解説
感度：ある疾患を持つ人を正しく陽性と判定する検査の能力．例えば感度80％の検査は，疾患のある人の80％で陽性となりますが，20％では偽陰性となります

陽性, トキシン陰性」であっても, トキシンを産生する *C. difficile* による CDI を起こしている場合があります.

- CDI の検査に用いる便検体は, 5 mL 程度の無形便が適しています. また採取後は毒素の不活化を防ぐために, 速やかに検査室に提出する必要があります.

実践編 ●

　CDI を疑う下痢がみられた時点で, 接触予防策を開始します. CDI を起こした患者の 2 割前後は 8 週間以内に再発し, 初回の再発後は, 再発のリスクが上昇します. したがって, 回復後も 2 か月程度は下痢の出現に注意し, 下痢が認められた場合は接触予防策を速やかに再開する必要があります.

　接触予防策の実施期間について, 米国医療疫学協会, 米国感染症学会, 米国感染管理疫学専門家協会(SHEA/IDSA/APIC)の合同ガイドラインでは, 下痢がおさまってから少なくとも 48 時間後まで継続するが, 流行が継続している場合などは追加対策として退院まで対策を継続することを検討しています.

　病床管理は, 薬剤耐性菌の場合と同様の考え方で行います(➡65頁, Q 14 ■). トイレは患者専用のカモードを使用するなど, 専用化するのが望ましいでしょう. また, トイレを利用した後には石鹸と流水で手を洗い, ペーパータオルで乾燥できるような療養環境を整えるのが理想的です.

　医療関係者は, 病室に入る前に手袋とガウンを着用し, 退室時に取り外して手指衛生を行います. 芽胞を形成した状態の *C. difficile* はアルコールに強い抵抗性があるため, 手袋を外した後は, 石鹸と流水による手洗いを行った方が手指消毒よりも効果的に *C. difficile* を除去できますが, SHEA/IDSA/APIC 合同ガイドラインでは, CDI 対策として推奨される手指衛生の方法は定まっていないとしています. これは, 石鹸と流水による手洗いのみを選択した場合に, 手指衛生実施率が低下する懸念があること, 手洗いのみの場合に CDI の減少が認められないこと, また, 手指消毒を選択しても CDI 発生率が変わらず, 手指消毒の方が芽胞を形成しない細菌に対する効果が高いといった理由によります. いずれにせよ, *C. difficile* を効率的かつ確実に除去できる手指衛生の手段は未確立なので, 入室時の手袋の着用には重要な役割があると考えられます.

　患者に使用する血圧計, 聴診器, 体温計などの物品は専用化し, 他の患者に使用する前に 0.1 %(1,000 ppm)以上の濃度の次亜塩素酸ナトリウム溶液で清拭消毒することが勧められます. また, CDI の発生頻度が高い施設では, 高頻度接触環境表面を 0.1 %(1,000 ppm)以上, 理想的には 0.5 %(5,000 ppm)の次亜塩素酸ナトリウム溶

液で清拭消毒することが勧められます．ただし，塩素には金属に対する腐食作用などがあることから，消毒する材質との適合性を確認し，広範囲を消毒する場合は，十分な換気を行います．

参考文献

1) SHEA/IDSA/APIC：Infect Control Hosp Epidemiol. 2023；44(4)：527-49. **PMID** 37042243
2) Weber DJ, et al：*Clostridioides*(*Clostridium*) *difficile*. In：Mayhall's Hospital Epidemiology and Infection Prevention. 5th ed. pp215-26, Wolters Kluwer Health, 2020.
3) 国立感染症研究所：*Clostridioides difficile* 感染症の細菌学的検査. https://www.niid.go.jp/niid/ja/typhi-m/iasr-reference/2500-related-articles/related-articles-481/9508-481r06.html
4) Mejia-Chew C, et al：Expert Rev Anti Infect Ther. 2018；16(2)：121-31. **PMID** 29353504

ノロウイルス感染症を疑ったらどうしますか？

A
- ☞ 疑わしい症状がみられる患者には接触予防策を追加します
- ☞ 患者と接する際は，手袋とガウンを着用しますが，嘔吐物や下痢便が飛散する可能性がある場合はマスクとフェイスシールドを併用します
- ☞ 汚染された環境表面の消毒には，0.02％の次亜塩素酸ナトリウム溶液や0.5％加速化過酸化水素などを用います

- 先進国で発生する胃腸炎の多くはウイルス性であり，その多くを引き起こしているのがノロウイルスです．
- ノロウイルスは，カリシウイルス科ノロウイルス属に属するエンベロープを持たない一本鎖プラス鎖RNAウイルスです．ウイルスの中でも小さく，直径が約30〜40 nm（ナノメートル，1 nm = 100万分の1 mm）で，金平糖のような形をしています．
- 感染者の便1 g中には1億個以上，嘔吐物1 g中には100万個以上のノロウイルス粒子が含まれますが，わずか10〜100個程度のウイルス粒子の摂取により胃腸炎を起こすことができます．
- ノロウイルスには10の遺伝子群genogroupが存在し，このうちヒトに感染するのは主にGⅠ，GⅡです．各遺伝子群には複数の遺伝子型genotypeが存在します．遺伝子型ごとに病原性が異なり，1つの遺伝子型に対する免疫も6か月〜2年程度しか持続しないので，異なる遺伝子型への感染や，同じ遺伝子型への再感染が起こりえます．
- ノロウイルス感染症は年中みられますが，特に冬季に多く発生します．
- 潜伏期間は12〜48時間と短く，典型的な症状として下痢，嘔気・嘔吐，腹痛，微熱，全身倦怠感がみられますが，通常は発症後1〜2日で自然に回復します．感染しても無症状の場合や，風邪のような症状しかみられない場合もあります．
- 主要な感染経路は接触感染です．具体的には，下記のような多岐にわたる経路で最終的にウイルスが口から入り，小腸で増殖します．医療機関や高齢者施設での集団感染は通常①〜③の経路よって起こります．
    - ① ウイルスで汚染された手との直接接触
    - ② ウイルスで汚染されたモノや環境表面との直接接触

③ 飛び散った吐物や便に含まれるウイルスを吸い込んで摂取（感染者が吐いた瞬間に近くにいた場合や，絨毯などにこびりついたまま乾燥した吐物が舞い上がって吸い込んだ場合など）

④ 調理者がウイルスで汚染された手で取り扱った食品の摂取

⑤ 汚染されていた二枚貝を，生あるいは加熱が不十分なまま摂取

⑥ ノロウイルスに汚染された井戸水や簡易水道水を消毒が不十分なまま摂取

● ノロウイルスは症状消失後も長期にわたり便中に排泄され，乾燥した環境で1か月近く生存可能であり，第四級アンモニウム塩やアルコールといった医療や介護現場で汎用される消毒薬が効きづらく，また，前述のとおり極めて少ないウイルス量で感染しうるので，病院や施設内では集団感染につながりやすいウイルスです．

実践編

新たに嘔吐や下痢が出現した患者には，ひとまず接触予防策を開始します．病床管理は，薬剤耐性菌の場合と同様の考え方で行います（→65頁，Q14❶）．

医療機関では，ノロウイルスは臨床的に診断されることが一般的です．抗原検査は，3歳未満と65歳以上に限り健康保険が適用されますが，偽陰性となることがあるため，症状などからノロウイルス感染症が否定できない場合は，接触予防策を継続します．接触予防策は通常，症状が消失してから48時間が過ぎるまで行いますが，集団感染が発生している状況では延長を検討します．

医療関係者が感染者の病室に入る時には，手袋とガウンを着用します．症状のある間は，下痢や吐物に曝露しないようにマスクとフェイスシールドを併用するとよいでしょう．さらに，吐物や便の処理の際に履物が汚染される可能性がある時はシューズカバーを着用します．これらのPPEは退室時に取り外し，速やかに石鹸と流水で手を洗います．実験（in vitro）において，pHが酸性に調製された手指消毒薬がヒトノロウイルスを含む非エンベロープウイルスを不活化するという報告が複数出ており，こうした製品を使用する施設もあります．

吐物や便で汚染された環境表面は，吐物や便を吸水性のある布やペーパータオルで取り除いた後，塩素濃度約0.02％（200 ppm）[*1] の次亜塩素酸ナトリウム溶液でなるべく広い範囲を消毒します．0.5％加速化過酸化水素を使用することもできます．衣類に付着した場合は，水溶性ランドリーバッグに入れたまま通常の熱水洗濯（80℃10分間）を行うか，それが難しい場合は，洗剤を使って付着した有機物を水はねが生

注
*1　原液の濃度5〜6％の製品を使用する場合，ペットボトル2Lに対し，キャップ2杯（約10 mL）を溶解します．

じないように揉み洗いして取り除いた後，200 ppm 次亜塩素酸ナトリウム溶液に 5 分間浸漬します．

　多床室で感染者が発生した場合，同室患者は発症するおそれがあるため，少なくとも潜伏期間が過ぎるまで転室することや，新たな患者を同じ部屋に収容するのを待った方が安全です．感染者を担当した職員にも消化器症状がみられないか健康観察を行います．

参考文献
1) Said MA, et al：Clin Infect Dis. 2008；47(9)：1202-8. **PMID** 18808354
2) 厚生労働省：ノロウイルスに関する Q&A. 2004(最終改定：2021 年 11 月 19 日).
　 https://www.mhlw.go.jp/stf/seisakunitsuite/bunya/kenkou_iryou/shokuhin/syokuchu/kanren/yobou/040204-1.html
3) 国立感染症研究所：ノロウイルス等検出状況. 随時更新.
　 https://www.niid.go.jp/niid/ja/id/2082-disease-based/na/norovirus/idsc/iasr-noro/5701-iasr-noro-150529.html
4) CDC：2007 Guideline for Isolation Precautions：Preventing Transmission of Infectious Agents in Healthcare Settings.
　 https://www.cdc.gov/infectioncontrol/guidelines/isolation/index.html
5) Sato S, et al：Sci Rep. 2020；10(1)：15878. **PMID** 32985508
6) Kampf G：J Hosp Infect. 2018；98(4)：331-8. **PMID** 28882643

Q 18

流行性角結膜炎が発生した時の対応は？

 A ☞ 疑わしい症状がある場合は眼科医師の診察を受けます

☞ 患者には接触予防策を追加し，職員は就業を制限または停止します

☞ 罹病期間中の感染者と接触した人は，潜伏期間が過ぎるまで症状が出現しないことを確認します

理論編

- 流行性角結膜炎 epidemic keratoconjunctivitis（EKC）は，主に D 種および E 種のアデノウイルスが引き起こす眼の感染症です．
- 感染力が極めて強いため，「はやり目」とも呼ばれます．
- 夏に多くみられる傾向がありますが，1 年を通して起こります．
- 1〜5 歳の小児に多い感染症ですが，成人も罹患します．
- 汚染された手，器具，環境表面との接触により伝播し，集団感染を引き起こすことがあります．
- アデノウイルスはエンベロープを持たないため，消毒薬に抵抗性を示します．やや親油性があるため，80v/v%以上のアルコールには感受性があると考えられていますが，それ以下の濃度では効果が不確実との報告があります．
- 潜伏期間は 8〜14 日と長く，感染性は潜伏期間の終わり頃から出現し，発症後 2 週間ほど持続します．
- 症状は，結膜の充血（眼が赤い），眼瞼の浮腫，眼脂の増加や流涙です．症状は，初め片方の眼に現れますが，やがて両眼に広がります．耳前リンパ節の腫脹や圧痛を伴うこともあります．角膜に炎症が及ぶと混濁が数か月以上にわたって起こることがあり，視力低下を招くなど QOL が低下します．
- 診断は通常，臨床的に行われます．補助的にイムノクロマト法による迅速抗原検査を行う場合があります．
- 効果的な治療薬や予防薬はありません．

実践編

結膜の充血（眼が赤い）など，EKC を疑う症状のある職員や患者は眼科医の診察を

受けます．迅速抗原検査の感度は70％程度ですので，陰性の結果がEKCを否定するものではありません．EKCが疑われる患者は，罹病期間が過ぎるまで接触予防策を実施し，職員は就業を制限もしくは停止します．罹病期間は通常，眼科医が判断します．罹病期間中の感染者と直接接触したり，器具を共有した人は濃厚接触者として，潜伏期間が過ぎるまで，眼の症状が現れないことを確認します．

　EKCの患者との接触後には石鹸と流水による手洗いを実施することを検討します．エンベロープのあるウイルスに対する不活化効果があるとする，pHを酸性に調整したアルコール性手指消毒薬が販売されており，手洗いが困難な現場では採用を検討するとよいでしょう．

参考文献
1) 国立感染症研究所：流行性角結膜炎とは．
   https://www.niid.go.jp/niid/ja/kansennohanashi/528-ekc.html
2) 日本眼科学会：アデノウイルス結膜炎院内感染対策ガイドライン．
   https://www.nichigan.or.jp/member/journal/guideline/detail.html?ItemId=283&dispmid=909
3) Uzuner H, et al：J Hosp Infect. 2018；100(3)：e30-6. **PMID** 29792970

Q 19

疥癬の感染対策について教えてください

 A

☞ 通常疥癬は標準予防策で対応しますが，角化型疥癬には接触予防策を追加します

☞ 通常疥癬を見逃さないために，患者が瘙痒感を訴えたり，無意識に皮膚をかく様子があれば，疑わしい皮疹がないか観察し，治療につなげます

☞ 角化型疥癬は特徴的な厚い鱗屑に大量のヒゼンダニを含むため，皮膚，着衣や環境の汚染を防ぐ対策を実施します

● 疥癬 scabies は，ヒゼンダニ（疥癬虫，*Sarcoptes scabiei*）と呼ばれるダニの一種が皮膚の角質層に寄生することで引き起こされる感染症です（表 2-9）．成虫は

表 2-9 | **ヒゼンダニの特徴**

● オスと交尾したメスは角質層内でトンネルを掘りながら 1 日 2〜4 個の卵を 4〜6 週間かけて産み続ける．卵は 3〜5 日で孵化し，幼虫は脱皮を繰り返しながら 2 週間ほどで成虫となる．オスの成虫は皮膚表面を動き回ったり，角質層に掘った穴の中や毛包内に潜んでいる．やがてメスの成虫を見つけると交尾する．このサイクルを繰り返す（図 2-10）
● 人体から離れると，運動能力を失い，2〜3 時間で異なる宿主に寄生できなくなる
● 乾燥に弱く，ヒトの体温以下では活動性が弱まる．特に 16℃以下ではほとんど運動しなくなる．50℃ 10 分間で死滅する
● 足の構造上，布団や毛布の奥に潜入したり，衣服の繊維をかき分けて皮膚に取り付くことはできない

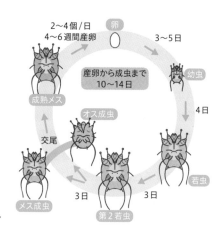

図 2-10 | **ヒゼンダニのライフサイクル**

0.2〜0.4 mm ほどの大きさなので，肉眼ではほとんど見えません．

- 疥癬には，少数のヒゼンダニが引き起こす通常疥癬と，大量のヒゼンダニが引き起こす，より重症で感染力の強い角化型疥癬があります（表 2-10）．

- 通常疥癬はうつりにくいので，標準予防策で対応が可能です．一方，角化型疥癬は短時間の接触でも感染しやすく，まれに衣類やシーツなどを介した感染も起こるので，感染性のある期間は，患者や患者周辺の環境との接触を避ける対策を行う必要があります．高齢者介護施設や養護施設のように集団生活を送る場所では，角化型疥癬の集団感染は珍しくなく，一度発生すると終息までに数か月〜半年，時に 1 年以上を要することがあります．患者が転院する際は施設内での発生・流行状況について情報収集するとよいでしょう．

- 治療を開始するとヒゼンダニの数が減り，感染力は弱まります．感染可能期間は，治療開始後，ヒゼンダニと虫卵を認めなくなるまでであり，通常 1 週間を隔てた1〜2 回の治療が終了する頃までになります．

実践編

通常疥癬と角化型疥癬で感染対策が異なります（表 2-10）．

通常疥癬は見逃されることがあります．患者がかゆみを訴えたり，無意識に皮膚をかいているようなことがあれば，皮膚の状態を観察し，単なる湿疹だと思わずに，早めに皮膚科に相談して治療につなげます．かゆみの訴えが少ない患者もいるので，全身清拭などの際に，皮膚の状態の観察を行います（図 2-11）．

角化型疥癬は通常疥癬に比べてかゆみの訴えが少ない場合がありますが，特徴的な厚い鱗屑（図 2-11-b）を認めた場合は，やはり早めに皮膚科に相談するとよいでしょう．角化型疥癬が発生したら，PPE を着用せずに接触した人がいないか確認し，予防的治療の必要性を検討します．隔離期間中に角化型疥癬の患者が検査などのために病室を出る必要が生じたら，皮膚から落ちる鱗屑や痂皮で環境が汚染されないような配慮が必要です．移動中はシーツなどで病変を覆い，検査台など患者が触れる場所にはディスポーザブルシーツを敷くことを検討します．また，患者が退室した後には，掃除用ワイパーや掃除機を使って物理的に鱗屑や痂皮を除去します．清掃が困難な環境表面は，ピレスロイド系殺虫剤を使用します．ただ，ヒゼンダニは皮膚を離れて 2〜3 時間後には運動能力を失い，寄生ができなくなるので，清掃が難しい環境やモノは数時間放置するという方法もあります．

表 2-10 | **通常疥癬と角化型疥癬の感染対策**

項目	通常疥癬	角化型疥癬
リスク	元来健康，免疫正常	高齢者，免疫不全
症状	● 以下の特徴的な皮疹 　疥癬トンネル(手首屈側，手掌尺側，指，指の間，肘，アキレス腱部) 　紅斑性丘疹(胸腹部，足や腕)，小結節(陰茎・陰嚢) ● 強いかゆみ ● 頭と顔を除く全身	● 手，足，臀部，肘や膝，頭，頸，耳を含む全身に肥厚した灰色あるいは黄白色の角質増殖や亀裂 ● 爪の角質増殖を伴う場合や，全身の皮膚の紅潮を認める場合も ● かゆみがないことも
疥癬虫数と感染力	● 数匹(免疫不全患者や高齢者では多い場合も) ● 長時間，皮膚が触れ合うことでヒゼンダニが移動し，感染することあり ● 短時間の接触では感染しにくく，衣類・リネン類を介した感染はまれ	● 約100万〜200万匹 ● 短時間の接触でも感染することあり ● 皮膚から落ちた鱗屑や痂皮にも多数のヒゼンダニが含まれており，それらとの接触もリスク ● 衣類やリネン類を介した感染あり
潜伏期間	1〜2か月	● 多数のヒゼンダニに感染することで4〜5日に短縮することあり ● 通常疥癬として発症
個室収容	不要	● 必要 ● 治療開始後1〜2週間まで
手指衛生および PPE	● 皮膚処置の際は，手袋を着用 ● 手袋を取り外した後は手洗い ● ガウンは不要	患者や周囲環境との接触前に手袋，長袖ガウン，シューズカバーなどを着用．患者の部屋を出る前に取り外し，手洗い
入浴(湯を介した感染はない)	通常どおり	● 入浴の順番を最後に ● 介助者は手袋，ガウン，長靴を着用 ● 入浴後，浴槽や洗い場を浴室用洗剤で洗浄 ● マット類は洗濯，脱衣所には掃除機
シーツ交換	通常どおり	治療のたびに交換
洗濯	通常どおり	● 密閉して搬送 ● 病院での洗濯は通常どおり(80℃10分間) ● 自宅では洗濯後に乾燥機にかけるか，密閉してピレスロイド系殺虫剤を噴霧後に洗濯
病室の清掃	通常どおり	● ワイパーなどで落屑を回収，掃除機(できればフィルター付き)で清掃 ● 隔離期間解除前に退院した場合は，ピレスロイド系殺虫剤を散布後に退院清掃
使用済み物品	通常どおり 皮膚病変部に直接触れる洗浄困難な物品(血圧計マンシェットなど)は専用化を検討	● 専用化 ● 他患者と共有前に掃除機をかけるか，ピレスロイド系殺虫剤を使用 ● ストレッチャーや診察台にはディスポーザブルシーツの使用を検討
接触者への対応	雑魚寝などの長期にわたる濃厚接触がある場合は予防治療を検討	● 同居家族は症状にかかわらず予防治療を検討 ● PPEを着用せずに濃厚接触のあった職員の予防治療を検討

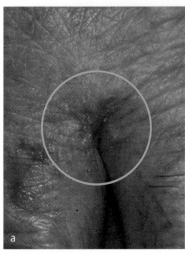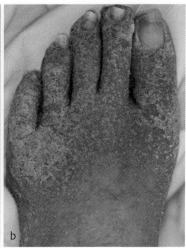

図 2-11 | **疥癬**
 a 通常疥癬. 指間の疥癬トンネルが認められる.
 b 角化型疥癬. 特徴的な厚い鱗屑が認められる.

（聖路加国際病院皮膚科 新井 達先生のご厚意により提供）

参考文献
 1) 国立感染症研究所：疥癬とは.
   https://www.niid.go.jp/niid/ja/kansennohanashi/380-itch-intro.html
 2) 日本皮膚科学会疥癬診療ガイドライン策定委員会：疥癬診療ガイドライン 第3版. 日皮会誌 125(11)：
   2023-48, 2015.

シラミ症の感染対策について教えてください

A ☞ ヒトに寄生するシラミには部位によって，アタマジラミ，コロモジラミ，ケジラミがあり，いずれも寄生部位との直接接触やシラミが付着したモノの共有で伝播します

☞ アタマジラミ症は効果のある駆除剤の使用開始から24時間が過ぎるまで接触予防策を追加します．それ以外のシラミ症は標準予防策で対応します

● ヒトに寄生するシラミには，寄生する部位が異なる3種類があり，それぞれが寄生しやすい集団があります（表2-11）．シラミは虫卵，幼虫，成虫，すべて肉眼で見ることができます．

● シラミは飛んだり，跳ねたりすることはなく，表2-11にあるとおり，それぞれの寄生部位から，直接接触あるいはモノの共有を通して他の人に寄生します．

● シラミは皮膚から吸血を行い，かゆみを引き起こします．寄生して間もない時期には，個体数が少ないのでさほどかゆみを感じませんが，交尾と産卵を繰り返しながら1か月ほどが経過すると個体数が増え，激しいかゆみを感じるようになります．皮膚をかき壊したところに二次的に細菌感染を起こすこともあります（図2-12）．

実践編

　シラミは，集団生活の場において，直接接触やモノの共有を通して感染を引き起こすことがあります．そのため，施設や家庭内で感染者が1人見つかったら，感染の拡大を防ぐために，他にも感染者がいないか一斉に確認し，駆除することが重要です．一方，病院ではシラミの感染経路になるような行為が行われないため，他の患者や医療関係者に感染が拡大することはまれです．院外でシラミに感染した患者が，他の疾患による入院を機にシラミ症と診断され，駆除を行うという流れが一般的です．

1 アタマジラミ症

● 効果のある駆除剤による治療開始から24時間が経過するまで接触予防策を追加します．

表 2-11 | **シラミ症の種類と特徴**

	アタマジラミ症	コロモジラミ症	ケジラミ症
病原体	アタマジラミ *Pediculus humanus capitis*	コロモジラミ *Pediculus humanus corporis*	ケジラミ *Pthirus pubis*
寄生部位	頭部	衣類	陰毛，腋毛，睫毛
肉眼での確認の仕方	• 髪の毛に固着した 0.5 mm ほどのシラミ卵がフケのような白い粒として観察できる（ただし手で払っても簡単に取れない） • 体長 3～4 mm ほどの成虫が頭髪の間を移動するのを確認できることもある	• シャツの襟や袖口の縫い目・折れ目，パンツのゴムの縫込みなどに寄生しているのが目視で確認できる • アタマジラミよりやや大きいが形状での区別は難しい	他の 2 種とは異なり，カニのような特徴的な形をした体長 1～2 mm ほどの小型のシラミが体毛に付着しているのが観察できる
感染経路	• 頭部の直接接触 • リネン，タオル，帽子，ロッカーなどの共有	シラミが付着した衣類などの共有	• 主に性行為による直接接触 • 寝具・タオルなどの共有
よくみられる集団	小学生くらいまでの子供	入浴や着替えなどの保清行動が困難な集団	活発な性行動を行う集団
その他の特徴	• 衛生状態とは関連なく起こる • 保育園・幼稚園や学童クラブで昼寝の際の頭部の接触や寝具の共有などにより集団感染が起こることがある • 家庭内では子供から大人にうつることがある	• 国内では，路上生活者や経済的・身体的理由などで着替えや洗濯が難しい人々にみられることが多い • 囚人，アルコールや薬物依存症患者，難民，入浴習慣のない山岳地方居住者などでも寄生がみられる • 発疹チフス，回帰熱，塹壕熱の病原体を媒介する	

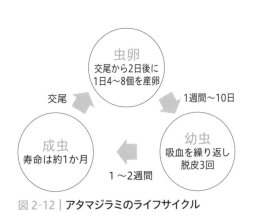

虫卵
交尾から2日後に
1日4～8個を産卵

交尾

1週間～10日

成虫
寿命は約1か月

幼虫
吸血を繰り返し
脱皮3回

1～2週間

図 2-12 | **アタマジラミのライフサイクル**

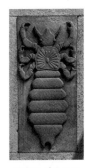

アタマジラミの
レリーフ

（聖路加国際病院）

- ピレスロイド系駆除剤（フェノトリン含有シャンプー）の使用後も生きた虫体が確認される場合は，抵抗性が生じている可能性を疑い，接触予防策を延長します[*1]。
- 駆除剤の使用に加え，専用の目の細かい櫛(くし)で虫体と卵を漉(す)き取ります。髪の毛は短い方が駆除は容易です。
- 着衣やリネン類は通常どおり熱水洗濯（80℃ 10 分間）します。熱に弱いので，家庭では，温水（55℃以上）に 10 分ほどつけるか，衣類乾燥機に入れるなどすれば死滅します。洗えないものは 1〜2 週間放置します。

2 コロモジラミ症

- シラミが付着した衣類はビニール袋などに密封して廃棄します。廃棄できない衣類は温水（55℃以上）に 10 分ほどつけるか，衣類乾燥機に入れます。このとき医療関係者は手袋とガウンを着用します。
- 身体はシャワーなどで洗浄し，清潔な衣類に着替えます。その後は標準予防策で対応します。
- コロモジラミは発疹チフスリケッチア *Rickettsia prowazekii*，回帰熱ボレリア *Borrelia recurrentis*，塹壕熱病原体 *Bartonella quintana* を媒介します。発疹チフスや回帰熱はアフリカ諸国を中心に，また，塹壕熱は，近年，海外先進国の路上生活者やアルコール・薬物依存症患者において流行がみられています。国内で採取されたコロモジラミからも *B. quintana* が検出されています。医療関係者については，衛生状態の悪い刑務所や精神科病院に勤務した看護師が，コロモジラミを介して発疹チフスに感染したと考えられる事例がこれまでに報告されています。これらの感染症は国内ではまれですが，戦争や貧困などで生じた劣悪な衛生環境においてシラミが大量に発生した場合には，発生のリスクが高まると考えられます。
- 着衣やリネン類は通常どおり熱水洗濯（80℃ 10 分間）します。

3 ケジラミ症

- 標準予防策で対応します。
- 剃毛と駆除剤の使用を組み合わせます。

注
*1　2021 年よりピレスロイド抵抗性のアタマジラミに有効なジメチコン製剤が市販されています。

参考文献
1) 国立感染症研究所：シラミ症とは.
   https://www.niid.go.jp/niid/ja/kansennohanashi/412-louse-intro.html
2) CDC：Type and Duration of Precautions Recommended for Selected Infections and Conditions.
   https://www.cdc.gov/infectioncontrol/guidelines/isolation/appendix/type-duration-precautions.html
3) CDC：Pediculosis.
   https://www.cdc.gov/dpdx/pediculosis/index.html

RSウイルスの二次感染を防ぐには？

A ☞ 疑った段階で，接触予防策と飛沫予防策を追加します
☞ 入院後に感染が確認された患者が発生した場合は，濃厚接触者を洗い出し，
潜伏期間が過ぎるまで他の患者との接触を避ける病床管理を行います

- RSウイルス感染症は，RSウイルス respiratory syncytial virus（RSV）によって起こる急性の呼吸器感染症です．

- 例年，秋〜冬にかけて流行しますが，2018年と2019年は7月頃から患者数が増加し，秋にピークを迎えました．新型コロナウイルス感染症が国内で発生した2020年には流行がほとんどみられなかった一方で，2021年と2022年には夏にピークが来るなど，近年は流行の始期が読みづらくなっています．

- RSVには生涯にわたり繰り返し感染しますが，生後1歳までに50％以上が，2歳までにほぼ全員がRSウイルスに初めて感染します．生後数週間〜数か月間の乳児では，肺炎や細気管支炎を起こし，重症化することがあります．特に，低出生体重児や先天性の心疾患，慢性呼吸器疾患や免疫不全のある児は重症化のハイリスク群です．

- 発症後，発熱や鼻汁などの上気道症状が数日続きます．重症化するケースでは，その後，咳の悪化，喘鳴，呼吸困難などの下気道症状が現れます．生後数か月以内の乳児では，不機嫌，哺乳不良，活気不良，チアノーゼなどの症状が先行し，診断が困難となり，無呼吸発作から突然死を起こすこともあります．

- 慢性呼吸器疾患や心疾患を持つ高齢者も，肺炎を起こして重症化することがあります．

- 健康な成人は通常重症化しませんが，RSVに罹患した児のケアを担当する医療関係者がおそらく大量のウイルスに曝露することで，気管支炎やインフルエンザ様症状を呈することがあります．

- 医療機関や介護施設では，乳幼児や高齢者に集団感染を引き起こすことがあります．

- 潜伏期間は平均4〜6日（範囲2〜8日）です．

- 罹病期間は7〜12日です．ウイルスの排泄は，罹病期間中は続くとされますが，乳児や免疫不全の児は，回復後も長期的にウイルスを排泄することがあります．

- 気道分泌物や，気道分泌物で汚染されたモノとの接触による鼻や眼の粘膜感染（接触感染）や飛沫感染が主要な感染経路です．感染の成立には，感染源の近くで，比較

的長い時間，大量のウイルスに曝露することが必要だとされています．また，エアロゾル粒子の吸入による感染は起こりにくいと考えられています．

- エンベロープを有するため手指消毒薬に感受性があります．
- 小児の診断には，通常イムノクロマト法による迅速抗原検査が用いられます．成人では PCR 法が推奨されています．
- 治療薬はありません．
- パリビズマブをはじめとする抗 RS ウイルスヒトモノクローナル抗体製剤がハイリスク児の重症化予防を目的として使用されることがあります．
- 2023 年 8 月現在，妊婦および高齢成人を対象にしたワクチンの承認申請が行われており，使用開始が見込まれています．

実践編

　地域での RS ウイルスの流行状況に注目します．地域での流行が始まると，入院例が増え，医療機関内での集団感染のリスクが高まります．RS ウイルスと診断された患者には，接触予防策と飛沫予防策を実施します．患者は個室に隔離するか，コホーティングを行います．小児や免疫不全のある患者はウイルスの排出期間が長期化するため，隔離解除の時期は慎重に判断します．

　入院後に RS ウイルス感染症と診断された患者が発生した場合は，濃厚接触者の洗い出しを行います．同室者や，プレイルーム・談話室などで感染者と頻繁に接触した患者は濃厚接触者と判断し，入院を継続する場合は，潜伏期間を過ぎるまで他の患者と接触しないように病床管理を行います．また，疑わしい症状の出現に注意します．面会者の健康状態のスクリーニングを行い，風邪症状がある場合の面会は避けるなどの対応を行います．

参考文献
1) 国立感染症研究所：IDWR 2013 年第 36 号＜注目すべき感染症＞RS ウイルス感染症．
　https://www.niid.go.jp/niid/ja/rs-virus-m/rs-virus-idwrc/3972-idwrc-1336-01.html
2) Government of Canada：Pathogen Safety Data Sheets：Infectious Substances—Respiratory syncytial virus.
　https://www.canada.ca/en/public-health/services/laboratory-biosafety-biosecurity/pathogen-safety-data-sheets-risk-assessment/respiratory-syncytial-virus.html
3) 国立感染症研究所：成人における RS ウイルスの集団感染．
　https://www.niid.go.jp/niid/ja/typhi-m/iasr-reference/2437-related-articles/related-articles-466/8475-466r02.html
4) 国立感染症研究所：高齢者の RS ウイルス感染．
　https://www.niid.go.jp/niid/ja/allarticles/surveillance/2437-iasr/related-articles/related-articles-466/8476-466r03.html

Q 22

インフルエンザの集団感染を防ぐ
包括的な対策について教えてください

A
☞ 毎年，流行開始前までにワクチンを接種することが推奨されます
☞ 疑った段階で飛沫予防策を追加し，職員は就業を制限または停止します
☞ 入院後に感染が確認された患者が発生した場合は，濃厚接触者を洗い出し，潜伏期間が過ぎるまで他の患者との接触を避ける病床管理を行います

- インフルエンザは，インフルエンザウイルスが引き起こす呼吸器感染症です.
- インフルエンザウイルスには A 型，B 型，C 型，D 型の 4 種類があります．このうち季節性インフルエンザとして毎年流行するのは A 型と B 型です (表 2-12)．C 型インフルエンザは比較的軽症で，ヒトに流行は引き起こさないと考えられています．D 型は主に家畜に感染し，ヒトへの感染は報告されていません.
- 北半球でのインフルエンザ流行期は毎年 11〜12 月頃に始まり，1〜2 月にピークを迎え，3〜4 月に終わります．ただし沖縄を含む熱帯・亜熱帯地域では 1 年を通してインフルエンザが発生しており，夏に流行することもあります.
- インフルエンザの潜伏期間は約 1〜4 日 (平均 2 日) です．感染性は発症前日から出現し，発症後 3〜4 日目頃にピークに達し，5〜7 日目頃まで続きます．乳幼児や免疫不全患者の感染性はより長い間続き，数か月，時に 1 年を超える場合もあります.
- インフルエンザでみられる症状は 表 2-13 のとおりです．インフルエンザと新型コロナウイルス感染症 (COVID-19) を症状で区別することは通常は困難です.

表 2-12 | A 型および B 型インフルエンザウイルスの特徴

A 型	B 型
• 小変異を繰り返しながら毎年流行する • H ○ N ○ (○には数字が入る) で表される複数の亜型がある • 近年は，H1N1 と H3N2 の 2 つの亜型が流行している • 数年〜数十年に 1 回大変異を起こして新型インフルエンザウイルスになる (➡column ⑩)	• 毎年流行するが，流行規模は比較的小さい • 以下の 2 種類がある 　・ビクトリア系統 　・山形系統 • 時間をかけて小変異を起こすが，大変異は起こさない

表 2-13 | インフルエンザ，新型コロナウイルス感染症，風邪，アレルギーでみられる症状

症状	インフルエンザ 急激に発症 季節性あり	新型コロナウイルス感染症※1 軽症〜重症 季節性不明	風邪 緩徐に発症 季節性なし	アレルギー 緩徐または急激に発症 花粉症は季節性
発熱	◎（微熱〜高熱）	◎（微熱〜高熱）	○（高熱はまれ）	×
咳	◎	◎	◎	◎（喘息）
咽頭痛	◎	◎	◎	○（かゆみ）
倦怠感	◎	◎	○	○
筋肉痛・関節痛	◎	◎	○	×
頭痛	◎	◎	○	○
鼻汁・鼻閉	◎	◎	◎	◎
くしゃみ	○	○	◎	◎
呼吸困難	△	○	×	◎（喘息）
嗅覚・味覚障害	△	○	△	△（花粉症）
嘔気・嘔吐	○（特に小児）	○（特に小児）	△	×
下痢	○（特に小児）	○（特に小児）	△	×

◎ 通常みられる，○ みられることがある，△ まれにみられる，× 通常はみられない
注：すべての症状が必ず出現するわけではなく，症状の程度には個人差がある．ワクチン接種後の感染では軽微な場合がある．
※1：オミクロン変異体

- インフルエンザの主要な感染経路は，感染源から比較的近い場所で起こる飛沫感染とエアロゾル粒子の吸入による感染だと考えられています（➡49頁，Q 11）．医療現場では，エアロゾル産生手技を行う時に，吸入による感染リスクが生じると考えられています．ウイルスで汚染された手指で顔の粘膜に触れることによる接触感染が起こることもあります．
- インフルエンザの診断の補助にインフルエンザウイルス抗原を検出する迅速検査が行われることがありますが，感染していても陰性となることがあるため，特に流行期に疑わしい症状があれば感染対策は必要です．陽性であれば，インフルエンザであることがほぼ確定します．

実践編

　インフルエンザ流行期には次の対策を実施するとよいでしょう．インフルエンザと同時に COVID-19 が流行している場合，インフルエンザ様症状がみられる患者に対して，COVID-19 の感染対策を優先的に開始することを勧めます．COVID-19 対策

を実施することで，インフルエンザ感染のリスクも同時に低減することができます．

1 ワクチン接種

インフルエンザ流行期前までにできる限り多くの職員が接種できるよう体制を整えます（→column ⑪）．職員の接種率は，病院のインフルエンザ対策を評価するプロセス指標の１つとして活用するとよいでしょう．外来受診者や長期入院中の患者に対してもワクチン接種の機会が提供できるように関係者と調整を行います．

2 症状のスクリーニング

インフルエンザ流行期には，インフルエンザ様症状の有無について，受診者，入院患者，職員，訪問者を対象に毎日スクリーニングを行います．

3 感染対策の開始と解除

インフルエンザ様症状がみられる患者には，検査の有無や結果によらず，飛沫予防策を開始します．飛沫予防策は発症から５〜７日が経過してから解除しますが，症状が続く場合は延長の必要性を検討します．免疫不全患者や小児患者の隔離解除のタイミングは個別に判断します．職員は感染性のある期間が過ぎるまで就業を制限または停止します．

4 病床管理

インフルエンザが疑われる患者は個室に収容します．病室に出入りする可能性があるすべての職員，訪問者などに対し，飛沫予防策を実施していることがわかるような表示を行います．確定診断を受けた複数の患者を同じ部屋に収容する「コホーティング」を行う場合もあります．ただし COVID-19 が同時に流行している場合は，個室に収容することも検討します．

5 個人防護具(PPE)

日常的に咳エチケットを実施し，流行期にはユニバーサル・マスキングを実施することを検討します．

インフルエンザ様症状のある患者に近づく時はサージカルマスクを着用します．エアロゾル産生手技を行う場合は，N95 マスクの着用を検討します．標準予防策として飛沫や飛沫で汚染された環境に触れる時は手袋を，また飛沫を浴びる可能性がある時は眼の防護具とガウンまたはエプロンを使用します．

6 入院患者の感染が判明したら

病棟でインフルエンザを強く疑う患者や検査で診断が確定した患者が発生した場合は，濃厚接触者[*1]の洗い出しを行います．濃厚接触者のうち，重症化のハイリスク群には，抗インフルエンザ薬の予防投与を行うことを早急に検討します．また，濃厚接触者は発症直前から感染性を発揮する場合があるため，潜伏期間が過ぎるまでは他の患者と接触しないような病床管理を行い，インフルエンザ様症状がみられないか観察を行います．面会制限の必要性や方法は各病院で取り決めます．

column⑩ A 型インフルエンザの変異

A 型インフルエンザウイルスは，ヒトの細胞に感染して自分のコピーを作るうちに，遺伝子に小さな変異を起こします．こうした変異を連続抗原変異 antigenic drift または小変異といいます．小変異により，ウイルスの抗原，すなわちウイルス表面の蛋白質であるヘマグルチニン(HA)とノイラミニダーゼ(NA)がマイナーモデルチェンジします(図 2-13)．

インフルエンザウイルスに対する免疫の主体は，HA に対する中和抗体(ウイルスが細胞に感染するのを阻止する抗体)ですが，マイナーモデルチェンジした HA には，それ以前の HA に対する免疫が効きづらくなっています．そのため A 型は，毎年，流行を繰り返すことになります．

さらに，A 型は，数年〜数十年に 1 回，突然のフルモデルチェンジを行い，まったく別の亜型，つまり，新型インフルエンザになります．これを不連続抗原変異 antigenic shift または大変異といいます．大多数のヒトが新型インフルエンザに対する免疫を持たないため，パンデミックとなって全世界で流行することになります．新型インフルエンザの発生は，過去 100 年間に

注
[*1] インフルエンザの疑似症・確定患者の感染可能期間に，患者の近くにおいて，PPE を着けずに，一定の時間，接触した場合を濃厚接触ととらえることが一般的です．例えば患者がマスクを着けておらず，接触者が眼・鼻・口を覆う防護具を着けずに，近くで会話を行った場合などです．通常，接触した時間が長いほど，感染するリスクは上がります．

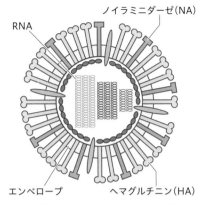

ノイラミニダーゼ(NA)

RNA

エンベロープ　　　　ヘマグルチニン(HA)

図 2-13 | **インフルエンザウイルスの構造**

4 回起きています．最後に発生したのは 2009 年です．現在，トリやブタなどの動物の間で流行しているインフルエンザウイルスが，変異によってヒトの間で効率的に感染できるようになり，新型インフルエンザとなってパンデミックを引き起こすことが懸念されています．

column⑪ 　**インフルエンザワクチン**

　　国内で使われている不活化インフルエンザワクチンは，その年に流行すると予想されるウイルス株(2023 年現在は A 型 2 つ，B 型 2 つ)の HA に対する中和抗体を身体に作らせることで感染や重症化を防ぐ働きをします．
　　インフルエンザワクチンは毎年接種が必要です．接種から抗体産生まで約 2 週間を要するため，理想的には流行期が始まる 2 週間前である 10 月下旬〜11 月上旬頃までに接種できるとよいでしょう．ただし，流行期は 5 か月ほど続くので，遅れても接種することが推奨されています．効果は約 5 か月間持続します．
　　特に，高齢者，基礎疾患のある人，5 歳以下の乳幼児，妊婦はインフルエンザに感染すると重症化しやすいため，これらのハイリスク群とハイリスク群に接する機会がある人(医療関係者を含む)には強く接種が勧められます．
　　インフルエンザワクチンは，ウイルスの細胞への侵入，つまり，感染を完全に防ぐことはできませんが，発症や重症化を抑える一定の効果がありま

す．例えば国内の高齢者施設に入居する 65 歳以上の高齢者において 34〜55％の発症を予防し，82％の死亡を防ぐとの報告があります．また，5 歳以下の小児では発症を 60％程度防ぎ，死亡のリスクも低下させます．妊婦が接種した場合は，インフルエンザ感染に関連する急性呼吸器感染症のリスクを半分に，また，入院のリスクを 40％削減し，母親の抗体が移行することで，新生児も出生後数か月間は感染から守られます．

　過去にワクチンの成分によりアナフィラキシーを起こした既往のある人は接種ができませんが，軽い鶏卵・鶏肉アレルギーは禁忌ではありません．その場合の接種の可否については，ワクチンについて詳しい医師と相談することを勧めます．

※ 2023 年 3 月に，2 歳以上 19 歳未満に対する経鼻弱毒性インフルエンザワクチンの国内製造販売が承認され，2024 年度より使用開始が見込まれています．

参考文献

1) CDC：Types of Influenza Viruses.
https://www.cdc.gov/flu/about/viruses/types.htm

2) 国立感染症研究所：インフルエンザウイルス分離・検出速報.
https://www.niid.go.jp/niid/ja/iasr-inf.html

3) 厚生労働省：インフルエンザ Q&A.
https://www.mhlw.go.jp/bunya/kenkou/kekkaku-kansenshou01/qa.html

4) CDC：Prevention Strategies for Seasonal Influenza in Healthcare Settings.
https://www.cdc.gov/flu/professionals/infectioncontrol/healthcaresettings.htm

5) CDC：Similarities and Differences between Flu and COVID-19.
https://www.cdc.gov/flu/symptoms/flu-vs-covid19.htm

6) CDC：How Flu Viruses Can Change："Drift" and "Shift".
https://www.cdc.gov/flu/about/viruses/change.htm

7) Queensland Government：Symptoms of coronavirus(COVID-19).
https://www.qld.gov.au/health/conditions/health-alerts/coronavirus-covid-19/stay-informed/symptoms-of-novel-coronavirus-covid-19-comparison

8) Yan J, et al：Proc Natl Acad Sci U S A. 2018；115(5)：1081-6. **PMID** 29348203

9) CDC：Vaccine Effectiveness：How Well Do Flu Vaccines Work?
https://www.cdc.gov/flu/vaccines-work/vaccineeffect.htm

23

風疹に対する平時の対策と
発生時の対応について教えてください

A ☞ すべての職員に1歳を過ぎてからの2回のワクチン接種歴があることを確認します

　　☞ 患者には，標準予防策に飛沫予防策を追加します

　　☞ 感受性者が曝露した場合は，他の感受性者との接触が起こらないよう管理し，健康観察を行います

- 風疹による最大の健康被害は，妊娠中（特に20週未満）の感染によって胎児に起こる先天性風疹症候群 congenital rubella syndrome（CRS）です.
- CRSの3大症状は，先天性心疾患（動脈管開存症，肺動脈狭窄，心室中隔欠損，心房中隔欠損など），感音性難聴，先天性白内障または緑内障ですが，それ以外にも，小頭症，低出生体重，肝脾腫，紫斑，精神発達遅滞，髄膜脳炎，骨透亮化，糖尿病，黄疸などが生じます.
- CRSを防ぐには，性別にかかわらず，1歳を過ぎてからの2回の風疹含有ワクチン接種が重要です[*1].

ⓐ ─── ウイルスの特徴

　風疹ウイルスは，マトナウイルス科ルビウイルス属に属する一本鎖プラス鎖RNAウイルスです．直径60〜70 nmで，エンベロープを有します.

　基本再生産数は6〜7程度と見積もられており，麻疹や水痘ほどではありませんが，比較的感染力が強い感染症です.

ⓑ ─── 検査と届出

　臨床的に風疹を疑った場合，通常は以下の検査を行います．採取すべき検査材料や輸送について，あらかじめ管轄の保健所に確認しておきます.

- 風疹特異的IgM抗体を確認（発疹出現後4〜28日）
- 急性期と回復期のペア血清で風疹HI抗体価あるいは特異的IgG抗体の有意上

注
*1　国内では一般的にMR（麻疹・風疹混合）ワクチンが使用されますが，風疹単独のワクチンもあります．海外ではMMR（麻疹・ムンプス・風疹混合）ワクチンやMMRV（麻疹・ムンプス・風疹・水痘混合）ワクチンが使用されています.

　　昇を確認
- 咽頭ぬぐい液，EDTA 血，尿からの風疹ウイルス遺伝子の検出を確認

　風疹は感染症法で全数把握の 5 類感染症に指定されており，臨床診断した段階でただちに届出を行う必要があります．

c───流行状況

　2013 年に大規模な流行（14,344 人）が発生してからは，年々減少傾向にありましたが，2018 年は約 3,000 人，2019 年は約 2,300 人の報告がありました．新型コロナウイルス感染症が国内で発生した 2020 年以降は低水準で推移しています．CRS は 2013〜2014 年にかけて 41 例，それ以降は 6 例発生しています．

d───潜伏期間

　平均は 14 日，範囲は 12〜23 日です．

e───感染可能期間

　発疹出現の約 7 日前から，発疹出現後 7 日目頃まで続きます．不顕性感染（無症状）でも感染性を発揮します．CRS の乳児では感染性が生後 1 年以上持続することがあります．学校保健安全法では，発疹が消失するまで出席停止となります．

f───感染経路

　感染者の気道から放出されるウイルスを含む飛沫による粘膜汚染（飛沫感染）や，気道分泌物で汚染された手指を介した粘膜汚染（接触感染）が主要な感染経路です．

g───手指消毒

　アルコール性手指消毒薬に感受性があります．

h───臨床症状

　感染者の 25〜50％は不顕性感染です．発症した場合は，以下の症状を認めます．
- 発熱…半数程度にみられる．微熱の場合もある．
- 発疹…小型で淡紅色の発疹が，顔から全身に急速に広がり，3 日ほどで消失する．麻疹の発疹をボタン雪，風疹の発疹を粉雪に例えることがあるが，実際には見分けにくいことも多い．
- リンパ節腫脹…通常は耳介後部，後頸部，後頭部などにみられる．
- 小児の 2〜3 割，成人の 7 割以上に関節痛や関節炎がみられる．

- カタル症状や眼球結膜充血もみられる.

ⓘ ── 合併症

基本的に予後が良好な感染症ですが, 血小板減少性紫斑病(3,000〜5,000人に1人), 脳炎(4,000〜6,000人に1人)がみられることがあります.

ⓙ ── ワクチン

風疹含有ワクチン(➡97頁, 注＊1)を, 1歳を過ぎてから2回接種することで, 接種者の99%が風疹に対する抗体を産生します.

MRワクチンの副反応については Q 25(➡106頁)を参照してください.

初回接種後は, 27日間をあけて2回目を接種します. 生ワクチンであるため, 妊娠中はワクチンを接種することができず, 接種後約2か月間は避妊が必要です.

風疹ワクチン2回接種が始まった1990年4月2日より前に生まれた人は, 1回しか接種していない可能性があります. また, 1979年4月1日以前に生まれた男性は未接種の可能性が高く, 妊婦への二次感染によるCRSを防ぐためにこの世代の接種率を高める必要があります.

ⓚ ── 感受性者への対応

麻疹と異なり, 曝露後に緊急ワクチン接種により発症を予防できるという根拠はありません. ヒト免疫グロブリンの投与についても同様に発症を予防できるというデータはありませんが, 使用される場合があります. 風疹に対する免疫のない医療関係者は, 最初の曝露から7日目〜最後の曝露から21日目まで, 風疹の感受性者と接触しないよう就業制限を行います.

実践編

1 平時の対策

医療機関に勤務するすべての職員(委託・派遣を含む)および研修生は, 1歳を過ぎてからの2回の風疹含有ワクチン接種歴を母子手帳などの文書で確認し, 診療記録や接種歴確認用のカードなどに記録しておきます. 1歳以降に2回の接種歴があれば, 抗体検査は不要です.

風疹に限らず, 速やかな個室隔離を要する感染症の症状や徴候(発熱, 呼吸器症状, 発疹, 消化器症状など)がある患者には, 積極的に症状を申告してもらえるよう, 院内

各所，ホームページなどの見やすい所に案内を掲載します．受付で個室隔離の必要性を事務職員が容易に判断できるような基準も作成するとよいでしょう．

　風疹疑い例が発生した場合の隔離，検査，届出，感受性者への対応を含むプロトコルを作成し，関係部門と共有しておきます．風疹の臨床診断が困難な場合に専門診療科に相談する仕組みも作っておきます．

　風疹が発生したら，速やかに感染対策担当者・チームに連絡が行われる体制を構築しておきます．

2 風疹疑い例発生時

　風疹が疑われる患者にはサージカルマスクを着用してもらい，他の患者からは離れた区画に案内します．空気感染隔離室への収容は不要です．

　入院を要する場合は，個室に収容します．個室がない場合は，風疹に対する免疫があると考えられる患者[*2] と同室にしますが，ベッドは他の患者と 1 m 以上離します．感染可能期間に部屋から出る頻度と時間は必要最小限とし，その際は患者にサージカルマスクを着用してもらいます．

　患者の担当は，1 歳を過ぎてから 2 回のワクチン接種歴があるか，感染防御レベルの抗体価[*3] が証明できる職員に限定します．妊娠中の職員は担当しない方が安全です．患者と接触する職員は，サージカルマスクを着用します．患者に直接触れる場合は手袋を着用するとよいでしょう．必要な検体を採取します．臨床診断を行った時点で，ただちに感染症法に基づく届出を行います．

3 風疹診断確定後

　有効な治療薬はなく，対症療法が中心となります．二次感染予防のために，感染可能期間を過ぎるまで，上記の疑い例発生時の対応を継続します．

ⓐ——接触者の洗い出し

　飛沫による粘膜汚染が生じたと考えられる人を洗い出します．

注
[*2] 風疹含有ワクチン（⇒97 頁，注*1)を，1 歳を過ぎてから 2 回接種したことを示す記録があるか，検査で確定した罹患歴を証明する記録があるか，風疹に対する感染防御レベルの抗体価を証明できる記録がある場合を指します．
[*3] 日本環境感染学会の「医療関係者のためのワクチンガイドライン」の最新版を参考にします．風疹に対する感染防御レベルの抗体価は，HI 法では 1：32 以上，EIA 法(IgG)では 8.0(または 30 IU/mL)以上となっています．

ⓑ──────接触者への対応

把握できたすべての接触者（患者，面会者，同行者，職員）について，1歳以降に受けた2回分の風疹含有ワクチン接種歴，または感染防御レベルの抗体価，または検査で確定した風疹の罹患歴を母子手帳や検査結果報告書などの文書で確認します．いずれかが証明できた人への対応は不要です．

上記が証明できない場合，風疹の抗体価を測定します[*3]．抗体価が不足している人は，曝露から1〜4週間程度は，風疹ウイルスに感受性のある人とは接触しないようにします．また，この間に風疹を疑わせる症状が現れた場合は，サージカルマスクを着用し，事前に連絡をした上で，速やかに受診するよう指導を行います．

風疹に感受性のある入院患者が曝露した場合は，感受性のある他の患者との接触が起こらないような病床管理と健康観察を行います．退院が可能なら退院させます．

麻疹と異なり，緊急的に風疹含有ワクチン接種を行っても，発症を予防できるという根拠は得られていませんが，今後の予防のために接種を検討します．抗体検査の結果が得られるまでに時間を要する場合，先にワクチンを接種しても問題はないとされています．

生ワクチンの接種不適当者に対する免疫グロブリンの投与による風疹の発症予防効果も不確実ですが，感受性のある妊婦が曝露した場合は，最初の曝露から6日以内に免疫グロブリンを投与することを検討します．

ⓒ──────感染源の確認

入院中の患者が風疹と診断され，潜伏期間などから院内で感染した可能性が疑われる場合は，感染源を可能な限り調査します．

参考文献

1) Government of Canada：Pathogen Safety Data Sheets：Infectious Substances—Rubella virus.
https://www.canada.ca/en/public-health/services/laboratory-biosafety-biosecurity/pathogen-safety-data-sheets-risk-assessment/rubella-virus.html

2) 厚生労働省：風しんについて．
https://www.mhlw.go.jp/seisakunitsuite/bunya/kenkou_iryou/kenkou/kekkaku-kansenshou/rubella/index.html

3) 厚生労働省：風しんの追加的対策について．
https://www.mhlw.go.jp/stf/seisakunitsuite/bunya/kenkou_iryou/kenkou/kekkaku-kansenshou/rubella/index_00001.html

4) 日本環境感染学会：医療関係者のためのワクチンガイドライン 第3版．2020．
http://www.kankyokansen.org/uploads/uploads/files/jsipc/vaccine-guideline_03(3).pdf

5) 国立感染症研究所：先天性風疹症候群（CRS）の報告．
https://www.niid.go.jp/niid/ja/rubella-m-111/rubella-top/700-idsc/8588-rubella-crs.html

6) 国立感染症研究所：医療機関における風疹対策ガイドライン．2014．
https://www.niid.go.jp/niid/images/idsc/disease/rubella/kannrenn/iryoukikann-taisaku.pdf

ムンプスに対する平時の対策と発生時の対応について教えてください

A

☞ すべての職員に 1 歳を過ぎてからの 2 回のワクチン接種歴があることを確認します

☞ 患者には,標準予防策に飛沫予防策を追加します

☞ 感受性者が曝露したと考えられる場合は,他の感受性者との接触が起こらないよう管理し,健康観察を行います

○ 理論編

- ムンプス(流行性耳下腺炎)は,通常は予後が良好な感染症ですが,合併症の 1 つに難聴があり,永続的な障害となります.ワクチンの定期接種化が待たれる感染症です.

ⓐ────ウイルスの特徴

パラミクソウイルス科ルブラウイルス属に属する一本鎖マイナス鎖 RNA ウイルスです.直径約 200 nm で,エンベロープを有します.

ムンプスの基本再生産数は 4～7,または 11～14 程度と推定されており,風疹と同程度の感染力の強い感染症です.

ⓑ────検査と届出

臨床診断に加え,診断を確定する必要がある場合は,ムンプス特異的 IgM 抗体の検出(ただしワクチン既接種者で陰性となる場合あり)や急性期と回復期のペア血清でムンプス特異的 IgG 抗体の有意な上昇を確認します.PCR 法によるウイルス遺伝子の検出や唾液や髄液からのウイルス分離培養を行う場合もあります.

ムンプスは,感染症法に基づく 5 類感染症定点把握対象疾患で,全国にある約 3,000 の小児科定点医療機関が毎週患者数を報告しています.

ⓒ────流行状況

1 年を通して感染者が発生しますが,3～4 年周期で大きな流行がみられます.

抗体保有率は 70％程度で,流行を抑制するには不十分な水準とされています.

ⓓ────潜伏期間

平均 16～18 日,範囲は 12～25 日です.

ⓔ──── 感染可能期間

耳下腺腫脹の 2 日前～出現 5 日後までとされます．ただし，唾液中には 7 日前，9 日後まで，尿や精液からは 14 日間ウイルスが排泄され，感染源となりえます．

感染者の 30％程度（主に乳児）に不顕性感染がみられますが，感染性は発揮します．学校保健安全法では，「耳下腺，顎下腺又は舌下腺の腫脹が発現した後 5 日を経過し，かつ全身状態が良好になるまで出席停止」となります．

ⓕ──── 感染経路

唾液や気道分泌物による粘膜汚染（飛沫感染，接触感染）が主要な感染経路です．

ⓖ──── 手指消毒

アルコール性手指消毒薬に感受性があります．

ⓗ──── 臨床症状

片側あるいは両側の唾液腺の腫脹と疼痛，微熱が主症状です．

ⓘ──── 合併症

一般的に予後は良好です．思春期以降の初感染で精巣炎（20～40％）や卵巣炎（約 5％）の頻度が高まりますが，不妊症の原因となるのはまれです．合併症として起こる無菌性髄膜炎（1～10％）の予後は通常良好です．ムンプス脳炎（0.3～0.02％）の予後は不良で，ムンプス難聴（0.5～0.01％）は永続的な障害として残ります．難聴の多くは片側性ですが，時に両側難聴となります．妊娠 3 か月期までの妊婦が感染すると流産のリスクが生じます．

ⓙ──── ワクチン

1 歳を過ぎてからワクチンを 2 回接種することで抗体陽性率は 90％以上となり，高い予防効果が得られます．ムンプスワクチンの 2 回接種を導入している国では，発症者数が 99％減少しています．

初回接種後は，27 日間をあけて 2 回接種します．生ワクチンであるため，妊娠中はワクチンを接種することができず，接種後約 2 か月間は避妊が必要です．

接種から 2～3 週間後に，微熱，接種部位の痛み，軽度の耳下腺腫脹がみられる場合がありますが自然に消失します．数千人に 1 人の割合で無菌性髄膜炎が起こる場合がありますが，一般に予後は良好です．重篤な副反応として，脳炎・脳症，感音性難聴，血小板減少性紫斑病，精巣炎，膵炎などがありますが，頻度は 0.1％未満です．

ⓚ────感受性者への対応

　曝露後の緊急ワクチン接種や免疫グロブリンの投与により発症が予防できるという根拠はなく，通常行われません．ムンプスに対する免疫のない医療関係者は，最初の曝露から 12 日目～最後の曝露から 26 日目まで，ムンプスの感受性者と接触しないよう就業制限を行います．

実践編 ●

1 平時の対策

　医療機関に勤務するすべての職員（委託・派遣を含む）および研修生は，1 歳を過ぎてからの 2 回のムンプスワクチン接種歴を母子手帳などの文書で確認し，診療記録や接種歴確認用のカードなどに記録しておきます．1 歳以降に 2 回の接種歴があれば，抗体検査は不要です．

　ムンプス疑い例が発生した場合の隔離，検査，届出，感受性者への対応を含むプロトコルを作成し，関係部門と共有しておきます．

2 ムンプス疑い例発生時

　臨床的にムンプスを疑った段階で，2 歳以上の患者にはサージカルマスクを着用してもらい，他の患者からは離れた区画に案内します．空気感染隔離室への収容は不要です．

　入院を要する場合は，個室に収容します．個室がない場合は，ムンプスに対する免疫があると考えられる患者*¹ と同室にしますが，ベッドは他の患者と 1 m 以上離します．感染可能期間に部屋から出る頻度と時間は必要最小限とし，その際は患者にサージカルマスクを着用してもらいます．

　患者の担当は，1 歳を過ぎてからの 2 回のワクチン接種歴があるか，感染防御レベルの抗体価*² が証明できる職員に限定します．妊娠中の職員は担当しない方が無難でしょう．

　患者と接触する職員は，サージカルマスクを着用します．

注
*1 ムンプスワクチンを，1 歳を過ぎてから 2 回接種したことを示す記録があるか，検査で確定した罹患歴を証明する記録があるか，ムンプスに対する感染防御レベルの抗体価を証明できる記録がある場合を指します．
*2 日本環境感染学会の「医療関係者のためのワクチンガイドライン」の最新版を参考にします．ムンプスに対する感染防御レベルの抗体価は，EIA 法(IgG)4.0 以上となっています．

③ ムンプス診断確定後

有効な治療薬はなく，対症療法が中心となります．二次感染予防のために，感染可能期間を過ぎるまで，上記の疑い例発生時の対応を継続します．

ⓐ———接触者の洗い出し

飛沫による粘膜汚染が生じたと考えられる人を洗い出します．

ⓑ———接触者への対応

把握できたすべての接触者（患者，面会者，同行者，職員）について，1 歳以降に受けた 2 回分のムンプスワクチン接種歴，または，感染防御レベルの抗体価，または検査で確定したムンプスの罹患歴を母子手帳や検査結果報告書などの文書で確認します．いずれかが証明できた人への対応は不要です．

上記が証明できない場合，ムンプスの抗体価を測定します[*2]．抗体価が不足している人は，曝露から最大 4 週間程度は，ムンプスウイルスに感受性のある人とは接触しないようにします．また，この間にムンプスを疑わせる症状が現れた場合は，サージカルマスクを着用し，事前に連絡をした上で，速やかに受診するよう指導を行います．

ムンプスに感受性のある入院患者が曝露した場合は，感受性のある他の患者との接触が起こらないような病床管理と健康観察を行います．退院が可能なら退院させます．

ⓒ———感染源の確認

入院中の患者がムンプスと診断され，潜伏期間などから院内で感染した可能性が疑われる場合は，感染源を可能な限り調査します．

参考文献
1) CDC：Mumps.
 https://www.cdc.gov/mumps/hcp.html
2) 国立感染症研究所：おたふくかぜワクチンについて.
 https://www.niid.go.jp/niid/ja/allarticles/surveillance/2349-iasr/related-articles/related-articles-440/6832-440r11.html
3) 日本環境感染学会：医療関係者のためのワクチンガイドライン 第 3 版. 2020.
 http://www.kankyokansen.org/uploads/uploads/files/jsipc/vaccine-guideline_03(3).pdf

麻疹に対する平時の対策と
発生時の対応について教えてください

A ☞ 全職員に，1歳を過ぎてからの2回のワクチン接種歴があることを確認します

　　☞ 患者には，標準予防策に空気予防策を追加します

　　☞ 感受性者が曝露した場合は，緊急ワクチン接種を検討します

理論編

● 麻疹は感染力が極めて強く，重症化しやすい感染症です．

● 症状出現前から感染性を発揮するため，麻疹と診断された時には，周囲の人は曝露してからすでに数日が経過していることがあります．さらに，空気を介して伝播するため，曝露する人数が多く，全員を把握できないこともあります．

● このようにひとたび麻疹が発生すると，二次感染の制御は困難になりがちで，多大な労力を要するため，ワクチンによる予防が重要です．

ⓐ──── ウイルスの特徴

　麻疹ウイルスはパラミクソウイルス科モルビリウイルス属に属する一本鎖マイナス鎖 RNA ウイルスです．直径 100～250 nm で，エンベロープを有します．

　感染性は極めて強く，基本再生産数は 8～12 と推計されています．

ⓑ──── 検査と届出

　臨床的に麻疹を疑った場合，通常は以下の検査を行います．採取すべき検査材料や輸送について，あらかじめ管轄の保健所に確認しておきます．

- 麻疹特異的 IgM 抗体の確認（発疹出現後 4～28 日）
- 急性期と回復期のペア血清で麻疹特異的 IgG 抗体の有意上昇を確認
- 咽頭ぬぐい液，EDTA 血，尿からの麻疹ウイルス遺伝子の検出

　麻疹は感染症法で全数把握の 5 類感染症に指定されており，臨床診断した段階でただちに届出を行う必要があります．

ⓒ──── 流行状況

　2010 年以降，国内に常在していた遺伝子型 D5 がみられなくなり，2015 年 3 月

にWHO西太平洋地域事務局は日本を麻疹排除国に認定しました.

　しかし，その後も海外由来の遺伝子型の麻疹ウイルスが，主に麻疹ワクチン未接種や1回のみ接種した感受性者に集団感染を引き起こしています.感染者の多くは成人です.2019年には感染症法に基づく全数把握を始めてからは最大となる744例の報告がありましたが，新型コロナウイルス感染症が国内で発生した2020年以降は，低水準で推移しています.パンデミック発生後の受診控えによる接種率の低下により，流行が起こる懸念があります.

ⓓ──── 潜伏期間

　平均は14日，範囲は7〜21日です.

ⓔ──── 感染可能期間

　発疹出現の約4日前〜発疹出現後4日目頃まで続きます.「医療機関での麻疹対応ガイドライン 第7版」では，感染可能期間を「麻疹発症（発熱，カタル症状，発疹のいずれかが初めて出現した日）の1日前から解熱後3日を経過するまで.なお，発熱がない修飾麻疹の場合は発疹出現後5日を経過するまで」としています.学校保健安全法では，解熱後3日を経過するまで出席停止となります.

ⓕ──── 感染経路

　空気中を浮遊するウイルスを含むエアロゾル粒子の吸入による感染（空気感染），気道分泌物による粘膜の汚染（飛沫感染，接触感染）で感染します.気道分泌物で汚染された環境表面との接触による感染はまれとされています.

ⓖ──── 手指消毒

　アルコール性手指消毒薬には感受性があります.

ⓗ──── 臨床症状

　カタル期 → 発疹期 → 回復期の順に進行します.高熱が1週間ほど続き，合併症を起こすこともある重症度の高い感染症で，通常入院を要します.

① カタル期（2〜4日）

　発熱，咳，鼻汁などの上気道症状，結膜炎症状などが現れます.乳幼児には消化器症状が現れることもあります.発疹が出現する1〜2日前頃に，下顎臼歯のそばの頬粘膜に白色で周りに発赤のある「コプリック斑」と呼ばれる粘膜疹がみられます.

② 発疹期（3〜5日）

　カタル期が終わるといったん体温が1℃ほど下がった後で，再び39℃以上の高熱と発疹が現れます．発疹は顔面から現れ（顔が赤く見える），2日ほどで全身に広がります．初めはぼたん雪のような扁平で赤い発疹が次第に隆起し，癒合して，斑丘疹となります．やがて，現れた順に暗赤色になりながら，退色します．

③ 回復期

　解熱し，全身状態が改善します．発疹は色素沈着となって黒ずんだ状態でしばらく残ります．

❶──── 合併症

　麻疹ウイルスは，リンパ節，脾臓，胸腺など，免疫を担う全身のリンパ組織を中心に増殖し，一時的に強い免疫抑制状態を引き起こします．そのため，細菌や他のウイルスなどによる感染症を合併し，重症化することがあります．

　麻疹への罹患による二大死亡原因は，麻疹肺炎（1〜6％）と麻疹脳炎（0.1〜0.2％）です．さらに，発疹の出現から2週間以内の回復期に，免疫反応によって急性散在性脳脊髄炎 acute disseminated encephalomyelitis（ADEM）と呼ばれる神経障害が起こる場合があります．麻疹による ADEM の死亡率は10〜20％と予後不良であり，死亡を免れた場合でも，神経学的後遺症がみられることがあります．その他，中耳炎（7〜9％），下痢症（8％），クループ症候群，急性肝障害，心筋炎など，さまざまな合併症が起こります．数万例に1例と比較的まれではありますが，おそらく麻疹ウイルスの潜伏感染により，罹患から7〜10年を経て，亜急性硬化性全脳炎 subacute sclerosing panencephalitis（SSPE）という予後不良の脳炎を起こすことがあり，2歳未満で麻疹に罹患した場合にリスクが高まるといわれています．

　合併症や死亡のリスクが高いのは，5歳未満の乳幼児，免疫不全患者や20歳以上の成人で，先進国であっても1,000人に1人が死亡する感染症です．妊娠中の感染で，流産，死産のリスクが上昇します．

❶──── 修飾麻疹

　ワクチン接種後に免疫が弱まった成人や，母体からの移行抗体を持つ乳児など，麻疹に対する免疫が不十分な人が麻疹に感染すると，潜伏期間の延長，高熱が出ない，あるいは，発熱期間が短い，カタル症状がみられない，発疹が全身ではなく手足のみに出現するなど，非典型的で軽症な麻疹を認めることがあり，これを修飾麻疹といいます．修飾麻疹は感染力が低いものの，感染源となることがあります．

ⓚ────ワクチン

麻疹含有ワクチン[*1]を，1歳を過ぎてから2回接種することで，接種者の98%が麻疹に対する抗体を産生します．ほとんどの人において，生涯にわたり予防効果が持続すると考えられています．

MRワクチンの副反応で，最も頻度が高いのが発熱で，接種から5〜10日後に約2割にみられます．発熱と同時期に発疹や蕁麻疹を認めることもありますが，数日で消失します．極めてまれ(0.1%未満)にショック，アナフィラキシー，血小板減少性紫斑病が起こることがあります．また，これも極めてまれながら，接種との因果関係がわからないADEM，脳炎，脳症の発生報告もあります．

初回接種後は，27日間をあけて2回目を接種します．生ワクチンであるため，妊娠中はワクチンを接種することができず，接種後約2か月間は避妊が必要です．

ⓛ────感受性者への対応

感受性者が感染可能期間の麻疹患者と接触した場合，曝露から72時間以内に麻疹ワクチンを接種することで発症を予防できる可能性があります．曝露から72時間が過ぎていても，積極的に接種を検討します．

生ワクチンが接種できない1歳未満の乳児，妊婦，免疫不全患者などは，曝露から6日以内に免疫グロブリンを投与することで重症化を予防できる可能性があります．感受性のある医療関係者は，緊急ワクチン接種や免疫グロブリンの投与の有無にかかわらず，最初の曝露から5日目〜最後の曝露から21日目まで就業制限を行います．

実践編

1 平時の対策

麻疹は重症化や長期的障害を残すリスクが高い感染症であり，ウイルスに曝露した感受性者はほぼ全員が発症するため，1歳を過ぎてからの2回のワクチン接種による予防が極めて重要です．

医療機関に勤務するすべての職員(委託・派遣を含む)および研修生は，麻疹含有ワクチン接種歴を母子手帳などの文書で確認し，診療記録や接種歴確認用のカードなどに記録しておきます．1歳以降に2回の接種歴があれば，抗体検査は不要です．

注
*1 国内では一般的にMR(麻疹・風疹混合)ワクチンが使用されますが，麻疹単独のワクチンもあります．海外ではMMR(麻疹・ムンプス・風疹混合)ワクチンやMMRV(麻疹・ムンプス・風疹・水痘混合)ワクチンが使用されています．

麻疹に限らず，速やかな個室隔離を要する感染症の症状や徴候（発熱，呼吸器症状，発疹，消化器症状など）がある患者に積極的に症状を申告してもらえるよう，院内各所，ホームページなどの見やすい所に案内を掲載します．受付で個室隔離の必要性を事務職員が容易に判断できるような基準も作成するとよいでしょう．

麻疹疑い例が発生した場合の隔離，検査，届出，感受性者への対応を含むプロトコルを作成し，関係部門と共有しておきます．麻疹の臨床診断が困難な場合に専門診療科に相談する仕組みも作っておきます．

麻疹や結核など，空気予防策を行う感染症に罹患した患者が受診することがある医療機関では，外来や病棟に空気感染隔離室（陰圧個室）を整備します．

麻疹が発生したら，速やかに感染対策担当者・チームに連絡が行われる体制を構築しておきます．

2 麻疹疑い例発生時

麻疹が疑われる 2 歳以上の患者にはサージカルマスクを着用してもらい，速やかに空気感染隔離室（なければ個室）に隔離します．診察や検査はその部屋の中で行います．入院を要する場合は，空気感染隔離室に収容します．診断が確定後は，感染可能期間が過ぎるまでは原則的に部屋の中で過ごしてもらいます．

患者の担当は，1 歳を過ぎてからの 2 回のワクチン接種歴があるか，感染防御レベルの抗体価[*2] が証明できる職員に限定します．妊娠中の職員は担当から外すのが無難でしょう．患者と接触する職員は，N95 マスクを着用します．患者に直接触れる場合は手袋を装着するとよいでしょう．必要な検体を採取します．臨床診断を行った時点で，ただちに届出を行います．

3 麻疹診断確定後

有効な治療薬はなく，対症療法が中心となります．二次感染予防のために，感染可能期間を過ぎるまで，上記の疑い例発生時の対応を継続します．

また，麻疹の診断が確定した患者が，外来受診あるいは入院時に速やかに空気感染隔離室に収容されず，周囲の人が曝露したと考えられる場合は，管轄の保健所と連携しながら以下のように対応します．

注
[*2]　日本環境感染学会の「医療関係者のためのワクチンガイドライン」の最新版を参考にします．麻疹に対する感染防御レベルの抗体価は EIA 法(IgG)16.0 以上，PA 法　1：256 以上，中和法　1：8 以上となっています．

ⓐ──接触者の洗い出し

「医療機関での麻疹対応ガイドライン 第 7 版」によれば,接触者とは,感染可能期間の麻疹患者と,① 直接接触した人,② 約 2 m 以内で会話などの際に飛沫を浴びた可能性がある人,③ 同一の空間に滞在していた人を指します.③ の空間とは,患者が行動した場所を指し,空調を共有する空間も含まれます.また,麻疹ウイルスは空気中で 2 時間ほど感染力を維持するため,患者が退出した後の空間に少なくとも 1 時間(最大 2 時間)滞在した人も含まれます.修飾麻疹の場合,感染力は弱いので,① と② のみが接触者になります.

① と② に当てはまる接触者は比較的容易に特定できますが,患者が外来受診者だった場合などは ③ に該当する人を漏れなく洗い出すのは通常困難です.そうした場合は,例えば麻疹患者に院内での移動ルート,滞在先やその日時を聞き取り,その場所と時間帯(+最大 2 時間)に院内にいたと考えられる外来受診者などに連絡することや,掲示物やホームページ上で接触者に該当する人は連絡するように呼びかけるといった対応を行います.

ⓑ──接触者への対応

把握できたすべての接触者(患者,面会者,同行者,職員など)について,1 歳以降に受けた 2 回分の麻疹含有ワクチン接種歴,または感染防御レベルの抗体価,または検査で確定した麻疹の罹患歴を母子手帳や検査結果報告書などの文書で確認します.いずれかが証明できた人への対応は不要です.ただし,免疫不全患者は再感染のリスクがあるので,感受性があるという前提で対応を検討します.

上記が証明できない人(感受性のある接触者)で生ワクチンが接種可能な人には,発症を防ぐために緊急の麻疹含有ワクチン接種を検討します.通常は MR ワクチンを使用します.接種にあたり,感染者の感染可能期間をもとに最初に曝露が起きた日時を推定します.曝露から 72 時間以内であれば,発症を予防できる可能性があります.ただし,72 時間を過ぎていても,今後の感染を防ぐために接種を積極的に検討します.接触者の同居者についても,同様の対応を検討します.抗体検査を行い,結果が得られるのが遅くなりそうな場合には,先にワクチンを接種しても問題はないとされています.

免疫不全患者,妊婦,乳児などの生ワクチン接種の不適当者は,免疫グロブリンの投与を検討します.最初の曝露から 6 日以内であれば,発症を予防できる可能性があります.

緊急ワクチン接種や免疫グロブリンの投与の有無にかかわらず,感受性者は接触から 21 日を過ぎるまで麻疹を発症する可能性があるため,感受性のある人との接触を

避け，疑わしい症状が現れた場合は，電話連絡をした上で受診するように指導します．連絡があった際に，受診日時，受診先，院内の通行ルート，マスク着用などについて打ち合わせておきます．

　多床室で麻疹患者が発生するなど，感受性のある入院患者が麻疹ウイルスに曝露した場合は，他の患者への伝播を防ぐための病床管理と健康観察を行います．退院が可能なら退院させます．

　把握できなかった接触者がいると考えて，麻疹患者の発生から約1か月間は，各科外来に麻疹患者が受診する可能性が高いことを念頭に置いて積極的に問診を行います．

ⓒ───感染源の確認

　入院中の患者が麻疹を発症し，潜伏期間などから院内で感染した可能性が疑われる場合は，感染源を可能な限り調査します．

参考文献
1) Guerra FM, et al：Lancet Infect Dis. 2017；17(12)：e420-8. **PMID** 28757186
2) ECDC：Factsheet about measles.
https://www.ecdc.europa.eu/en/measles/facts
3) Government of Canada：Pathogen Safety Data Sheets：Infectious Substances—Measles virus.
https://www.canada.ca/en/public-health/services/laboratory-biosafety-biosecurity/pathogen-safety-data-sheets-risk-assessment/measles-virus.html
4) 厚生労働省：麻疹について.
https://www.mhlw.go.jp/seisakunitsuite/bunya/kenkou_iryou/kenkou/kekkaku-kansenshou/measles/index.html
5) 国立感染症研究所 感染症疫学センター：医療機関での麻疹対応ガイドライン 第7版. 2018.
https://www.niid.go.jp/niid/images/idsc/disease/measles/guideline/medical_201805.pdf
6) 日本環境感染学会：医療関係者のためのワクチンガイドライン 第3版. 2020.
http://www.kankyokansen.org/uploads/uploads/files/jsipc/vaccine-guideline_03(3).pdf

水痘・帯状疱疹に対する平時の対策と発生時の対応について教えてください

A ☞ すべての職員に1歳を過ぎて2回の水痘ワクチン接種歴があることを確認します．50歳以上には帯状疱疹ワクチン接種が推奨されています

☞ 疑った時点で，標準予防策に空気予防策を追加します

☞ 感受性者が曝露した場合は，緊急ワクチン接種を検討します

● 水痘ワクチンが定期接種化された2014年以降，小児の水痘は減少傾向にありますが，小児に比べて重症化しやすい成人の水痘や帯状疱疹の予防は残された課題です．

● 医療機関内，特に免疫不全患者が長期間入院している病棟では，水痘や帯状疱疹の持ち込みによる水痘の重症例が発生したり，継続的な伝播により終息までに時間がかかることがあります．

ⓐ──ウイルスの特徴

水痘・帯状疱疹ウイルス varicella zoster virus（VZV）は，ヘルペスウイルス科αヘルペスウイルス亜科に属し，水痘と帯状疱疹を引き起こします．直径150～200 nmの二本鎖DNAウイルスで，エンベロープを有します．

基本再生産数は8～10程度と見積もられており，感染力が極めて強い感染症です．

ⓑ──検査と届出

臨床像が特徴的なので，通常は臨床診断が行われます．ただし，水疱を生じる他の疾患や単純ヘルペスウイルス感染症との鑑別，重症化しやすい新生児水痘の早期の確実な診断，バイオテロにおける天然痘との鑑別（初期症状が類似）などを目的として，検査を実施する場合があります．迅速な診断が必要な場合は，水疱擦過物の染色により多核巨細胞を検出するTzanck試験（ただしHSV感染症との区別不可）やVZV抗原検査が用いられます．その他，PCR法によるVZV DNAの検出，急性期と回復期のペア血清でIgG抗体の有意な上昇の確認などが行われます．

水痘は，感染症法に基づく5類感染症定点把握対象疾患で，全国にある約3,000の小児科定点医療機関が毎週患者数を報告しています．ただし，24時間以上の入院を要する水痘は，他の疾患で入院中に水痘を発症した場合を含めて，全数届出対象であ

るため，診断から 7 日以内の届出が必要です．

c ────流行状況

小児科定点あたりの年間水痘報告件数は 2000 年代前半までは 80 件前後で推移していましたが，2014 年 10 月に水痘ワクチンが定期接種となってからは，20 件を下回るようになり，特に 5 歳未満での減少の程度が大きくなっています．また，入院例をみると近年は，5 歳未満が減少し，7 割以上を成人が占めています．

帯状疱疹は，水痘にかかったことがある人の約 10〜30％が生涯に一度は発症します．発症のリスクは 50 歳以上で高まり，70 歳でピークを迎えます．日本では成人の多くが水痘に既感染で，VZV 抗体保有率は 90％以上との報告があります．つまり，帯状疱疹を発症するリスクを抱えた人が非常に多い状況にあります．

d ────潜伏期間

水痘の潜伏期間の平均は 14 日，範囲は 10〜21 日です．免疫不全患者ではより長いことがあります．

e ────感染可能期間

発疹出現の 1〜2 日前から出現後 4〜5 日，または痂皮化するまで続きます．学校保健安全法では，すべての発疹が痂皮化するまで出席停止となります．

f ────感染経路

水痘・汎発性(播種性)帯状疱疹における VZV の主要な感染経路は，① 気道あるいは水疱液から生じるウイルスを含むエアロゾル粒子の吸入(空気感染)，② 水疱液や気道分泌物(唾液を含む)による粘膜汚染(飛沫感染，接触感染)，と考えられています．

限局性の帯状疱疹では，水疱液や気道分泌物(唾液を含む)に含まれる VZV との接触感染が主要な感染経路となって，感受性者に水痘を引き起こすことがありますが，空気感染が否定できない事例も少数ながら発生しています．

g ────手指消毒

アルコール性手指消毒薬に感受性があります．

h ────臨床症状

《水痘》

水痘は VZV への初感染で起こります．通常は潜伏期間を経て，皮疹が現れます．

皮疹は紅斑，丘疹，水疱，痂皮化へと3日ほどかけて進みます．主に体幹にみられますが，粘膜にも生じます．また，紅斑から痂皮化したものまで，さまざまな段階の皮疹が混在します．発熱を伴うことが多いです．一方，免疫不全患者では，非典型的で多彩な症状がみられます．例えば出血や壊死を伴う大型の水疱が数週間にわたり出現する場合や，皮疹がみられずに，激しい腹痛や腰背部痛が先行する内臓播種性水痘を起こす場合などがあります．こうしたケースでは診断が遅れ，数日以内に多臓器不全から死亡に至ることが起こりえます．

《帯状疱疹》

VZVは初感染後に脊髄後根神経節（三叉神経節を含む知覚神経節）や脳神経節に終生潜伏感染します．その後，VZVに特異的な細胞性免疫の低下によりVZVが再活性化し，帯状疱疹を引き起こすと考えられています．発症のきっかけとなる具体的なイベントとしては，加齢，過労，悪性腫瘍，放射線治療，免疫抑制作用のある薬剤の使用などがあります．再活性化したウイルスは神経節で増殖し，知覚神経を通って皮膚の表皮細胞に感染，増殖し，片側性の神経支配領域（皮膚デルマトーム）に沿って痛みを伴う水疱が帯状に現れます．

特殊な病型として，汎発性（播種性）帯状疱疹があります．主に免疫不全状態にある人にみられ，通常の帯状疱疹を発症した数日後に，ウイルス血症により全身に水疱が生じ，感染性は水痘と同等とされます．

⑥———合併症

《水痘》

小児の水痘感染の予後は通常良好ですが，成人では重症化しやすく，特に肺炎を合併することがあります．その他，まれな合併症として，脳炎，髄膜炎，小脳失調症，血小板減少症などがあります．免疫不全患者では致死的となることがあります．

妊娠中に感染すると，妊婦の10〜20％が肺炎で重症化するだけでなく，妊娠早期の感染では胎児死亡や先天性水痘症候群（妊娠8〜20週で約2％）が起こりえます．また，出産5日前〜出産後2日の感染では移行抗体がないため，新生児が致命率の高い重症水痘を起こすことがあります．

《帯状疱疹》

帯状疱疹の合併症には，皮疹消失後3か月以上にわたり疼痛が持続する帯状疱疹後神経痛 post-herpetic neuralgia（PHN）のほか，末梢性顔面神経麻痺や耳介の発赤・水疱形成，耳痛，難聴，めまいなどを引き起こすラムゼイ・ハント症候群，三叉神経第一枝の帯状疱疹（鼻尖部や鼻背部に発生）に引き続いて起こる結膜炎や角膜炎などの眼の合併症があり，視力の低下や失明に至ることもあります．その他に，頻度は

低いものの，炎症が脊髄神経前根に波及した場合は運動麻痺や筋萎縮，仙骨部の帯状疱疹で膀胱直腸障害，また，腹部の帯状疱疹で腹筋の麻痺や便秘などが起こります．

ⓙ──────ワクチン

《水痘》

1歳を過ぎてからの2回の水痘ワクチン接種の有効性は約95％と報告されています．1回の接種の有効性は70％台にとどまり，ブレイクスルー感染を起こすリスクがあります．

初回接種後は，27日間をあけて2回目を接種します．生ワクチンであるため，妊娠中はワクチンを接種することができず，接種後約2か月間は避妊が必要です．

副反応として，接種後1～3週間頃に，発熱や発疹が出現することがありますが，数日以内に消失します．

《帯状疱疹》

従来使われていた水痘生ワクチンを50歳以上に対する帯状疱疹予防のために使用することができるほか，乾燥組換え帯状疱疹ワクチン（サブユニットワクチン）も使用することができます．サブユニットワクチンは生ワクチンを接種できない免疫不全患者にも使用可能で，50歳以上に2回筋肉注射します．帯状疱疹ワクチン接種にかかる費用助成を行う自治体もあります．

ⓚ──────感受性者への対応

感受性者が感染可能期間の感染者と接触した場合，曝露から72時間以内に水痘ワクチンを接種することで発症を予防できる可能性があります．120時間（5日）以内の接種なら一定の予防効果があると考えられています．

生ワクチンを接種することができない免疫不全患者，妊婦，乳児には，免疫グロブリンと抗ウイルス薬いずれかの単独あるいは併用投与を検討します．

水痘に対する免疫のない医療関係者は，最初の曝露から10日目～最後の曝露から21日目まで，就業制限を行います．

実践編

1 平時の対策

医療機関に勤務するすべての職員（委託・派遣を含む）および研修生は，1歳を過ぎてからの2回の水痘ワクチン接種歴を母子手帳などの文書で確認し，診療記録や接種

歴確認用のカードなどに記録しておきます．1歳以降に2回の接種歴があれば，抗体検査は不要です．

帯状疱疹もVZVの感染源となりうるため，50歳を過ぎた職員は帯状疱疹ワクチン接種を積極的に検討します．

水痘や帯状疱疹が疑われる患者が受診した場合の隔離，届出，感受性者への対応を含むプロトコルを作成し，関係部門と共有しておきます．

2 水痘疑い例発生時

水痘が疑われる2歳以上の患者にはサージカルマスクを着用してもらい，速やかに空気感染隔離室（なければ個室）に隔離します．診察や検査はその部屋の中で行います．入院を要する場合は，空気感染隔離室に収容し，感染可能期間が過ぎるまでは原則的に部屋の中で過ごしてもらいます．

患者の担当は，1歳を過ぎてからの2回のワクチン接種歴があるか，感染防御レベルの抗体価[*1]が証明できる職員に限定します．

患者と接触する職員は，N95マスクを着用します．患者に直接触れる場合は手袋を装着するとよいでしょう．

3 水痘診断確定後

通常は，抗ウイルス薬を用いた治療が行われます．二次感染予防のために，感染可能期間を過ぎるまで，上記の疑い例発生時の対応を継続します．

また，水痘と診断された患者が，外来受診あるいは入院時に速やかに空気感染隔離室に収容されず，周囲の人が曝露したと考えられる場合は，以下のように対応します．

a 接触者の洗い出し

水痘患者と，①直接接触した人，②約2m以内で会話などの際に飛沫を浴びた可能性がある人，③同一の空間に滞在していた人を接触者ととらえます．③の空間とは，患者が行動した場所を指し，空調を共有する空間も含まれます．

外来で曝露が生じた場合，周囲にいた受診者（とその付き添い）をどこまで拾い上げるかは施設ごとに判断します．先述のとおり，国内の成人の多くは既感染で，抗体保

注
*1 日本環境感染学会の「医療関係者のためのワクチンガイドライン」の最新版を参考にします．水痘に対する感染防御レベルの抗体価はEIA法（IgG）4.0以上，IAHA法 1:4以上，中和法 1:4以上となっています．

有率は 90％を超えます．ただし感染者の周囲に免疫不全患者や妊婦，乳幼児がいた場合は，積極的に発症予防策を講じる必要があります．病棟では，同室患者に加え，他の接触者を洗い出し，次項で述べる対応の必要性を検討します．

ⓑ──── 接触者への対応

各接触者について，1 歳を過ぎて受けた 2 回分の水痘ワクチン接種歴，または，感染防御レベルの抗体価[*1]，または検査で確定した水痘の罹患歴を母子手帳や検査結果報告書などの文書で確認します．いずれかが証明できた人への対応は不要です．ただし免疫不全患者は再感染のリスクがあるので，感受性があるという前提で対応を検討します．

上記が証明できない人（感受性のある接触者）で生ワクチンが接種可能な人には，発症を防ぐために緊急の水痘ワクチン接種を検討します．接種にあたり，感染者の感染可能期間をもとに最初に曝露が起きた日時を推定します．水痘ワクチンは理想的には曝露から 72 時間以内，遅くとも 120 時間以内に接種します．接触者の同居者についても，同様の対応を検討します．抗体検査を行い，結果が得られるのが遅くなりそうな場合には，先にワクチンを接種しても問題はないとされています．

免疫不全患者，妊婦，乳児などの生ワクチン接種の不適当者には，曝露後 72〜96 時間以内に免疫グロブリンを投与することを検討します．曝露後 7〜10 日目から抗ウイルス薬を使用または併用することもあります．

感受性者はワクチンや免疫グロブリンの投与の有無に関係なく，接触から 21 日（免疫グロブリンを使用した場合は 28 日）を過ぎるまで水痘を発症する可能性があるため，感受性のある人との接触を避け，疑わしい症状が現れた場合は，電話連絡をした上で受診するように指導します．連絡があった際に，受診日時，受診先，院内の通行ルート，マスク着用などについて打ち合わせておきます．

多床室で水痘患者が発生した場合などは，感受性のある入院中の接触者から他の患者への三次感染が起こらないような病床管理と健康観察を行います．退院が可能なら退院させます．

ⓒ──── 感染源の確認

入院中の患者が水痘を発症し，潜伏期間などから院内で感染した可能性が疑われる場合は，感染源を可能な限り調査します．

④ 帯状疱疹への対応

汎発性帯状疱疹は水痘と同様に対応します.

限局性の帯状疱疹の患者は,可能な限り個室に収容します.多床室やオープンフロアに収容する場合,周囲に水痘の感受性者がいないことを確認します.免疫不全患者,妊婦,乳児を帯状疱疹患者と同室または同じオープンフロアに収容することも避けます.病変は可能な限り被覆し,痂皮化するまで室外に出ることは控えます.水痘に感受性のある医療関係者は担当しないようにします.

参考文献

1) CDC:CDC Yellow Book. Section 5, Varicella(Chicken pox).
   https://wwwnc.cdc.gov/travel/yellowbook/2018/infectious-diseases-related-to-travel/varicella-chickenpox

2) 国立感染症研究所:水痘・帯状疱疹の動向とワクチン.
   https://www.niid.go.jp/niid/ja/varicella-m/varicella-iasrtpc/8223-462t.html

3) 森野紗衣子,他:モダンメディア 67(2):25-33, 2021
   https://www.eiken.co.jp/uploads/modern_media/literature/1-9.pdf

4) 日本環境感染学会:医療関係者のためのワクチンガイドライン 第3版. 2020.
   http://www.kankyokansen.org/uploads/uploads/files/jsipc/vaccine-guideline_03(3).pdf

Q 27

結核患者にはどのような感染対策が必要ですか?

A
- ☞ 疑わしい症状とリスク因子があれば積極的に結核を疑い，検査を行います
- ☞ 排菌している可能性が高い患者には，空気予防策を追加します
- ☞ 接触者健診(➡column ⑫)について保健所と協議します
- ☞ 感染拡大や薬剤耐性結核菌の出現を防ぐために DOTS を行います

- 結核は抗酸菌属の結核菌 *Mycobacterium tuberculosis* が引き起こす感染症です．
- 結核菌はリンパ節，骨や腎臓など，さまざまな臓器に感染しますが，ヒトからヒトに感染するのは肺結核(気管・気管支結核含む)と喉頭結核です．最も多いのは肺結核で，約 8 割を占めます．
- 結核を**発病**▮した人が結核菌を**排菌**▮するようになると，空気感染のリスクが生じます．
- 鼻や口から放出される結核菌は，エアロゾル粒子に付着して空気中を浮遊します(➡49頁，Q11)．
- 結核菌を吸い込んでも，大部分は上気道で除去されますが，一部が肺胞に到達し，肺胞マクロファージなどの細胞に侵入，増殖して感染が成立します．この状態を潜在性結核感染症 latent tuberculosis infection(LTBI)と呼びます．LTBI と診断されたら，発病を防ぐために抗結核薬の内服を行います．
- 発病は感染から 2 年以内に起こることが多いですが，数年～数十年後に発病する場合もあります．高齢や栄養不良などによる免疫の低下，HIV などの免疫不全を引き起こす疾患への罹患が結核発病のきっかけになると考えられています(表 2-14)．
- 症状は，微熱，咳，体重減少などですが，これらは結核だけにみられる症状ではないので，結核は積極的に疑わないと見つかりにくい感染症です(表 2-15)．
- 結核の診断には，免疫学検査と結核菌検査(表 2-15)，さらに画像診断(胸部 X 線検査や胸部 CT 検査など)が用いられます．

▮用語解説
発病：結核菌が増殖し，組織が侵され，咳や微熱などの症状が現れた状態で，通常は治療の対象です

排菌：結核を発病した人の鼻や口から，結核菌が放出されている状態．塗抹検査が陽性の場合や，胸部 X 線・CT 上に空洞病変がみられる場合は，排菌している可能性が高いと判断します．発病していても，排菌がない場合もあります

表 2-14 | 結核を積極的に疑う必要がある症状・検査所見およびリスク因子

結核を疑うべき症状・検査所見	結核のリスク因子	
● 原因不明の咳(特に 2 週間以上持続) ● 発熱・微熱(特に 2 週間以上持続) ● 体重減少 ● 血痰(喀血と吐血は判別が難しいことがある) ● 全身倦怠感 ● 寝汗 ● 胸部 X 線で上肺野・肺尖部の浸潤影や空洞影 ● 原因不明の慢性的な経過の感染症において単球分画上昇	● 高齢者 ● 副腎皮質ステロイドなどの免疫抑制剤使用 ● HIV 感染 ● 血液透析患者 ● 珪肺症 ● 悪性腫瘍 ● 糖尿病 ● 結核の既往や陳旧性結核病変	● 医療介護従事者 ● 妊娠 ● 社会経済的弱者(路上生活者,住所不定者など) ● 低栄養 ● 喫煙 ● 胃切除 ● 乳幼児(5 歳未満) ● 結核高蔓延国における居住歴

表 2-15 | 結核の細菌学的検査 ① 感染を調べる

インターフェロンγ遊離試験 interferon-gamma release assay (IGRA)	● クォンティフェロン® TB ゴールドプラス(QFT-4G)と T-スポット®.TB(T-SPOT)の 2 種類があり,いずれも血液検査である ● 採取した血液に結核菌特異抗原を作用させ,産生されたインターフェロンγ(IFN-γ)の濃度や産生細胞数を測定する ● 陽性の場合は,感染の既往がある可能性が高いと判断する.ただし,最近の感染と過去の感染,感染と発病の区別はできない.また,感染性の有無はわからない ● 判定不可となった場合は,再検査が推奨されている〔➡詳細は文献 9〕を参照〕 ● 感度は 80〜90%程度であり,免疫が低下している人ではさらに低下するため,陰性の場合でも感染を否定することができない ● ツベルクリン反応と違い,BCG 接種歴の影響を受けないという利点がある ● *Mycobacterium kansasii, M. szulgai, M. marinum* などの一部の非結核性抗酸菌感染症で陽性となることがある
ツベルクリン反応 (ツ反)	● ツベルクリンという結核菌由来の蛋白抗原を含む液体を皮内注射し,48 時間後に皮膚表面に現れる発赤や硬結の直径を測定する.日本では,通常,発赤径を測定し,0〜9 mm を陰性,10 mm 以上を陽性と判定する.結核菌に感染した場合だけでなく,BCG 接種歴がある場合にもこれらの反応が現れるため,BCG 接種歴がある人では,陽性の結果が感染によるものか,接種によるものか判別できない ● 現在は主に 2 歳未満の乳幼児の接触者健診において IGRA と併用される以外は,結核の診断に用いられることは少なくなった

● 結核を発病した場合は,感受性のある異なる系統の薬剤を 3〜4 剤組み合わせて治療します.標準治療として,イソニアジド(INH)+リファンピシン(RFP)+ピラジナミド(PZA)+エタンブトール(EB)またはストレプトマイシン(SM)の 4 剤を 2 か月間,その後 INH+RFP を 4 か月間継続します.ただし,条件によって延長される場合があります.

● 飲み忘れや中断は感染の拡大や薬剤耐性結核菌の出現につながるため,地域の保健

所などにより，確実な服薬を促す取り組みである DOTS(Directly Observed Treatment, Short-course, 直接服薬確認療法)が行われています．

実践編

外来で咳エチケットを日常的に実施します．排菌のある患者がサージカルマスクを着用した場合，結核感染のリスクが 50％以上下がると報告されています．

結核を疑う症状があり，結核のリスク因子を持つ患者(表 2-14)には，発病を調べる検査(表 2-16)を積極的に実施します．塗抹検査(表 2-17)や胸部 X 線/CT 検査の結果などから排菌が疑われる場合は，速やかに陰圧空調の個室(空気感染隔離室)に収容します．結核患者を診ることがある医療機関では，年間の受診者数などをもとに，病棟や外来で必要と考えられる空気感染隔離室の数を明らかにし，設置します．

排菌のある患者と接触する職員は N95 マスクを着用します(➡36頁, Q 9)．排菌が疑われる患者の検査や検体採取は可能な限り空気感染隔離室内で実施します．胸部 CT 検査のように，検査室に出向く必要がある場合は，患者情報を事前に訪問先と共有しておき，他の患者との濃厚接触が生じないよう，優先的に検査するなどの対応を行います．

結核を強く疑う場合は「感染症の予防及び感染症の患者に対する医療に関する法律(感染症法)」に基づく届出をただちに行います．入院した場合は 7 日以内に入院届を，また，医療費公費負担のための申請書を提出します．

結核菌はモノや環境を介して伝播することはないと考えられているため，特別な清掃や環境消毒は不要です．喀痰が付着したティッシュなどはビニール袋に密閉して廃棄します．隔離期間中の患者が病室を退去したら，部屋の中の空気が入れ替わるのを待ってから清掃作業を始めます(表 2-18)．清掃員には清掃を開始してよい時間を伝えます．

表 2-16 | 結核の細菌学的検査 ② 発病を調べる

塗抹検査	• 痰，胃液，気管支洗浄液/気管支肺胞洗浄液などの材料を用いて，染色を行い，顕微鏡で抗酸菌の存在や量を確認する検査である（図 2-14） • 通常は喀痰を用いる．痰が出ない場合は，3%高張食塩水ネブライザーで喀出を誘発する．それでも採痰できない場合は，胃液または気管支洗浄液の採取を検討する • 検出の可能性を上げるために，喀痰は 8〜24 時間あけて 3 回採取し，そのうち 1 回は早朝喀痰とする．この方法は通称「3 連痰」と呼ばれる • 塗抹検査の結果は，−，±，＋，2＋，3＋で表される（表 2-17）．陰性（−）であっても活動性肺結核を除外できないが，感染性は低いと考えられる．菌量が少ない（±）と偽陽性のこともある．通常は，＋の数が多いほど排菌量が多いと考えられる • 塗抹検査からは観察された抗酸菌が結核菌であるか，非結核性抗酸菌であるかはわからないが，結核の可能性があれば，通常は塗抹検査陽性が判明した時点で治療を開始する
核酸増幅法	• 結核菌の核酸を増幅する検査である．結核菌と非結核性抗酸菌を区別できる • PCR（polymerase chain reaction）法，LAMP（loop-mediated isothermal amplification）法，TRC（transcription reverse-transcription concerted reaction）法などがある • 数時間で実施できるため，分離培養検査に比べて，検体中に結核菌が存在するか否かを早く知ることができる • 感染性のない死菌の場合でも陽性になることがある • 感度は高いが偽陰性となることもある
分離培養検査	• 抗酸菌を培地で発育させる検査である．塗抹検査と同様に，3 回実施すると陽性率が高まる • 菌種の同定や薬剤感受性検査のために必須である • 結核菌は増殖の速度が遅いので，固形培地（小川培地など）で 3 週間〜2 か月，液体培地で 1〜4 週間を要する

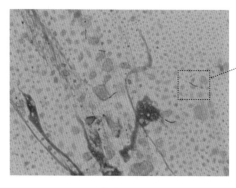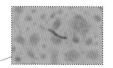

図 2-14 | 塗抹検査で確認された抗酸菌（細長い赤い色をしている）

表 2-17 | 塗抹検査結果の記載法

記載法	蛍光法 （200 倍）	Ziehl-Neelsen 法 （1,000 倍）	備考 （ガフキー号数）
−	0/30 視野	0/300 視野	G0
±	1〜2/30 視野	1〜2/300 視野	G1
1＋	1〜19/10 視野	1〜9/100 視野	G2
2＋	≧20/10 視野	≧10/100 視野	G5
3＋	≧100/1 視野	≧10/1 視野	G9

表 2-18｜1 時間あたりの換気回数と
99%，99.9%空気汚染粒子除去効率

1 時間あたりの換気回数（ACH）	99%除去に必要な時間	99.9%除去に必要な時間
2	138	207
4	69	104
6	46	69
8	35	52
10	28	41
12	23	35
15	18	28
20	14	21
50	6	8

〔CDC：Guidelines for Environmental Infection Control in Health-Care Facilities より〕

column⑫　結核の接触者健診

　　結核患者が発生したら，「感染症法に基づく結核の接触者健康診断の手引き」の最新版に沿って接触者健診の必要性を評価し，対象者を決定します．結核患者は高感染性，低感染性の 2 群に，また，接触者は最優先接触者，優先接触者，低優先接触者の 3 群に分類します．そして，まずは最優先接触者と優先接触者を対象に健診を行い，その中に結核菌陽性者がいれば，低優先接触者まで健診の対象を拡大します．接触者健診は管轄の保健所と連携しながら行います．

参考文献
1) 厚生労働省インフルエンザ等新興再興感染症研究事業「結核の革新的な診断・治療及び対策の強化に関する研究」研究代表者 加藤誠也：結核院内(施設内)感染対策の手引き 平成 26 年版．2014.
2) Dharmadhikari AS, et al：Am J Respir Crit Care Med. 2012；185(10)：1104-9. PMID 22323300
3) 日本結核病学会予防委員会：結核 89(8)：717-25, 2014
https://www.kekkaku.gr.jp/pub/vol89(2014)/vol89no8p717-725.pdf
4) 厚生労働省：「結核医療の基準」の一部改正について．(健感発 1018 第 1 号)
https://www.mhlw.go.jp/content/000844766.pdf
5) Al Zahrani K, et al：Int J Tuberc Lung Dis. 2001；5(9)：855-60. PMID 11573898
6) 厚生労働省：感染症の予防及び感染症の患者に対する医療に関する法律における結核患者の入退院及び就業制限の取扱いについて．(健感発第 0907001 号)
7) CDC：Guidelines for Environmental Infection Control in Health-Care Facilities(2003).
https://www.cdc.gov/infectioncontrol/guidelines/environmental/index.html
8) 厚生労働科学研究(新型インフルエンザ等新興・再興感染症研究事業)「地域における効果的な結核対策の強化に関する研究」研究代表者 石川信克：感染症法に基づく結核の接触者健康診断の手引き 改訂第 6 版．2022
9) 日本結核・非結核性抗酸菌症学会予防委員会：インターフェロンγ遊離試験使用指針 2021．結核 96(6)：173-82, 2021
10) 日本結核・非結核性抗酸菌症学会 教育・用語委員会：結核症の基礎知識 改訂第 5 版．結核 96(3)：93-123, 2021

第3章 医療器具関連感染予防
—適正使用とケアバンドル

- 血管内留置カテーテル，膀胱留置カテーテル，挿管チューブなどは，治療に必要不可欠な医療器具ですが，同時に，これらの使用には，それぞれ血流感染，尿路感染，肺炎のリスクが伴います．

- 医療器具関連感染の予防は，挿入，管理，抜去の3つの側面から行います（図3-1）．

- 医療器具は適応がある場合に限り使用します．挿入手技や挿入中のケアは，科学的根拠に基づく手順で行います．また，挿入後は医療器具の必要性を頻繁に見直し，不要になったら速やかに抜去します．

- 挿入手技や挿入中のケアの実施状況，医療器具関連感染の発生状況を，サーベイランスによって評価，改善します（➡269頁，Q55）．

もう少し詳しく

医療器具関連感染のうち，発生頻度が高い，重症化しやすい，入院期間が延長する，医療費が増大する，といった観点での負荷が高く，予防できる可能性が高いものとして，血管内留置カテーテル関連血流感染，膀胱留置カテーテル関連尿路感染，人工呼吸器関連肺炎があります．血管内留置カテーテル関連感染は，中心ライン（➡127頁，表3-1）によるものと，末梢静脈カテーテルによるものに大別されます．

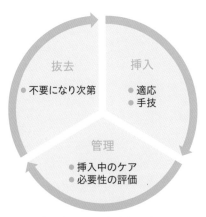

図3-1 | 医療器具関連感染予防の3領域

　医療関連感染に占める血流感染，尿路感染，肺炎の割合について，米国および欧州連合のデータをみると，近年は肺炎が約 20% と最も多くなっています．このうち，人工呼吸器関連肺炎が占める割合は米国では 40% 程度です．尿路感染は，以前は約 40% を占めていましたが，次第に減少し，近年は 10〜20% となっています．ただし，その大多数は膀胱留置カテーテルの使用に関連して起こっています．血流感染は 10% 前後を占めます．

　本章では，血管内留置カテーテル関連血流感染と膀胱留置カテーテル関連尿路感染の予防について，図 3-1 の 3 側面から解説しています．人工呼吸器関連肺炎については取り上げませんので，詳しく知りたい方は参考文献 1)〜3) を確認してください．

参考文献
1) 日本集中治療医学会 ICU 機能評価委員会：人工呼吸関連肺炎予防バンドル 2010 改訂版（略：VAP バンドル）.
　 https://www.jsicm.org/pdf/2010VAP.pdf
2) Kalil AC, et al：Clin Infect Dis. 2016；63(5)：e61-111. **PMID** 27418577
3) Klompas M, et al：Infect Control Hosp Epidemiol. 2014；35(8)：915-36. **PMID** 25026607
4) AHRQ：Preventing Device-Associated Infections.
　 https://www.ahrq.gov/hai/cauti-tools/phys-championsgd/section4.html
5) Chaturvedi V, et al：N Engl J Med. 2019；380(11)：1085. **PMID** 30865810
6) Suetens C, et al：Euro Surveill. 2018；23(46)：1800516. **PMID** 30458912

Q 28

血管内留置カテーテル関連血流感染とは何ですか?

A
- ☞ 血管内留置カテーテルの挿入・留置に関連して起こる血流感染です
- ☞ 刺入部や輸液ライン接続部の汚染，遠隔感染巣からの血行性播種，カテーテルに形成されたバイオフィルム，輸液の汚染などが原因となって起こります
- ☞ 近年は薬剤耐性菌による血流感染が問題となっています

 理論編

- 医療現場では投薬や循環動態のモニタリングのために末梢静脈カテーテルや中心静脈カテーテルなどの血管内留置カテーテル(表 3-1)が多用されますが，それらの使用が契機となって起こる血流感染を，血管内留置カテーテル関連血流感染(以下，カテーテル感染)といいます．

- カテーテル感染が起こるメカニズムを図 3-2 に示します．通常，血液は無菌ですが，カテーテルを挿入，留置，また接続部を操作する際に，患者の皮膚や医療関係者の手指に存在する病原体(表 3-2)が，刺入部や接続部から血液中に侵入することがあります(図 3-2 ①，②)．遠隔部位の感染巣にいる病原体が血流に乗ってカテーテルが留置されている場所に移動することもあります(図 3-2 ③)．これらの病原体は，やがてカテーテルにバイオフィルムという膜を作り，その中で，免疫細胞や抗菌薬の作用から身を守りながら増殖して，カテーテル感染を引き起こします(図 3-2 ④)．バイオフィルムの形成は，カテーテルを挿入して 3 日後には始まるといわれています．これらのメカニズム以外にも，比較的まれではありますが，汚染された輸液の投与がカテーテル感染の原因となることもあります(図 3-2 ⑤)．

表 3-1 | **血管内留置カテーテルの種類(青色の網掛けは中心ライン[※1])**

留置期間	種類	
短期	• 末梢静脈カテーテル • 末梢動脈カテーテル • 中心静脈カテーテル(CVC)	• 肺動脈カテーテル(スワンガンツカテーテル) • 臍動脈・臍静脈カテーテル • 血液透析用カテーテル
長期	• 末梢挿入型中心カテーテル(PICC) 　(短期に分類される場合もある)	• カフ付き皮下トンネル型カテーテル • 皮下埋め込み型ポート

※1：先端が大血管内または右心房付近に到達する血管内留置カテーテルのこと.

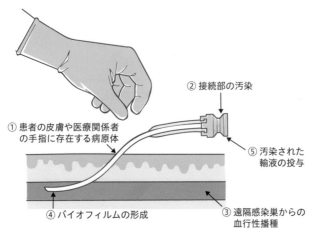

② 接続部の汚染

① 患者の皮膚や医療関係者
の手指に存在する病原体

⑤ 汚染された
輸液の投与

④ バイオフィルムの形成

③ 遠隔感染巣からの
血行性播種

図 3-2 │ **血管内留置カテーテル関連血流感染が起こるメカニズム**

表 3-2 │ **血管内留置カテーテル関連血流感染を起こす主要な病原体**

グラム陽性菌	●コアグラーゼ陰性ブドウ球菌　coagulase-negative *staphylococci* ●黄色ブドウ球菌　*Staphylococcus aureus* ●腸球菌属　*Enterococcus* spp. ●ミクロコッカス属　*Micrococcus* spp. ●コリネバクテリウム属　*Corynebacterium* spp. ●バチルス属　*Bacillus* spp.
グラム陰性菌	●大腸菌　*Escherichia coli* ●クレブシエラ属　*Klebsiella* spp. ●エンテロバクター属　*Enterobacter* spp. ●セラチア・マルセッセンス　*Serratia marcescens* ●緑膿菌　*Pseudomonas aeruginosa* ●アシネトバクター属　*Acinetobacter* spp. ●バークホルデリア・セパシア　*Burkholderia cepacia* ●ステノトロホモナス・マルトフィリア *Stenotrophomonas maltophilia*
真菌	●カンジダ属　*Candida* spp.

●カテーテル感染のリスクを高める要因（リスク因子）は，患者側の要因とカテーテル
側の要因に大別されます（表 3-3）．患者側の要因は変えることが難しい場合が多い
のですが，カテーテル側の要因は取り除いたり，リスクの低い方を選択するといっ
た調節が可能です．

表 3-3 | 血管内留置カテーテル関連血流感染のリスク因子

患者側のリスク	カテーテル側のリスク
● 慢性疾患 ● 骨髄移植 ● 免疫不全 　（特に好中球減少） ● 低栄養 ● 中心静脈栄養 ● 血流感染やカテーテル関連血栓症の既往 ● 高齢 ● 熱傷などによる皮膚バリア機能の低下	● 留置期間 　・短期留置型は数日～1 週間以上でリスクが上昇 ● カテーテルの種類 　・末梢静脈カテーテル＜中心ライン 　・皮下埋め込み型ポート＜カフ付き皮下トンネル型＜非トンネル型 　・シングルルーメン＜複数ルーメン ● カテーテルの材質 　・末梢ラインは，テフロンまたはポリウレタン製＜金属針 　・抗菌薬・抗菌物質含浸カテーテル＜非含浸カテーテル ● 挿入部位 　・末梢静脈カテーテルでは，上肢＜下肢 　・中心ラインでは，鎖骨下＜内頸＜大腿 　・挿入部位の細菌数増加でリスクも増加 ● 輸液・器具の汚染

実践編

　カテーテル感染の予防は，① カテーテル感染のリスク因子を取り除くか，よりリスクの低い因子に置き換える対策（例えばカテーテルを抜去するか，リスクの低いカテーテルに入れ替える）と，② カテーテルの挿入，留置，操作の際に病原体が侵入するのを防ぐ対策（例えば接続部の消毒を行う）から構成されます．

　こうした予防の取り組みは，組織横断的かつ継続的なプロセスであり，まずは自分が勤務する医療機関で，どのような種類のカテーテルが，どの部門で，どのような患者に多く使われているかを把握する所から始まります．次いで，カテーテルに関連する血流感染のリスクを測定し，改善に必要な対策を実行して，リスクの再評価を行います．

　次の Q 29 と Q 30 では，中心ラインと末梢静脈カテーテルの使用に伴う血流感染のリスクとリスクを減らすための対策を紹介します．また，リスクを測定する方法については，Q 55（アウトカムサーベイランス ➡269 頁）で解説します．

参考文献
1) CDC：Guidelines for the Prevention of Intravascular Catheter-Related Infections(2011). https://www.cdc.gov/infectioncontrol/guidelines/bsi/index.html
2) Yokoe DS, et al：Am J Infect Control. 2014；42(8)：820-8. PMID 25087135
3) Mermel LA, et al：Clin Infect Dis. 2009；49(1)：1-45. PMID 19489710
4) Donlan RM, et al：Clin Microbiol Rev. 2002；15(2)：167-93. PMID 11932229
5) Yasuda H, et al：J Intensive Care. 2021；9(1)：3. PMID 33407891

中心ライン関連血流感染の予防策について教えてください

 ☞ 中心ラインの挿入や留置に関連して起こる血流感染です

☞ 挿入時と挿入中のケアバンドル，中心ラインの必要性の評価，不要となり次第抜去することなどが推奨されます

☞ CLABSI の多くは，効果的な対策により予防可能です

理論編

● カテーテル感染の中でも，中心ラインの使用に関連して起こる原発性の血流感染を，中心ライン関連血流感染 central line-associated bloodstream infection といいます．英語表記の頭文字をとって CLABSI（クラブシ）という略語で表されることもあります．

● CLABSI のリスクは国や地域，患者集団によって異なりますが，日本を含む先進国での発生率[*1] は 1,000 中心ライン使用日数あたり 1～3 件と報告されています．CLABSI を起こした患者の死亡率(CLABSI の致命率)は 12～25％と報告されていますが，CLABSI の大部分は予防可能だと考えられています．

実践編

　CLABSI の予防には，ケアバンドルが推奨されています．ケアバンドルとは，ガイドラインで強く推奨されている対策を複数組み合わせて，チェックリストなどを用いて毎回確実に行う方法です．このように，ベストプラクティスを束(＝バンドル)にすることで，単独で行う場合に比べて，相乗効果によって高い感染予防効果が得られると考えられています．実際に先進国の病院ではケアバンドルの導入により CLABSI が約 70％減少したという報告があります．ケアバンドルに組み込む対策は施設によって多少異なりますが，選ばれることが多い対策を挿入時と挿入中に行うものに分けて紹介します．

　ケアバンドルの内容については継続的な職員研修を行います．また，実施率を定期

注
*1　中心ラインなどの医療器具関連感染症の発生率は，1,000 医療器具使用日数あたりの発生件数として求めます．医療器具使用日数とは，対象となる医療器具を挿入している患者の延べ入院日数です(➡ 269 頁，Q 55)．

的に測定し，各医療現場にフィードバックするとともに，実施率が低い項目について
は改善策を関係者と検討します．また，CLABSI 発生率も明らかにして，改善状況を
継続的に評価します（➡269 頁，Q 55）．

１ 中心ライン挿入時バンドル

　中心ライン挿入時のバンドルには，以下の対策を組み込むことが推奨されていま
す．バンドルを構成する対策の数は通常，4〜5 つです．これらの対策はチェックリス
トにして，挿入手技を行うたびに，チェッカーが 1 つ 1 つ実施されていることを確認
します．実施されない場合は，緊急時を除き，チェッカーが注意喚起を行って是正さ
れるまで手技を中断します．チェッカー役は，挿入を行う医師以外が担当します．

ⓐ———手指衛生

　患者の皮膚に触れる前後，挿入手技を行う前後（手袋を着用する直前と取り外した
直後），被覆材を貼付する前後などに行います．

ⓑ———高度無菌遮断予防策（マキシマル・バリア・プリコーション）

　ラインの挿入を行う医師は，滅菌ガウン，滅菌手袋，サージカルマスク，キャップ
を着用し，患者には頭からつま先までを覆う広い滅菌ドレープをかけて，無菌操作を
厳守する対策です．

ⓒ———皮膚消毒

　生後 2 か月以上の患者には 0.5％を超える濃度のクロルヘキシジングルコン酸塩
（CHG）を含有するアルコール製剤（CHG アルコール）を使用します．CHG あるいは
アルコールに対する過敏症がある患者や 2 か月未満の患者には 10％ポビドンヨード
を使用します．CHG アルコールを塗布後は 30 秒以上，ポビドンヨードを塗布後は 2
分以上待ってから穿刺します．消毒薬を乾燥させるために拭き取ったり，風を当てた
りしないようにします．

ⓓ———適切な挿入部位の選択

　感染のリスクと器械的合併症（気胸や動脈誤穿刺など）のリスク，患者の安楽，他の
カテーテルの挿入部位，術者経験などを考慮して選択します．肥満傾向のある成人で
は，大腿静脈は避けることが勧められます（緊急時はこの限りではありません）．
PICC の方が CVC に比べて感染リスクが低いかどうかはまだわかっていません．

e────被覆材

滅菌フィルムまたは滅菌ガーゼで刺入部を保護します．18 歳以上の患者の短期留置型 CVC 挿入部には CHG 含有の被覆材を貼付することが推奨されています．

f────適切なカテーテルの選択

ルーメンや接続部（アクセスポート）の数は必要最小限のカテーテルを選択します．中心ラインの挿入や管理に関する研修，高度無菌遮断予防策，CHG アルコールによる皮膚消毒を含む総合的な対策を行っても CLABSI 発生率が減少せず，留置期間が5 日を超えると予測される場合，クロルヘキシジン/スルファジアジン銀含浸カテーテル（国内未発売）やミノサイクリン/リファンピシン含浸カテーテルの使用を検討します．

g────必要物品

いつでも，どこでも標準的な手順に沿って挿入手技が実践できるよう，必要物品をセット化することが勧められます．ボトル入りの超音波ゼリーは汚染されることがあるため，個包装の製品を使用することが推奨されています．プローブカバーは手技中に破れにくい専用の製品を使用します．

2 中心ライン管理バンドル

中心ライン留置期間中に行うバンドルには，以下の対策を組み込むことが推奨されています．

a────手指衛生

患者の皮膚に触れる前後，接続部（アクセスポート）に触れる前後，被覆材を交換する前後などに行います．

b────接続部（アクセスポート）の消毒

注射器や輸液ルートを接続する前に，アクセスポートを数回こするように消毒します．消毒には通常，皮膚消毒用アルコール綿を使用します．アルコール含浸スポンジが取り付けられたキャップを使用すると，消毒の確実性や質が高まります．

c────被覆材の交換

滅菌フィルムは少なくとも 1 週間に 1 回，滅菌ガーゼは 2 日に 1 回交換します．

表 3-4 | 中心ラインを要する条件の例

- 病状不安定
- 輸液レジメンが複雑
- 3 か月以上の化学療法
- 輸液の持続投与（中心静脈栄養など）
- 侵襲的な循環動態のモニタリングが必要
- 長期的な間欠的輸液療法
- 末梢静脈カテーテルの挿入困難

汚染，剥がれ，液体の貯留などがみられたら，その都度交換します．交換の際は未滅菌手袋を着用します．皮下トンネル型カテーテルの場合，治癒した後の刺入部の被覆は不要とされています．被覆材の交換や清拭の際に挿入部の観察を行います．発赤，腫脹，疼痛，熱感，膿性滲出液などの異常がみられた場合は，抜去を検討します．

ⓓ———輸液ルートの交換

輸液ルートは 5〜7 日に 1 回交換します．血液，血液製剤，脂肪乳剤に使用したラインは投与開始から 12〜24 時間以内あるいは投与終了時（いずれか早い方）に，プロポフォールの投与に使用したラインは 6〜12 時間以内あるいは投与終了時（いずれか早い方）に交換します．

ⓔ———全身清拭

中心ラインを挿入中の成人患者は CHG による全身清拭が推奨されています．海外先進国では 2% CHG 含浸清拭タオルが使用されています．

ⓕ———中心ラインの必要性を評価

中心ラインを要する条件（表 3-4）は各病院で決定し，中心ラインは条件に該当する患者にのみ使用します．また，ライン挿入後は，その必要性を少なくとも 1 日 1 回は再評価し，不要と判断した場合は速やかに抜去します．感染予防を目的とした中心ラインの定期的な入れ替えは推奨されていません．

参考文献

1) CDC：Updated Recommendations on the Use of Chlorhexidine-Impregnated Dressings for Prevention of Intravascular Catheter-Related Infections(2017).
https://www.cdc.gov/infectioncontrol/guidelines/bsi/c-i-dressings/index.html

2) UK Department of Health：epic3：National evidence-based guidelines for preventing healthcare-associated Infections in NHS hospitals in England．J Hosp Infect．2014；86(Suppl 1)：S1-70．**PMID** 24330862

3) Canadian Nosocomial Infection Surveillance Program：Can Commun Dis Rep．2020；46(1112)：387-97．**PMID** 33447160

4) CDC：Central Line-Associated Bloodstream Infections(CLABSI)．
https://www.cdc.gov/hai/bsi/bsi.html

5) IHI：How-to Guide：Prevent Central Line-Associated Bloodstream Infections．
https://www.ihi.org/resources/Pages/Tools/HowtoGuidePreventCentralLineAssociatedBloodstreamInfection.aspx

6) CDC：Checklist for Prevention of Central Line Associated Blood Stream Infections．
https://www.cdc.gov/HAI/pdfs/bsi/checklist-for-CLABSI.pdf

7) Gupta P，et al：BMJ Open Qual．2021；10(1)：e001200．**PMID** 33597274

8) SHEA/IDSA/APIC Practice Recommendation：Strategies to prevent central line-associated bloodstream infections in acute-care hospitals：2022 Update．Infect Control Hosp Epidemiol．2022；43(5)：553-69．**PMID** 35437133

Q 30 末梢静脈カテーテル関連血流感染の予防策について教えてください

A ☞ CLABSI に比べて発生頻度は低いものの，使用本数が多いため，発生件数は多い場合があります
☞ CLABSI と同様に，挿入時と挿入中のケアバンドルが推奨されます

 理論編

● 末梢静脈カテーテルは中心ラインに比べて血流感染を起こすリスクは低いのですが，使用本数が多いため，血流感染の件数も CLABSI に比べて多いことがあります．国内で行われた ICU 患者を対象にした大規模多施設研究では，末梢静脈カテーテルに由来する血流感染発生率は 1,000 カテーテル使用日数あたり 0.18 件，静脈炎は 100 カテーテル使用日数あたり 0.33 件であったと報告されています．

● 末梢静脈カテーテル関連血流感染の予防にもバンドルを活用することができます．ここでも挿入時と挿入中の管理に分けて推奨される対策を紹介します．

実践編

1 末梢静脈カテーテル挿入時バンドル

中心ラインと同様に，以下の対策の中からバンドルを構成する予防策を選択します．

ⓐ——手指衛生

患者の皮膚に触れる前後，挿入手技を行う前後（手袋を着用する直前と取り外した直後），被覆材を貼付する前後などに行います．

ⓑ——手袋

清潔な未滅菌手袋を着用します．

ⓒ——皮膚消毒

通常は 70～80％の消毒用アルコールを使用します．アルコールに過敏症がある場合は，CHG またはポビドンヨードを使用します．消毒綿の汚染を防ぐために，個包

装の製品を使用することが勧められます．皮膚消毒後は，消毒した部位に触れないようにします．

ⓓ——— 適切な挿入部位の選択

　成人患者では，下肢ではなく，上肢を選択することが推奨されています．また，緊急時などに下肢に挿入したカテーテルは，なるべく早く上肢に入れ替えることが勧められます．

ⓔ——— 被覆材

　通常は滅菌フィルムを使用します．

ⓕ——— 適切なカテーテルの選択

　金属針は感染のリスク以外にも，血管外漏出のリスクを高めることから，留置することは避けます．

❷ 末梢静脈カテーテル管理バンドル

　末梢静脈カテーテル留置期間中に実施することが推奨される対策は，以下のとおりです．

ⓐ——— 手指衛生

　患者の皮膚に触れる前後，接続部（アクセスポート）に触れる前後，被覆材を交換する前後などに行います．

ⓑ——— 接続部（アクセスポート）の消毒

　注射器や輸液ルートを接続する前に，アクセスポートを数回こするように消毒します．消毒には通常，皮膚消毒用アルコール綿を使用します．アルコール含浸スポンジが取り付けられたキャップを使用すると，消毒の確実性や質が高まります．

ⓒ——— カテーテルの刺し替え

　血流感染を防ぐために，末梢静脈カテーテルを定期的に交換（刺し替え）することは推奨されていません．定期交換しても静脈炎や血流感染のリスクは変わらないからです．

　ただし，刺入部に，発赤，腫脹，疼痛，熱感，膿性滲出液などの異常がみられない

ことを，少なくとも勤務帯ごとに確認し，異常がみられたら速やかに抜去します．原因が明らかではない発熱がみられた場合にも，カテーテル刺入部に異常がないか確認するとよいでしょう．

また，カテーテルの必要性についても定期的に見直し，1週間以上留置を継続する可能性がある場合は，中心ラインへの切り替えを検討します．

ⓓ──────被覆材と輸液ルートの交換

交換の頻度は中心ラインと同じです．輸液ルートを交換する際は，意図せぬ抜去や汚染が生じないよう注意しながら，なるべくカテーテルの根元に近い所から交換します．カテーテルのハブに短い延長チューブを接続しておき，そこから先を交換する方法もあります．

ⓔ──────防水

カテーテルをロックして洗面や入浴を行う場合，被覆材やアクセスポートとキャップの間に水がたまることがあります．放置した場合は，緑膿菌などの湿潤環境を好むブドウ糖非発酵グラム陰性桿菌による血流感染のリスクが高まります．入浴の際にはプラスチック製アームカバーなどで防水し，水で濡れた可能性がある被覆材やアクセスポートのキャップは交換します．

参考文献
1) Yasuda H, et al : J Intensive Care. 2021 ; 9(1) : 3. **PMID** 33407891
2) Infusion Nurses Society : Infusion Therapy Standards of Practice. 8th ed. J Infus Nurs. 2021 ; 44(1S Suppl 1) : S1-224. **PMID** 33394637
3) SHEA/IDSA/APIC Practice Recommendation : Strategies to prevent central line-associated bloodstream infections in acute-care hospitals : 2022 Update. Infect Control Hosp Epidemiol. 2022 ; 43(5) : 553-69. **PMID** 35437133
4) CDC : Summary of recommendations : Guidelines for the Prevention of Intravascular Catheter-related Infections(2011).
https://www.cdc.gov/infectioncontrol/guidelines/bsi/recommendations.html

注射薬・輸液の汚染を防ぐには どうすればよいですか？

A ☞ 調製，保管，投与を含む全工程で，薬液の汚染を防ぐ対策を実施します

☞ 輸液の調製はクリーンベンチ内で行うのが最も安全です

☞ 開放空間の作業台で行う場合は，血液・体液，埃，水飛沫などによる汚染が
生じない環境を整え，作業者由来の病原体による汚染を防ぐための PPE を
着用し，使用直前に調製します

理論編

● 注射薬・輸液を介してウイルス（B 型肝炎や C 型肝炎）や細菌（セラチア菌やメチシ
リン耐性黄色ブドウ球菌）に感染した事例は，国内外の医療機関でこれまで多数発
生しています．感染につながったと考えられているのは，以下のような行為です．

・複数の患者に同じ注射器を使用した（針のみ交換した場合を含む）．

・同じ注射針でバイアルや輸液バッグを複数回穿刺した．

・単回使用バイアルや輸液バッグ内の薬液を複数の患者に分けて投与した．

・輸液の調製や投与の際に汚染を防ぐための無菌操作を実施しなかった．

・消毒薬の希釈溶液内で細菌が増殖し，これを輸液調製に使用した．

・調製から長時間が経過した輸液を投与した（輸液中におけるセラチア菌の増殖実
験を行ったところ，病院で使用することがある 9 種類の輸液のうち 5 種類で，室
温に置いて 24 時間後に，多いものには 10^5 倍以上，少ないものでも 10^3 倍の増
殖が認められた）．

● 汚染された注射薬・輸液による感染を防ぐには，調製，保管，投与を含むすべての
工程において，使用する器材，薬液の汚染を防ぐ対策を行う必要があります．

実践編

輸液は可能な限り，クリーンベンチの中で調製することが勧められます．ここでは，
ナースステーションなどの開放空間に設置された作業台で注射薬・輸液の調製を行う
際に実践することが推奨されている対策を紹介します．

❶ バイアル・輸液バッグの取り扱い

- 取り扱う前に手指衛生を行います.
- 薬液を吸い上げる時は,毎回新しい滅菌済みの注射器と針を使用します.
- ゴム栓を穿刺する前にアルコール綿で消毒します.
- ゴム栓に針を刺しっぱなしにすることは避けます.
- 可能な限り単回使用バイアルを使用します.
- 単回使用バイアルや輸液バッグの薬液を複数の患者に分割して使用したり,残液を集めて投与することは避けます.
- 複数回使用バイアルの保管方法(常温か冷蔵か)と,開封前と後の使用期限は製造元の指示に従います.ボトルに開封日と使用期限を記載するとよいでしょう.
- 複数回使用バイアルはベッドサイドなど,患者のそばには置かないようにします.
- 無菌性が破綻した可能性がある場合は,薬液が残っていてもバイアルを廃棄します.

❷ 輸液調製のタイミング

- 使用の何時間前までに調製すればよいという具体的な基準はありません.可能な限り使用に近いタイミングで調製を行います.
- 輸液ラインや滅菌フィルムなども使用直前に開封します.
- プレフィルドシリンジ製剤は積極的に採用します.

❸ 輸液調製における着衣と環境整備

- 輸液の調製作業を行う前に以下を着用することが勧められます(抗がん剤を取り扱う場合は,ゴーグルを追加し,薬剤不透過性のガウンと二重手袋を装着します).
  - ・袖と首回りがあきにくい撥水性のガウン
  - ・頭髪と耳を完全に覆えるキャップ
  - ・サージカルマスク
  - ・未滅菌手袋
- 必要物品は水飛沫や埃,血液・体液で汚染されず,取りやすい場所に保管します.
- 調製の手順をわかりやすく示したポスターなどを掲示するとよいでしょう.
- 調製作業中の人には,医療安全の観点からも,作業に集中できるように話しかけないようにします.
- 作業台を含む調製エリアは,シンクから1m以上離し,給気口の真下を避けるな

ど，水飛沫や埃による汚染が起こりにくい場所に設置します．使用済みの注射トレイなど，患者病室から持ち出した物品は置かないようにします．

- 調製に使用する鋭利物は使用後すぐに，安全に捨てられるように，作業場所付近に耐貫通性の専用廃棄容器を設置します．
- 調製台や吊り下げ台の上は1日1回以上，環境清拭用クロスなどで清拭し，埃や汚れを除去します．

4 消毒薬の取り扱い

- ゴム栓の消毒には通常70〜80％の消毒用アルコールを使用します．
- 消毒薬は個包装の製品を用いるか，あらかじめ工場で製造された複数枚入りのパック製品を使用するのが安全です．パック製品の開封後使用期限は製造元に確認しますが，通常は24時間以内に使用し，残りは廃棄します．

5 腰椎穿刺における対策

- 脊髄や硬膜下腔にカテーテルを留置あるいは注射を行う場合は，口腔内常在菌による感染を防ぐために，サージカルマスクを着用します．

6 研修と確認

- 注射薬・輸液の調製作業を行う職員には研修を行います．
- 調製の様子は定期的に観察し，無菌操作の実施状況を確認します．課題はフィードバックし，改善の方法を検討します．

参考文献

1) CDC：Safe Injection Practices to Prevent Transmission of Infections to Patients.
https://www.cdc.gov/injectionsafety/ip07_standardprecaution.html
2) 国立感染症研究所 感染症情報センター：点滴を原因とするセラチア菌院内感染事例.
https://idsc.niid.go.jp/iasr/30/348/kj3481.html
3) 国立感染症研究所 感染症情報センター：セラチアの輸液中での増殖実験.
http://idsc.nih.go.jp/iasr/21/246/dj2465.html
4) 日本病院薬剤師会（監修），日本病院薬剤師会学術第3小委員会（編）：注射剤・抗がん薬無菌調製ガイドライン．薬事日報社，2008.
5) USP：General Chapter 797．Pharmaceutical Compounding—Sterile Preparations.
https://www.usp.org/compounding/general-chapter-797

膀胱留置カテーテル関連尿路感染とは何ですか？

A ☞ 膀胱留置カテーテルの挿入や留置に関連して起こる尿路感染です

　☞ CAUTI は，外尿道口，カテーテル・チューブ接続部，バッグ排液口からの病原体の侵入に加え，チューブや採尿バッグに貯留した尿の逆流などが原因となって起こります

　☞ 近年は薬剤耐性菌による CAUTI が問題となっています

- 膀胱留置カテーテル（以下，カテーテル）の挿入や留置がきっかけとなって起こる尿路感染をカテーテル関連尿路感染 catheter-associated urinary tract infection といいます．英語表記の頭文字をとって CAUTI（カウティ）という略語で表されることもあります．

- CAUTI は医療関連感染の 10〜20％を占めます．カテーテルを挿入後，留置日数が1日延びるごとに，細菌尿のリスクは 3〜10％上昇し，30 日目には 100％となります．そして，細菌尿を起こした患者の 10〜25％が尿路感染を発症し，そのうち0.4〜4％が二次的な血流感染に至るといわれています．

- CAUTI は主にグラム陰性菌によって引き起こされます（表 3-5）．近年は，薬剤耐性緑膿菌やカルバペネマーゼ産生腸内細菌目細菌，バンコマイシン耐性腸球菌などの薬剤耐性菌による CAUTI が問題となっています．

- CAUTI を引き起こす細菌の侵入経路は 3 つあります（図 3-3）．

① 外尿道口・尿道

　　汚染されたカテーテル先端や外尿道口周辺に存在する細菌が，カテーテルの挿入と同時に膀胱の中に押し込まれることがあります．また，留置中は，便失禁などによる外尿道口の汚染，カテーテルや排液チューブの屈曲や閉塞による尿の滞留，カテーテルによる外尿道口の損傷などが原因となって，上行性に細菌の定着が起こることがあります．

② カテーテルと採尿チューブの接続部

　　カテーテルの交換，膀胱洗浄，検体採取などのためにカテーテルと排液チューブの接続部を開放することにより，カテーテルの内部を通って細菌が侵入することがあります．

表 3-5 | CAUTI を起こす主要な病原体

グラム陽性菌	● 腸球菌属　*Enterococcus* spp.
グラム陰性菌	● 大腸菌　*Escherichia coli* ● クレブシエラ属　*Klebsiella* spp. ● プロテウス属　*Proteus* spp. ● エンテロバクター属　*Enterobacter* spp. ● 緑膿菌　*Pseudomonas aeruginosa*

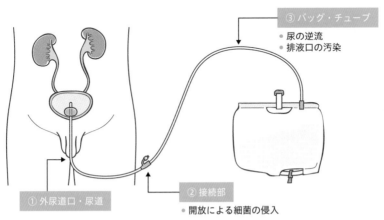

図 3-3 | 膀胱留置カテーテル関連尿路感染が起こるメカニズム

③ バッグ・チューブ

　バッグを膀胱より高い位置に持ち上げると，カテーテルや排液チューブ内に滞留した尿の逆流が起こり，尿中で増殖した細菌による CAUTI が起こることがあります．バッグを床に落としたり，バッグの排液口が不潔な容器に接触すると，バッグの中に細菌が侵入し，増殖するきっかけとなります．

実践編●

CAUTI 予防の基本は次の 3 点です．これらにつき，次の **Q33** から順に解説します．
① カテーテルは必要な患者にのみに使用する．
② カテーテルの必要性を定期的に評価し，不要になり次第速やかに抜去する．
③ カテーテルは清潔に挿入・管理する．

参考文献

1) ECDC：Point prevalence survey of healthcare-associated infections and antimicrobial use in European acute care hospitals 2011-2012. 2013.
https://www.ecdc.europa.eu/en/publications-data/point-prevalence-survey-healthcare-associated-infections-and-antimicrobial-use-0

2) Magill SS, et al：N Engl J Med. 2018；379(18)：1732-44. **PMID** 30380384

3) Garibaldi RA, et al：Infect Control. 1982；3(6)：466-70. **PMID** 6924646

4) Saint S, et al：Ann Intern Med. 2002；137(2)：125-7. **PMID** 12118969

5) Warren JW, et al：J Infect Dis. 1982；146(6)：719-23. **PMID** 6815281

6) Tambyah PA, et al：Arch Intern Med. 2000；160(5)：678-82. **PMID** 10724054

7) Saint S：Am J Infect Control. 2000；28(1)：68-75. **PMID** 10679141

8) Leuck AM, et al：J Urol. 2012；187(5)：1662-6. **PMID** 22425122

9) AHRQ：Toolkit for Reducing Catheter-Associated Urinary Tract Infections in Hospital Units：Implementation Guide. Appendix K. Infographic Poster on CAUTI Prevention.
https://www.ahrq.gov/hai/cauti-tools/impl-guide/implementation-guide-appendix-k.html

膀胱留置カテーテルの適正使用を促す取り組みについて教えてください

A ☞ CAUTI のリスクは，カテーテルの留置日数が延びるにしたがい上昇します

☞ カテーテルは必要な患者にのみ使用し，不要になり次第抜去することが重要です

☞ カテーテルの適正使用には，使用基準の作成，カテーテルに代わる排泄手段の活用，カテーテルの必要性に関する定期的な評価，患者・家族の協力が求められます

 解説

● CAUTI 予防の鍵となるのは，カテーテルの適正使用です．すなわち，カテーテルは治療上必要な患者に限り使用し，不要になり次第抜去することです．カテーテルの適正使用を推進するには，以下が必要となります．

ⓐ——— 使用基準の策定

● カテーテルを使用することができる条件（使用基準）を定めます．

● カテーテルは使用基準に適合する場合にのみ使用します．

ⓑ——— 代替法の活用

● カテーテル以外の排泄手段*1 を複数準備します．

● 排尿ケアチームが稼働している病院では，積極的に相談します．

● 定期的に排尿を促したり導尿を行います．

ⓒ——— カテーテルの必要性に関する定期的な評価

● 評価の頻度や方法を決めます（多職種カンファレンス，リマインダー*2 の活用など）．

● 評価の結果は記録します．

● 不要と判断したら，速やかに抜去します．

注
*1 カテーテル以外の排泄手段：尿器・便器を使用した床上排泄，ポータブルトイレの使用，おむつ，コンドーム型カテーテル（男性），導尿など．
*2 リマインダー：患者がカテーテルを使用していることと，カテーテルの必要性について評価しなければならないことを医療者にリマインドする仕組み．患者の診療記録に付箋やメモを貼付する方法や，電子カルテ画面上にカテーテル挿入中のステータスを表示させる方法などがあります．

表 3-6 | カテーテルの適正な使用に関する勧告（参照先）

- Agency for Healthcare Research and Quality（AHRQ） 米国医療研究・品質調査機構
  https://www.ahrq.gov/hai/cauti-tools/impl-guide/implementation-guide-appendix-d.html
- Centers for Disease Control and Prevention（CDC） 米国疾病対策センター
  https://www.cdc.gov/infectioncontrol/guidelines/cauti/recommendations.html
- CatheterOut.org 米国ミシガン州の感染症専門家による CAUTI 予防プロジェクト
  http://webservices.itcs.umich.edu/drupal/Bladder%20Bundle/?q=key-prevention-strategies

- ストップオーダー*3 の活用を検討します.

d──── 患者と家族の協力

- カテーテルの使用に関する意思決定に可能な限り患者・家族が関与します.
- 使用基準に基づくカテーテルの必要性について患者・家族に説明します.
- カテーテルの必要性を医療関係者に毎日確認するよう患者・家族を促します.

実践編

　CAUTI のリスクは, カテーテルの留置日数が延びるに従って上昇します. しかし, カテーテルが習慣的に挿入され, 長期にわたり漫然と留置されることは, 医療機関では珍しくありません. 実際に入院患者の約 20％ に本来は不必要なカテーテルが留置されており, カテーテルが留置されていることを担当医がしばしば認識していないという調査報告があります. また, 患者にとって, カテーテルは不快なものであることもわかっています. カテーテルを留置している約 100 人の患者に聞き取りを行ったところ, その約 6 割が身体の自由が制限されると回答し, 約半数が痛みを, 約 4 割が不快感を訴えました. また 2 人はその痛みを「地獄のよう」と表現しています. カテーテルを留置した経験のある医療関係者は通常それほど多くありませんから, 患者にとってカテーテルは不快なものであり, 時に多大な苦痛を与えるものだということを覚えておく必要があります.

　カテーテルの適正使用は, 使用基準を作るところから始まります. 使用基準は, カテーテルの適正な使用に関する専門機関などの勧告（表 3-6）を参考にしながら, 感染対策部門, 感染症科, 泌尿器科, 排泄ケアチームなどの関連する各領域の専門家と臨

注
*3 ストップオーダー（中止指示）：カテーテルの必要性を評価した結果, 使用基準を満たさなくなった場合は抜去することをあらかじめ取り決めておく運用. 抜去後はプロトコルに沿って排尿の確認を行います.

表 3-7 │ **カテーテルの使用基準例**

- 急性の尿閉または下部尿路閉塞
- 泌尿器系や生殖器系の手術や長時間に及ぶ手術など，特定の周術期における使用
- 尿失禁により仙骨部や会陰部の開放創に汚染が生じる場合
- 尿失禁があり，スキンケアを行うことが困難な場合（体位交換が医学的禁忌，仰臥位による安静臥床が必要，重度の肥満など）
- 1 時間単位または 1 日単位での正確な尿量測定が必要な重症患者
- 検査のために 24 時間蓄尿が必要であり，カテーテル留置以外の方法で蓄尿が困難な場合
- 体動によって起こる急性の強い痛みを軽減する場合
- 終末期においてカテーテルの使用により苦痛を緩和することを患者や家族が望む場合
- 凝血塊を含む肉眼的血尿の管理
- 間欠的導尿やコンドーム型カテーテルを使用するための技術を持つ医療関係者がいない，あるいはこれらの使用により残尿がみられる場合

表 3-8 │ **カテーテルの不適切な使用例**

- 尿量測定（カテーテル以外の方法で可能な場合）
- 仙骨部や会陰部の開放創がない患者に対する失禁ケアとしての使用
- 術後の特段の理由のない長期的使用
- 転棟・転院に伴う使用
- 肥満
- せん妄
- 患者・家族の要求

床のスタッフが話し合って作成するとよいでしょう（表 3-7，8）.

　使用基準を作成したら，それを，どこで，誰が，いつ使用するか取り決めます. 使用基準を最初に使うタイミングは，カテーテル挿入直前です. カテーテル挿入手技を行う機会が多い場所には，救急外来や手術室があります. これらの部門で使用基準を活用することにより，使用しなくてもよいカテーテルの使用を避けることができます. 例えば手術時間が短く，早期に離床する術式では，導尿を行ってから帰室する運用を取り入れることで，カテーテルの使用が不要になります.

　カテーテル挿入後は，その必要性を定期的に評価するために使用基準を用います（図 3-4）. クリニカルパスなどで抜去の時期が決まっている場合は，その時期が適切であるか定期的に見直すとよいでしょう. パスに乗らない患者の場合は，1 日 1 回またはシフトごとに評価を行い，使用基準を満たさなくなったら，積極的に抜去を検討します.

　カテーテル抜去後には尿意鈍麻や尿閉，尿失禁などの排尿障害が起こることがあります. そのため，カテーテルを抜去したら，1 回の排尿量，残尿感，残尿量などを参考にしながら，必要に応じて導尿を行います. 残尿測定器の値と実際の残尿量には誤差が生じることがあるため，表示された残尿量が少なくとも，残尿感がある場合や前回の導尿から目安として 6 時間以上が経過している場合は導尿を行います. 導尿の手

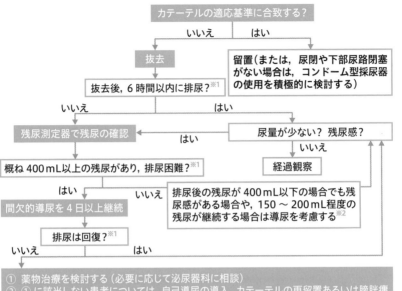

図 3-4 | **カテーテルの適正使用プロトコルの一例**

※1：排尿には尿失禁も含む.
※2：残尿の正常値は 100 mL 以下であり，許容範囲は水腎症や感染症などがない条件で，
　　　150〜200 mL 程度である．判断が難しい場合は，排尿ケアチームに相談する.

技が未熟な場合は，尿の排出が不十分になることがあるため，研修や手技確認を行います．

　患者や家族の理解と協力も CAUTI 予防の重要な要素です．トイレまで歩く手間が省けるといった理由で，患者や家族がカテーテルの留置を希望することがあります．そのような時は，カテーテルの長期留置に伴う尿路感染のリスクについてわかりやすく説明し，カテーテルに代わる排泄の手段について話し合う機会を設けます．また，排泄に伴う体動の際に疼痛を訴える場合は，十分な疼痛コントロールを行います．

参考文献

1) AHRQ : Toolkit for Reducing Catheter-Associated Urinary Tract Infections in Hospital Units : Implementation Guide. Appendix D. Poster on Indications for Urinary Catheters.
https://www.ahrq.gov/hai/cauti-tools/impl-guide/implementation-guide-appendix-d.html

2) CDC : Guideline for prevention of catheter-associated urinary tract infections(2009).
https://www.cdc.gov/infectioncontrol/guidelines/cauti/recommendations.html

3) CatheterOut.org : Key Prevention Strategies.
http://webservices.itcs.umich.edu/drupal/Bladder%20Bundle/?q=key-prevention-strategies

4) SHEA/IDSA : Strategies to Prevent Catheter-Associated Urinary Tract Infections in Acute Care Hospitals : 2014 Update. Infect Control Hosp Epidemiol. 2014 ; 35(5) : 464-79. **PMID** 24709715

5) IHI : How-to Guide : Prevent Catheter-Associated Urinary Tract Infections.
https://www.urotoday.com/images/catheters/pdf/IHIHowtoGuidePreventCAUTI.pdf

6) Meddings J, et al : Ann Intern Med. 2015 ; 162(9 Suppl) : S1-34. **PMID** 25938928

7) Saint S, et al : J Am Geriatr Soc. 1999 ; 47(12) : 1453-7. **PMID** 10591242

8) Jain P, et al : Arch Intern Med. 1995 ; 155(13) : 1425-9. **PMID** 7794092

9) Saint S, et al : Am J Med. 2000 ; 109(6) : 476-80. **PMID** 11042237

10) Saint S, et al : Jt Comm J Qual Patient Saf. 2009 ; 35(9) : 449-55. **PMID** 19769204

11) APIC : The power of 10 : Your role in preventing catheter-associated urinary tract infections in nursing homes.
https://apic.org/Resource_/TinyMceFileManager/Topic-specific/APIC_Infographic_-_LTC_-_FINAL-02.jpg

膀胱留置カテーテルを必要とする
患者に行う尿路感染予防策は?

 カテーテルの適正使用に加え，挿入時の無菌操作，尿の逆流防止，閉鎖状態の維持，外尿道口の損傷予防，バッグ排液口の汚染防止，挿入部の保清などがあります

☞ カテーテル挿入時と挿入中に実施する対策を数個ずつ選択し，ケアバンドルとして実施することが推奨されます

理論編

● カテーテルを必要とする患者に対して，カテーテル挿入時と挿入後に行うことが推奨されている CAUTI 予防策を 表 3-9 にまとめました．

実践編

　表 3-9 の対策を実践する時のポイントを解説します．これらの対策の中から，カテーテル挿入時と挿入中に必ず実施する対策を数個ずつ選択し，「CAUTI 予防バンドル」(➡130 頁, Q 29)として実施するとよいでしょう．実施状況は，チェックリストを用いて定期的に評価し，実施率が低い項目を明らかにして，改善策を検討します(表 3-10).

表 3-9 │ カテーテルの挿入・管理に関わる CAUTI 予防策

挿入手技	● 無菌操作で行う ● 挿入手技に関する研修を行う ● 実技試験などで手技を確認し，一定の基準を満たした医療関係者のみが自立して挿入手技を実施できる体制を整える ● 無菌操作が困難な場合は少なくとも 2 人で挿入手技を行う
カテーテル・チューブ	● 必要最小径のカテーテルを選択する ● 尿道口の損傷や苦痛を避ける位置に固定する ● 排液チューブは屈曲やループがないように整える
バッグ	● 膀胱より低くかつ床に触れない位置に設置する ● 膀胱より高い位置に持ち上げない(尿を逆流させない) ● 定期的にバッグ内の尿を，尿が飛散しないように廃棄する．その際，手指衛生を行い，手袋を装着する．別の患者のバッグを操作する際は，手袋を取り外し，再度手指衛生を行い，新しい手袋を装着する
衛生管理	● 定期的なカテーテルの交換は行わない ● カテーテルと排液チューブの接続部を外さない ● 挿入部位は毎日，石鹸を用いて洗浄する(下痢がある場合はより頻繁に)

表 3-10 | CAUTI 予防チェックリスト

	挿入時チェックリスト	はい＝✓	備考
挿入前	1. カテーテルの使用条件に該当するか？		
	2. 必要最小径のカテーテルを選択したか？		
	3. 視野の確保・無菌操作が困難な場合は 2 人以上で挿入しているか？		
	4. 手指衛生を実施したか？		
患者の準備・挿入手技	5. 陰部洗浄を実施し，再度手指衛生を行ったか？		
	6. 挿入時に厳密な無菌操作を維持し，終了時に手指衛生を行ったか？ • 滅菌手袋および滅菌された器材を使用 • 試験的にバルーンを膨らませることは通常推奨されない		
	7. 適切な長さを挿入し，バルーンを膨らませる前に尿の流出を確認したか？		
	8. 適切な量の生理食塩水を用いてバルーンを膨らませたか？（この手順の必要性については添付文書参照）		
挿入後	9. 下記に配慮したカテーテルの固定とチューブ・バッグの設置を行ったか？ • 外尿道口の損傷や疼痛を防ぐ位置にカテーテルを固定 • 膀胱より低く，床に触れない位置にバッグを設置 • 接続部の閉鎖を確認し，屈曲やループが生じないようチューブを設置		

挿入中の管理チェックリスト	はい＝✓	備考
1. バッグが膀胱より下，かつ，床に触れない位置に設置されているか？		
2. 外尿道口の損傷や疼痛を防ぐ位置にカテーテルが固定されているか？		
3. バッグの中の尿は定期的に廃棄しているか？ • 患者ごとに清潔な容器を使用し，尿の飛散を防ぎ，排液口が容器に触れないように廃棄		
4. カテーテルやチューブに屈曲やループがなく，尿の流出が良好に保たれているか？		
5. カテーテルとチューブ接続部の閉鎖が維持されているか？ • カテーテルとチューブ接続部が開放された場合は，カテーテルからバッグまでの一式を交換		
6. 便失禁を認める場合は，必要に応じて便失禁管理システムを活用しているか？		
7. 他職種，患者・家族に必要に応じてカテーテル管理について指導しているか？		

1 挿入手技

　看護師や研修医などの挿入手技を行うことが多い医療関係者には，臨床で実際に手技を行う前に，研修と手技確認を行うことが推奨されています．下肢の拘縮があって外尿道口が見えにくいなど，カテーテルの先端が汚染されるおそれがある場合は，少なくとも2人で挿入手技を実施するのが望ましいでしょう．外尿道口周辺の汚染が著しい場合は，あらかじめ石鹸と微温湯で洗浄を行います．滅菌手袋を装着する直前と，手袋を取り外した直後に手指衛生を行います．

2 カテーテル

　カテーテルの適切な選択と固定は，外尿道口の損傷，疼痛，予期せぬ抜去や接続外れを防ぎ，尿の排出を良好に保ちます．具体的には，必要最小径のカテーテルを選びます．また，カテーテルは引っ張らず，外れないように皮膚に固定します．男性は陰茎を頭部側に向けた状態で，ゆとりを持たせて腹部に固定します．女性は大腿内側または腹部に固定します．専用の固定具を使用したり，患者の皮膚の状態に合うテープを用いてΩ(オメガ)固定を行います．

3 ランニングチューブとバッグ

　ランニングチューブは屈曲やループを作らず，尿がバッグ内に流入しやすい位置に整え，バッグは膀胱よりも低く，床に触れない位置に吊り下げます．特に移動の際にバッグを無造作に身体の上に乗せたり，床に落としたりしないようにします．ストレッチャーや車椅子を利用する際や，歩行時にもバッグとチューブの位置に配慮します．バッグ内の尿は定期的に廃棄します．検査やリハビリテーションなどのために移動する前にも廃棄すると，バッグの上げ下げによって生じうる逆流を防ぐことができます．CT検査の際など，どうしてもバッグを吊り下げることができない場合は，チューブやバッグ内の尿を捨ててから，採尿チューブをカテーテルに近いところでクランプして，バッグを身体の上に乗せます．クランプする時間は必要最小限とします．検査終了後にチューブを開放するのを忘れないようにします．

4 衛生管理

　CAUTI予防を目的としたカテーテルの定期的な交換は推奨されていません．**Q 33**

(➡144頁)で述べたとおり，必要性の評価は少なくとも1日1回行います．また，留置中はカテーテルの閉塞などの不具合がないことも確認します．カテーテルとチューブの接続部を開放すると，微生物の侵入によりCAUTIのリスクが生じるため，カテーテル本体，またはチューブやバッグに故障が起きた場合は，カテーテルを抜去して，セット全体を交換します．下痢がある場合は，挿入部位を毎日石鹸と微温湯で洗浄し，おむつを使用している場合は，なるべく頻回に交換して保清します．便失禁管理システムを活用することも検討します．皮膚・排泄ケアを専門とするスタッフがいる場合は，カテーテル挿入部位の損傷や汚染を最小限にとどめる方法を相談するとよいでしょう．

参考文献
Q33の参考文献を参照(➡148頁)

第4章 職業感染予防
―安全な職場環境作り

- 医療関係者が業務中に病原体に曝露することによって起こる職業感染のうち，健康被害の大きさや集団感染のリスクを考えた時に，予防が特に重要なものに B 型肝炎，C 型肝炎，HIV/AIDS などの血液媒介感染症，結核，インフルエンザ，百日咳などの呼吸器感染症，麻疹や風疹などの流行性ウイルス感染症があります．さらに，救急医療や災害医療の現場では，侵襲性髄膜炎菌感染症や破傷風が加わります．

- 全世界で発生する C 型肝炎の 39%，B 型肝炎の 37%，HIV の 4.4%は，針刺し・切創が原因だと報告されています．

- 結核罹患率が高い国では，医療関係者の 50%以上が潜在性結核感染症に罹患しています．日本は 2021 年に結核低蔓延国となりましたが，潜在性結核感染症新登録者数に占める医療者の割合は 19.6%で，2020 年からわずかに上昇しています．

- 医療現場では，麻疹，風疹，流行性耳下腺炎，水痘などの感染力が強いウイルスに曝露する機会が多く，1 例の職業感染が発端となった集団感染は珍しくありません．一方で，こうした感染症の多くは，ワクチンで予防可能です．

もう少し詳しく

　本章では，針刺し・切創・粘膜汚染・創傷汚染の予防と発生後の対応，そして，ワクチン接種について述べますが，職業感染を防ぐためにできることは他にもたくさんあります（表 4-1）．職業感染予防には，これらを含む多面的な取り組みが必要です．

表 4-1 | **職業感染を防ぐための取り組み**

取り組み	参照 Q&A
• 安全器材を積極的に採用し，メーカーの推奨に従って使用する	➡155 頁，Q 35
•「ワクチンで予防可能な感染症（VPD）」に対するワクチン接種を推進する	➡166 頁，Q 37
• 手指衛生と個人防護具（標準予防策）で血液・体液曝露を防ぐ	➡1 頁，第 1 章
• 職業曝露が起こったら，推奨される曝露後予防や追跡検査を推奨されるタイミングで実施し，異常がみられた場合は速やかに専門診療科の受診につなげる	➡160 頁，Q 36
• 定期健康診断を受け，指摘された異常は放置せず，適切なタイミングで受診する	
• 体調不良時に申し出やすい環境を整備し，感染性がなくなり，体調が回復するまで休養する	➡172 頁，Q 38
• 空気感染する結核，麻疹，水痘の患者を収容するために必要な数の陰圧個室を必要な場所に設置するとともに，換気を改善する	➡106～124 頁，Q 25～27
• ヒト-ヒト感染する感染症を持つ患者を早期に発見・隔離し，治療につなげる	➡47 頁，第 2 章

参考文献

1) Prüss-Ustün A, et al：Am J Ind Med. 2005；48(6)：482-90. **PMID** 16299710

2) Mahamat G, et al：World J Hepatol. 2021；13(9)：1190-202. **PMID** 34630885

3) Joshi R, et al：PLoS Med. 2006；3(12)：e494. **PMID** 17194191

4) 厚生労働省：2021 年 結核登録者情報調査年報集計結果について.
https://www.mhlw.go.jp/content/10900000/000981709.pdf

5) 前田美穂, 他：<速報>大学病院での麻疹院内感染事例. IASR 2014/3/28 掲載.
https://www.niid.go.jp/niid/ja/measles-m/measles-iasrs/4518-pr4103.html

Q 35

針刺しを防ぐにはどうすればよいですか?

 ☞ 針刺し・切創・粘膜汚染・創傷汚染が起こると, 血液媒介病原体に感染するリスクが生じます

☞ 予防には, 標準予防策に基づいて個人防護具を活用すること, 効果的な安全器材を使用すること, ワクチンで予防可能な場合は積極的に接種することが推奨されます

- 患者に使用した鋭利器材で自分の手を刺したり, 切ったり, 血液や体液が眼に入ったり, 傷口に付着したことがありますか. こうした針刺し・切創・粘膜汚染・創傷汚染(以下, 職業曝露)が起こると, ヒト免疫不全ウイルス(HIV), B型肝炎ウイルス(HBV), C型肝炎ウイルス(HCV)などの血液媒介病原体に感染するリスクが生じます.

- ヒトの身体から出る湿った物質の中で, 感染のリスクが最も高いのは血液ですが, それ以外にも潜在的に感染性があると考えて取り扱う必要がある体液が何種類かあり, これらはその他の潜在的感染性物質 other potentially infectious materials (OPIMs)と呼ばれます(表4-2).

- これらの物質に曝露した時に感染が起こる確率は, 曝露したウイルスの種類, 曝露した血液・体液の種類とそこに含まれるウイルス量, 器材の種類, 曝露した部位, 創傷の深度などで変わります(表4-3).

- 主要なウイルスの種類別では, B型肝炎が最も高く, 次にHCV, 最後にHIVの順になります. ただし, HBV感染は, ワクチン接種や曝露後の抗HBsヒト免疫グロブリン hepatitis B immune globulin(HBIG)の投与により予防が可能です.

表4-2 | 血液およびその他の潜在的感染性物質

血液	・ヒトの血液, ヒトの血液の成分, ヒトの血液を原料とする製品
その他の潜在的感染性物質 (OPIMs)	・次のヒトの体液…精液, 腟分泌液, 脳脊髄液, 滑液, 胸水, 心囊液, 腹水, 羊水, 歯科処置における唾液, 肉眼的に血液の混入を認める体液, 区別が困難/不可能な体液 ・生死にかかわらずヒトの未固定の組織や器官(健常な皮膚を除く) ・HIVを含む細胞または組織培養体, 器官培養体, HIVまたはHBVを含む培養液あるいはその他の液体, HIVまたはHBVに感染した実験動物由来の血液/器官/その他の組織

第4章 職業感染予防

表 4-3 | 針刺し・切創・粘膜汚染・創傷汚染による感染の可能性

● 血液・体液の種類，器材・部位別

リスク	血液・体液の種類	器材・部位
高リスク	血液	血液で汚染された中空針（中が空洞の針） 肉眼的に血液汚染を認める鋭利器材 深い刺創・切創
中リスク	母乳，羊水，脳脊髄液，腹水，胸水，関節液，精液，腟分泌物	非中空針（縫合針など） 肉眼的に血液汚染を認めない鋭利器材 浅い刺創・切創（擦過傷）
低リスク	唾液，喀痰・気道分泌液，尿，便，嘔吐物，涙液，汗	粘膜汚染・創傷汚染（曝露した血液・体液量が少ない場合）

● 主要な病原体別

病原体	感受性者の発症リスク	ワクチン	曝露後予防
HBV （被曝露者が HBs 抗体陰性の場合）	経皮的曝露　6〜30％ 　HBs 抗原陽性かつ HBe 抗原陽性 　　22〜31％ 　HBs 抗原陽性かつ HBe 抗原陰性 　　1〜6％	あり	あり
HCV	経皮的曝露　1.8％（1〜7％） 　　近年の報告では 0.2％ 経粘膜曝露　極めて 0％に近い	なし	なし
HIV	経皮的曝露　0.3％（0.2〜0.5％） 経粘膜曝露　0.09％	なし	あり

HIV に曝露後は，抗 HIV 薬の服用で感染のリスクを下げることができます．HCVにはワクチンも，効果が期待できる曝露後予防薬もありません．

● 職業曝露によってヒト T 細胞白血病ウイルス 1 型 human T-cell leukemia virus type1（HTLV-1）や梅毒トレポネーマに感染することは比較的まれですが，鋭利器材の使用に関連したと考えられる感染は少数報告されています．

● 重症熱性血小板減少症候群 severe fever with thrombocytopenia syndrome（SFTS）ウイルス，西ナイルウイルス，ジカウイルスのように，マダニや蚊などの節足動物を介して伝播する病原体や，エムポックス（サル痘）ウイルスのような人獣共通感染症を引き起こす病原体も頻度は低いですが鋭利器材を介した職業曝露で医療関係者に感染することがあります．

● こうしたことから，医療機関では，血液媒介病原体への職業曝露を防ぐために，組織として最大限の努力をすることが求められます．

表 4-4 | 「安全性の高い」安全器材の特徴

- 抜針後に安全装置が自動的に作動する．または，使用者が針先の手前側で，安全装置を作動させることができる
- 作動時に血液・体液の飛散が起こらない
- 操作が簡単である
- 安全装置が作動したことが簡単に識別できる（作動後の確認を要さない）
- 安全装置を作動後に解除できない
- 使いやすい
- 患者に不利益がない

実践編

　職業曝露による血液媒介病原体の感染を防ぐには，標準予防策に基づいて個人防護具（PPE）を活用すること（➡25頁, Q6），効果的な安全器材を使用すること，ワクチンで予防可能な場合は積極的に接種することの3つが挙げられます．

1 標準予防策に基づく個人防護具の活用

　知られている感染症の有無や種類にかかわらず，血液・体液やこれらで汚染された鋭利器材との接触が想定される場面では，手袋を着用します．手術室では，執刀医，助手，直接介助（器械出し）看護師は，異なる色の手袋を2枚重ねて着用することで，針刺し・切創が起こった場合に体内に入る血液量を減らし，手袋が破れた時に早く気づくことができます．血液・体液の飛散が想定される場面では，粘膜曝露を防ぐために，フェイスシールドやゴーグルとマスクの組み合わせで顔を防御します．

2 安全器材の活用

　針刺し・切創を防ぐ機能が付いた鋭利器材（安全器材）を積極的に採用します．安全器材にはさまざまな種類がありますが，①使用後に針先または針全体が覆われるもの（翼状針，静脈留置針，ペン型インスリン用注射器など），②針先が刺さりにくいもの（縫合用鈍針，プラスチック針など），③針はないが針がある器材と同じ働きをするもの（血液分注器，組織接着剤など）があります．また，同じ種類の器材で，安全装置が働くメカニズムが異なる器材が販売されています．安全器材であっても，メカニズムや使い方によっては，職業曝露のリスクが生じることがあるため，なるべく「安全性の高い」安全器材を選択し，製造元が推奨する方法で使用することが重要です（表4-4）．

　針のリキャップは避けます．どうしても実施する必要がある時は，片手法で行いますが（図4-1），使用場所でキャップを付けないまま直接廃棄容器に投入できる環境を整えることを優先的に検討します．鋭利器材の廃棄容器は，内容量が7〜8割程度に

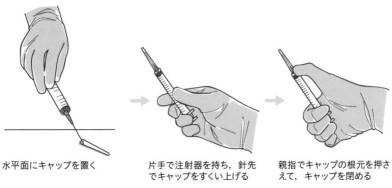

水平面にキャップを置く　　片手で注射器を持ち，針先　　親指でキャップの根元を押さ
　　　　　　　　　　　　　でキャップをすくい上げる　　えて，キャップを閉める

図 4-1 │ 片手法によるリキャップ

表 4-5 │ ニュートラルゾーンの運用

- 膿盆，器械マット，磁気パッド，メイヨー台上の決まった場所などをニュートラルゾーンにする
- 術前にニュートラルゾーンの場所を確認する
- 使用済みの器材はニュートラルゾーンに置く
- ニュートラルゾーンには一度に 1 つの鋭利器材を置く
- ニュートラルゾーンに一度に複数人が手を出さない
- 受け渡す相手にニュートラルゾーンに器材を置いたことを伝える

達したら，蓋をして交換します（⇒222 頁，Q 45）．また，鋭利器材を直接受け渡すことは避けます．手術室や検査室では，使用済みの鋭利器材をいったん置くためのニュートラルゾーンを清潔野に設置します（表 4-5）．ニュートラルゾーンを介した器械の受け渡しを，ハンズフリー法と呼びます．

3 ワクチン接種

　職業曝露によって感染する主要な血液媒介病原体のうち，ワクチンで予防可能なものは HBV のみです．B 型肝炎ワクチンは 2016 年 10 月から定期接種化されましたが，それ以前に生まれた人の大多数は未接種です．

　B 型肝炎ワクチンは，初回，1 か月後，6 か月後の 3 回接種します．そして，3 回目から 1～2 か月後に HBs 抗体価を測定します．その結果が陽性（10 mIU/mL 以上）であれば応答者 responder と判断し，HBV への職業曝露が起こっても，感染予防のための対応は行いません．陰性（10 mIU/mL 未満の）場合は，さらに 3 回の追加接種と抗体価測定を行います．それでも抗体価が陰性の場合は，追加接種は行わず，

職業曝露が起こったら不応答者 non-responder として，HBIG を投与します（➡次頁，Q 36）．一度でも応答者となった人は，その後抗体価が 10 mIU/mL 未満となった場合でも，HBV に曝露すると免疫の記憶により，免疫応答が起こることが期待できるため，追加接種は行いません．

どの部門で，どの職種に，どのような状況で職業曝露が起こっているのか．過去に発生した職業曝露の報告書をこうした観点で分析すると，具体的な職業曝露上の課題と改善案が見えてきます．その中でも，PPE や安全器材，ワクチン接種で「予防可能な事例」を減らすことにまずは焦点を当てるとよいでしょう．

参考文献
1) United States Department of Labor：Occupational Safety & Health Administration. Bloodborne Pathogens and Needlestick Prevention.
https://www.osha.gov/bloodborne-pathogens/hazards#: :text=Other%20potentially%20infectious%20materials%20(OPIM)%20means%3A%20(1),with%20blood%2C%20and%20all%20body
2) Hewagama S, et al：Clin Infect Dis. 2014；59(1)：85-7. **PMID** 24729501
3) 厚生労働科学研究費補助金「本邦における HTLV-1 感染及び関連疾患の実態調査と総合対策」研究班：HTLV-1 キャリア指導の手引き.
4) 職業感染制御研究会：エピネット日本版について.
http://jrgoicp.umin.ac.jp/index_epinetjp.html

針刺し・切創・粘膜汚染・創傷汚染が起きたらどうすればよいですか?

A
- ☞ 汚染部位を流水で洗い流します
- ☞ 感染のリスク評価に基づいて検査や曝露後予防の必要性を判断します
- ☞ 曝露後予防が推奨されるタイムリミットまでに実施できる体制を整えます
- ☞ 検査は推奨される時期に,推奨される方法で行います
- ☞ 報告書の提出を促し,改善のために情報を活用します

- 針刺し・切創・粘膜汚染・創傷汚染(以下,職業曝露)が起きたら,汚染部位を流水で洗い流します.傷口の消毒や血液を絞り出すことが感染リスクを下げるという科学的根拠はありません.

- 職業曝露した職員(以下,被汚染者)は,速やかに担当者に報告します.担当者は血液媒介病原体に感染するリスクを評価し,それに基づいて必要な対応を行います.担当者が不在の場合に,発生現場で当座の対応について判断するためのフローチャートを作っておくとよいでしょう.

- 感染や発症を防ぐための曝露後予防(免疫グロブリンの投与やワクチン接種)は,推奨されるタイムリミットが過ぎる前に実施します.例えばHIVへの職業曝露では,数時間以内に抗HIV薬の服用を開始することが推奨されていますし,B型肝炎ワクチンへの不応答者がHBVに曝露したら,できるだけ早くHBIGを投与することが推奨されています.こうしたケースに備えて,曝露後予防を24時間/365日タイムリーに行える体制を整えることが勧められます.自院で対応できない場合は,対応が可能な医療機関と連携します.

- 追跡検査が必要な場合は,ベースラインの検査を実施し,その後は,推奨される項目,間隔,回数で検査を行います.また,被汚染者は発生報告書を担当部門に提出します.報告書には,職業感染制御研究会が発行しているエピネット日本版を使用することをお勧めします.併せて労働災害の申請のための手続きを行います.この手続きは事務部門が担当する場合が多いので,職業曝露の発生については日常的に事務部門と情報共有を行います.

- 職業曝露によって必要となった検査や治療に対し,労働者災害補償保険制度や公務員災害補償制度に基づく補償を受けるには,職業曝露が実際に発生し,その時点で

は感染していなかったことを示す証拠が必要になります。そのため、発生報告書の提出やベースライン検査は、発生後なるべく早く実施するようにします。

実践編

HBV，HCV，HIV のそれぞれについて，曝露後の対応について説明します。

1 B 型肝炎ウイルス（HBV）に曝露した場合

汚染源である患者の HBs 抗原検査結果と，被汚染者の B 型肝炎ワクチン接種歴および HBs 抗体検査結果を確認し，その組み合わせで対応を決定します（表 4-6）。汚染源が不明の場合は，HBV に曝露したとみなして対応します。

2 C 型肝炎ウイルス（HCV）に曝露した場合

ワクチンはありません。また，C 型肝炎治療に使用する直接作用型抗ウイルス薬 direct-acting antiviral agents（DAA）を曝露後予防薬として使用することは推奨されていません。

HCV への職業曝露が起こったら，なるべく早く（目安として 48 時間以内）に汚染源となった患者の HCV 感染の有無を確認します（図 4-2）。HCV-RNA を測定するのが理想ですが，難しい場合は HCV 抗体検査を行い，陽性の場合に HCV-RNA を測定します。現在，頻用されているリアルタイム PCR による HCV-RNA 検査は高感度であるため，HCV-RNA 量が「測定下限未満，かつ，増幅反応シグナルを検出しない」場合は，HCV 感染のリスクがないと判断して，被汚染者の追跡検査は行いません。一方で，「測定下限未満だがシグナルを検出した」場合は，HCV 陽性として，追跡検査を行うことが推奨されています。

汚染源が HCV-RNA 陽性の場合，または，HCV 抗体陽性で HCV-RNA の測定ができない場合，または，汚染源の HCV 感染の有無が不明の場合は，被汚染者の追跡検査が必要です。

被汚染者のベースライン検査は，曝露後なるべく早く（目安として 48 時間以内に）行います。ベースライン検査では HCV 抗体検査を実施し，陽性の場合は HCV-RNA を測定します。いずれもが陽性の場合は，今回の曝露とは無関係の HCV 感染の可能性があるとして，専門診療科の受診を勧めます。一方，HCV 抗体陰性であるか，HCV 抗体陽性かつ HCV-RNA 陰性の場合は，曝露から 3〜6 週間後に HCV-RNA

表 4-6 | HBV への職業曝露後の対応

被汚染者（医療関係者）のワクチン接種歴と HBs 抗体検査結果	曝露検査		曝露後予防投与の必要性		ワクチン接種後の HBs 抗体検査 必要性※5
	汚染源の HBs 抗原	被汚染者の HBs 抗体価測定※3	HBIG※4	ワクチン	
ワクチン未接種/未完了	陽性または不明	不要※3	HBIG×1回	できるだけ早く1シリーズ目の接種を開始（HBIG と同時に別の部位に接種）	必要※6
	陰性	不要	不要	1シリーズ目の接種を開始	必要※6
6回(2シリーズ)のワクチン接種歴があるが免疫不応答者※2	陽性または不明	不要※3	できるだけ早く HBIG×2回（1か月あける）	不要	不要
	陰性	不要			
3回(1シリーズ)のワクチン接種歴があるが、HBs 抗体価不明	陽性または不明	<10mIU/mL※3	HBIG×1回	できるだけ早く2シリーズ目(3回)の追加接種開始（HBIG と同時に別の部位に接種）	必要
	陰性	<10mIU/mL	不要	1回のみ接種し、1～2か月後に HBs 抗体検査し、陰性なら残りの2回を接種し、1～2か月後に HBs 抗体検査	
	陽性または不明または陰性	≥10mIU/mL	不要		
接種歴があり、免疫応答者※1	不要				

※1：1シリーズ(計3回)以上のワクチン接種後に HBs 抗体≧10mIU/mL.
※2：2シリーズ(計6回)のワクチン接種後に HBs 抗体<10mIU/mL.
※3：被汚染者が HBs 抗体<10mIU/mL または B 型肝炎ワクチン未接種/未完了であり、汚染源が HBs 抗原陽性または不明の場合、被汚染者は曝露後できるだけ早く HBc 抗体検査を行い、約6か月後に HBs 抗原検査と HBc 抗体検査を行う。
※4：HBIG は曝露後できるだけ速やかに 0.06mL/kg の用量を筋肉内に投与する。7日を超えて投与した場合の効果については定かではない。
※5：最後のワクチン接種から1～2か月後（かつ HBIG 投与から6か月後）に抗体価が 10mIU/mL 以上であることを確認する。
※6：HBs 抗体<10mIU/mL の場合は、2シリーズ目(さらに3回)を追加接種し、1～2か月後に再度抗体価を測定する。2シリーズ接種後も HBs 抗体<10mIU/mL の場合、追加接種は行わない。

(CDC：Prevention of Hepatitis B Virus Infection in the United States：Recommendations of the Advisory Committee on Immunization Practices より)

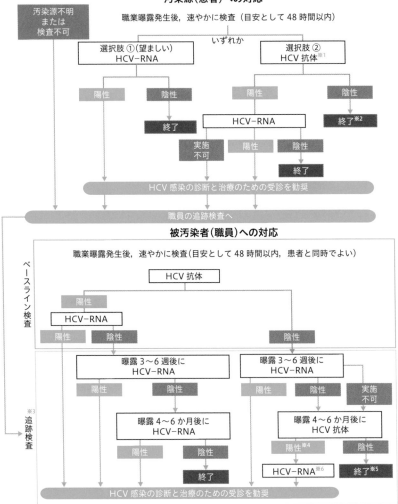

図 4-2 | HCV への職業曝露後の対応

※1： HCV 感染のハイリスク行動が疑われる場合（曝露から 4 か月以内の注射薬物使用歴など）は，HCV-RNA 検査を実施する．
※2： 検体の取り扱い・保管状況などから検査の精度が保証できないと考えられる場合は，追跡検査が推奨される．
※3： 追跡のどの段階であっても急性 HCV 感染症を疑う症状が出現したら，HCV-RNA 検査を実施する．
※4： HCV 抗体が陽転した場合は，HCV-RNA 非検出の場合でも，受診が推奨される．
※5： 免疫不全や肝疾患がある場合は，HCV-RNA 検査を検討する．
※6： HCV 抗体陽性かつ HCV-RNA 非検出の職員について，過去 6 か月以内に再度 HCV への曝露があった場合，あるいは急性 HCV 感染症を疑う症状が出現した場合，あるいは検体の取り扱い・保管状況などから検査の精度が保証できないと考えられる場合には，再度 HCV-RNA を測定する．

を測定します．これが陰性の場合，曝露から 4〜6 か月後に HCV 抗体検査を実施することが推奨されています．急性 HCV 感染では，血液中からウイルスが検出されない期間が間欠的に生じることがあるためです．被汚染者がベースラインで HCV 抗体陽性かつ HCV-RNA 陰性だった場合は，最終検査では HCV 抗体検査の代わりに HCV-RNA を測定し，再感染の可能性を評価することが推奨されています．

　追跡検査の結果，被汚染者が HCV-RNA 陽性となったか，HCV 抗体が陽転した場合は，専門診療科の受診を勧めます．被汚染者に免疫不全がある場合，曝露から 8〜11 週後に HCV 抗体が遅れて陽転する可能性があるため，最終検査で HCV 抗体陰性なら，HCV-RNA 測定を追加することを検討します．

❸ ヒト免疫不全ウイルス（HIV）に曝露した場合

　汚染源となった患者の HIV 抗体検査を速やかに実施します．HIV 抗体陽性の場合，被汚染者は，なるべく早く抗 HIV 薬の服用を開始します．HIV 抗体検査が実施できない場合や，汚染源がわからない場合，HIV に曝露した可能性が高い（例えば HIV 陽性者に使用した鋭利物が混入している容器内の針で刺したなど）状況では，服用を積極的に検討します．

　近年は多剤併用レジメンが推奨されていますが，具体的な薬剤の組み合わせについては，最新のガイドラインを参照します．妊婦や授乳婦である場合，基礎疾患がある場合，内服のタイミングが遅れた場合など，服用を開始すべきか迷う状況であっても，初回の服用はただちに行った上で，可能な限り早く専門家に相談します．自院に専門家がいない場合は，曝露後予防内服ができる近隣の治療病院の連絡先を確認しておきます．

　被汚染者には，二次感染を防ぐために曝露後 6〜12 週間は輸血，妊娠，また可能な限り授乳は避けるよう指導します．予防内服を開始する場合は，確実な服薬の必要性，出現する可能性のある副作用，他の薬剤との相互作用について説明を行います．汚染源となった HIV 抗体陽性の患者が，確認検査で HIV 陰性であることが判明した場合は，その時点で予防内服を中止します．被汚染者は曝露から目安として 72 時間以内に専門医を受診し，感染のリスクや予防内服の継続の必要性などについて，改めて評価を受けることが推奨されています．

　被汚染者の HIV 抗体検査は，曝露直後，6 週間後，12 週間後，6 か月後に行いますが，第 4 世代検査法（抗原・抗体スクリーニング）を用いる場合は，発生直後，6 週間後，4 か月後に行います．さらに，予防内服を行っている場合は，全血球算定（CBC），腎機能検査，肝機能検査を発生直後と 2 週間後を目途に行います．

参考文献

1) CDC : Prevention of Hepatitis B Virus Infection in the United States : Recommendations of the Advisory Committee on Immunization Practices.
https://www.cdc.gov/mmwr/volumes/67/rr/rr6701a1.htm

2) CDC : Testing and Clinical Management of Health Care Personnel Potentially Exposed to Hepatitis C Virus—CDC Guidance, United States, 2020.
https://www.cdc.gov/mmwr/volumes/69/rr/rr6906a1.htm?s_cid=rr6906a1_w

3) CDC : Updated U. S. Public Health Service Guidelines for the Management of Occupational Exposures to HIV and Recommendations for Postexposure Prophylaxis.
https://stacks.cdc.gov/view/cdc/20711

第4章

職業感染予防

医療関係者はどのようなワクチンを
接種すればよいですか?

A ☞ 医療関係者が業務中に感染したり，自らが感染源となることを防ぐために，
VPD に対する積極的なワクチン接種が推奨されています

☞ 日本環境感染学会が発行している「医療関係者のためのワクチンガイドラ
イン」の最新版には，推奨の背景，対象，効果，副反応などが詳細に解説さ
れています

- ワクチンで予防可能な感染症を VPD(vaccine preventable diseases)といいま
す．医療関係者が業務中に感染したり，自らが感染源となって二次感染を引き起こ
す可能性のある VPD には 表 4-7 のようなものがあり，これらに対する積極的な
ワクチン接種が推奨されています．
- 接種が推奨される背景や対象，方法，効果，副反応については，日本環境感染学会
が発行している「医療関係者のためのワクチンガイドライン」に詳しく解説されて
いるので，感染管理や職員健康管理に関わる方は，最新版を一読することをお勧め
します．また，麻疹，ムンプス，風疹，水痘・帯状疱疹，B 型肝炎，インフルエン
ザのワクチン接種については，本書でもそれぞれに関する Q&A の中で触れています
ので，ご参照ください．これまでに取り上げていない侵襲性髄膜炎菌感染症，百
日咳，破傷風について，以下にポイントをまとめます．

1 侵襲性髄膜炎菌感染症

　侵襲性髄膜炎菌感染症 invasive meningococcal disease(IMD)は，髄膜炎菌
Neisseria meningitidis が主に飛沫感染により伝播し，髄膜炎や敗血症をきたす致
死的な感染症です．特異的な症状として下肢の痛み，手足の冷感，皮膚や眼球・口腔
粘膜の点状出血，体幹や下肢の出血斑がありますが，感染早期には発熱や筋肉痛と
いった非特異的な症状が主体であるため，早期診断が難しく，急速に進行し，発症か
ら 24 時間以内に死に至ることがある感染症です．また，早期に診断されて，適切な
治療を受けた場合でも，発症者の 5〜10％は 24〜48 時間以内に死亡し，回復した場
合でも 11〜19％の割合で聴覚障害，神経障害，四肢切断などの長期的障害が残ると
報告されています．

表 4-7 │ 医療現場で発生することがある VPD とワクチン接種

VPD	接種回数		対象	参照先
麻疹,ムンプス,風疹,水痘	・1 歳を過ぎて 2 回接種 ・既罹患の未接種者は感染防御レベルの抗体価を証明		医療機関において業務・研修を行う全員	Q 23（⇒97頁） Q 24（⇒102頁） Q 25（⇒106頁） Q 26（⇒113頁）
帯状疱疹	・生ワクチンは 1 回 ・不活化ワクチンは 2 か月間隔で 2 回		50 歳以上	Q 26 （⇒113 頁）
B 型肝炎	1 シリーズ（3 回）を最大 2 シリーズまで		患者との直接接触の機会,および血液・体液曝露リスクのある人	Q 35 （⇒155 頁）
インフルエンザ	毎年 1 回		医療機関において業務・研修を行う全員	Q 22 （⇒91 頁）
髄膜炎菌	初回接種後, 5 年ごとに追加接種	55 歳以下（次頁の注＊1）で以下に該当： ・髄膜炎菌を取り扱う臨床検査技師 ・無脾症, 持続性補体欠損症, HIV 感染症, 脾臓摘出例 ・流行地域に渡航予定 ・診断前の IMD 患者と直接接触の可能性		Q 37 ▮
百日咳	沈降精製百日せきジフテリア破傷風混合ワクチン（DTaP）を追加免疫として 1 回		医療関係者（特に産科・新生児領域）	Q 37 ▮
破傷風	沈降破傷風トキソイドを使用 小児期における DTaP-IPV,DTaP または DT ワクチンの接種回数が； ・3 回→10 年ごとに 1 回 ・≦2 回→計 3 回となるよう接種＋10 年ごとに 1 回 ・0 回→3 回＋10 年ごとに 1 回		・外傷リスクがある, あるいは, 災害医療に従事する医療関係者 ・必要に応じて, 過去に未接種, 接種量・回数不足の医療関係者	Q 37 ▮

IMD：侵襲性髄膜炎菌感染症 invasive meningococcal disease

　IMD の発生が多いのは，アフリカ大陸のサハラ砂漠以南にある髄膜炎ベルトと呼ばれる一帯ですが，北米や欧州の先進国でも，学生寮やマスギャザリングイベントなどで局所的な流行が起こることがあります．国内での発生はまれなので，IMD の患者に出会う可能性がすべての医療機関で高いわけではありません．しかし，これまでに国内の医療現場で，原因不明の重症感染症で救急搬送された患者の心肺蘇生，吸引，診察などの際に，医療関係者が髄膜炎菌に曝露する事例が複数発生しています．したがって，IMD 発生国からの渡航者や国際的なマスギャザリングイベント参加者の診療を行う医療機関などで，診断前の IMD 患者と濃厚接触する可能性がある医療関係者や，髄膜炎菌を取り扱う可能性がある臨床検査技師には，髄膜炎菌ワクチン接種を

あらかじめ行うことが推奨されています[*1].

　国内で広く使用されているのは，4 価結合体髄膜炎菌ワクチンで，髄膜炎菌血清型 A，C，Y および W に対する 4 価の抗原を含みます．初回は 0.5 mL を 1 回接種し，5 年に 1 回の追加免疫が必要です．

2 百日咳

　百日咳は，百日咳菌 *Bordetella pertussis* が飛沫感染することで起こる急性気道感染症で，特徴的な痙攣性の咳発作(痙咳発作)がみられます．ワクチン未接種の乳児が感染すると重症化しやすく，特に 6 か月以下では致命的になることがあります．小児期のジフテリア・百日咳・破傷風を含む三種混合ワクチン(DTaP)や，これに不活化ポリオを加えた 4 種混合ワクチン(DTaP-IPV)の定期接種が始まってから感染者数は激減しました．しかし，時間の経過とともに免疫が減弱した人[*2]や，規定の量や回数の接種を受けていない人，また，未接種者の感染が発端となった集団感染が現在も起こっています．学生が感染源となった事例もあることから，(特に新生児・産科領域の)医療関係者だけでなく，医療・福祉・保育・教育に関わる学生の実習開始前までの接種が推奨されています．国内では，沈降精製百日せきジフテリア破傷風混合ワクチン(DTaP)が用いられます．成人への追加免疫として，0.5 mL を 1 回接種します．

3 破傷風

　破傷風は，破傷風菌 *Clostridium tetani* が産生する神経毒素によって起こる感染症です．破傷風菌は，芽胞を形成した状態で，土壌などの環境に存在します．事故や災害の際にできた傷口から侵入して，酸素のない創傷内部で発芽，増殖し，毒素を産生します．毒素は血行性およびリンパ行性に広がり，筋肉の痙攣やこわばりによる開口障害，痙笑(笑っているような表情)，嚥下困難などの症状を引き起こします．重症例では後弓反張(頭から背中まで反り返る)や，強直性痙攣，呼吸筋の麻痺による呼吸困難や窒息によって致死的になることがあります．

　こうしたことから，災害医療に携わるなど，外傷を被りやすい医療関係者や，小児

注
*1　国内で行われた臨床試験が 2〜55 歳を対象としていることから，ガイドラインでは 55 歳以下の医療関係者への接種を推奨していますが，医薬品医療機器等法上の年齢制限はないため，それ以外の年齢層への接種については，各医療機関で判断します．
*2　百日咳ワクチンの効果は，接種後 4〜12 年で減弱します．

期に破傷風トキソイドを含むワクチンを接種していないか，規定の量や回数の接種を受けていない医療関係者を対象に，沈降破傷風トキソイドの接種が推奨されています．接種回数は接種歴によって変わります．小児期に破傷風トキソイドを含むワクチン（DTaP-IPV，DTaP または DT ワクチン）を，①3 回接種した場合は 10 年ごとに追加接種，②2 回以下の場合は計 3 回となるよう接種後，10 年ごとに追加接種，③未接種の場合は 3 回接種し，10 年ごとに追加接種します．また，負傷により破傷風感染のリスクが生じた際には，①〜③ いずれの場合も，ただちに沈降破傷風トキソイド 0.5 mL を 1 回接種し，さらにこれまでの接種回数や創傷の深度に応じて抗破傷風ヒト免疫グロブリンを併用します．

（実践編）

　VPD に対する職員のワクチン接種歴は，配属先が決まってから接種するもの（例えば髄膜炎菌ワクチン）や毎年接種が必要なもの（インフルエンザ）を除き，就業開始前までに把握し，必要な接種を済ませておくことが強く望まれます．特に，麻疹，風疹，ムンプス，水痘，B 型肝炎は，曝露あるいは感染した本人と周囲への影響が大きいため，医療機関での実習に参加する前までに免疫を獲得しておくことが勧められます．

　職員のワクチン接種歴は，必要時，速やかに確認できる方法で管理します．例えば表計算ソフトを使ってリスト形式で管理する方法や，各職員の電子カルテに専用テンプレートを用いてデータを記録する方法（図 4-3，次頁），職員が各自で携帯するカードに情報を記載しておく方法（図 4-4）などがあります．カード方式のようにデータの個人管理を行う場合でも，タイムリーな曝露後対応のためには，中央で確認できる手段も確保しておいた方がよいでしょう．

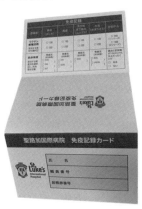

図 4-4 ｜ ワクチン接種歴を記録した個人携帯用カードの例

免疫記録

ID	93012054
氏名	聖路加　花子
氏名(カナ)	セイルカ　ハナコ
職種	看護師・助産師

■麻疹

ワクチン接種歴	あり
1 回目接種日	1997 年 04 月 03 日
2 回目接種日	2002 年 03 月 25 日

■水痘

ワクチン接種歴	罹患歴あり⇒抗体検査必要
検査結果	陽性かつ基準値を満たす

■風疹

ワクチン接種歴	あり
1 回目接種日	1997 年 04 月 03 日
2 回目接種日	2002 年 03 月 25 日

■流行性耳下腺炎

ワクチン接種歴	あり
1 回目接種日	2014 年 04 月 10 日
2 回目接種日	2014 年 05 月 16 日

■ B 型肝炎

確認事項	HBs 抗体価が陽性(10 mIU/mL 以上)である
検査日	2015 年 01 月 22 日
確認事項	1 シリーズ 3 回(初回，1 か月後，6 か月後)のワクチン接種を受けた
1 回目接種日	2014 年 06 月 04 日
2 回目接種日	2014 年 07 月 10 日
3 回目接種日	2014 年 11 月 10 日

図 4-3 ｜ **電子カルテに保存されたワクチン接種歴の例**

　VPD に対するワクチン接種歴や検査歴の管理は，安全な医療提供体制を維持するために必須の業務だといえますが，特に規模の大きな医療機関では労力と時間を要するため，人事部門や職員健康管理部門，情報管理部門の協力が不可欠です．

参考文献

1) 日本環境感染学会：医療関係者のためのワクチンガイドライン 第3版. 2020.
   http://www.kankyokansen.org/uploads/uploads/files/jsipc/vaccine-guideline_03(3).pdf

2) 国立感染症研究所：侵襲性髄膜炎菌感染症発生時 対応ガイドライン(第一版). 2022.
   https://www.niid.go.jp/niid/ja/bac-megingitis-m/735-idsc/11109-imd-guideline-220331.html

3) CDC：Meningococcal Vaccination：Recommendations of the Advisory Committee on Immunization
   Practices, United States, 2020.
   https://www.cdc.gov/mmwr/volumes/69/rr/rr6909a1.htm

4) 国立感染症研究所：百日咳とは(2018年1月29日 改訂).
   https://www.niid.go.jp/niid/ja/kansennohanashi/477-pertussis.html

5) 国立感染症研究所：破傷風とは(2021年1月12日 改訂).
   https://www.niid.go.jp/niid/ja/kansennohanashi/466-tetanis-info.html

第4章 職業感染予防

医療関係者が感染症にかかったら どうすればよいですか?

A
☞ 感染可能期間が過ぎるまで就業を停止または制限します

☞ 感染可能期間にある人と濃厚接触した場合の対応についても取り決めます

☞ 医療関係者の感染・接触状況について，感染管理や職員健康管理の担当者が速やかに把握できる体制を整えます

- 医療関係者がヒト-ヒト感染する感染症にかかった場合は，感染可能期間が過ぎるまで就業制限することを検討します（表4-8）.

- 感染症法に基づいて就業制限を課すことができる感染症は，「一類感染症の患者及び二類感染症，三類感染症又は新型インフルエンザ等感染症の患者又は無症状病原体保有者」に限定されます．これには結核や腸管出血性大腸菌感染症などが該当しますが，それら以外の感染症については，各医療機関で就業制限の必要性や期間を定めることになります（表4-8）.

- 感染可能期間にある感染者と接触した医療関係者への対応についても取り決める必要があります（表4-9）.

（実践編）

　職員からの二次感染を防ぐには，職員がヒト-ヒト感染する感染症に罹患したことを感染管理や職員健康管理の担当者が速やかに把握できる体制が必要です．そのためには，

　①ただちに就業を停止する必要のある症状・徴候

　②上記①がみられた場合の受診の必要性や方法

　③上記①がみられた場合の報告先

　④就業制限の期間と復帰の条件

をあらかじめ定め，周知しておきます．疑わしい症状・徴候がみられた場合に，職員が申告しやすい雰囲気を管理者が率先して醸成することや，有給での休暇取得を可能にするなど，休みやすい環境を作ることも大切です．

　就業制限の方法ですが，完全に就業を停止する場合と，一定の条件下で勤務を継続

表 4-8 | 就業制限期間の目安

感染症	罹患後の就業制限期間の目安
麻疹	■発疹出現後 4 日目頃まで ■発熱がない修飾麻疹の場合は発疹出現後 5 日を過ぎるまで ★解熱後 3 日を経過するまで
風疹	■発疹出現後 7 日目頃まで ★発疹が消失するまで
流行性耳下腺炎 （ムンプス）	■耳下腺腫脹が出現後 5 日目頃まで ★耳下腺，顎下腺または舌下腺の腫脹が発現した後 5 日を経過し，かつ，全身状態が良好になるまで
水痘	■発疹出現後 4〜5 日目頃，または痂皮化するまで ★すべての発疹が痂皮化するまで
インフルエンザ	■発症後 5〜7 日目頃まで ★発症後 5 日を経過し，かつ，解熱した後 2 日を過ぎるまで
ウイルス性胃腸炎 （ノロウイルス）	■症状消失後 48 時間が過ぎるまで
流行性角結膜炎	■症状消失まで（眼科医の判断に基づく）
百日咳	■効果的な抗菌薬による治療開始後 5 日を過ぎるまで ★特有の咳が消失するまで，または，5 日間の適切な抗菌薬による治療が終了するまで
侵襲性髄膜炎菌 感染症	■効果的な抗菌薬による治療開始後 24 時間が経過するまで（髄膜炎菌保菌者に対する就業制限は不要） ★病状により学校医その他の医師において感染のおそれがないと認めるまで
結核	■感染性が消失したと判断されるまで（医師の判断に基づく） ★病状により学校医その他の医師において感染のおそれがないと認めるまで
新型コロナウイルス 感染症	■知られている感染可能期間が過ぎるまで ★発症後 5 日を経過し，かつ，症状が軽快した後 1 日を過ぎるまで

■：感染可能期間の終期　★：学校保健安全法上の出席停止期間

する場合があります．感染症に罹患している職員は，通常は感染可能期間が過ぎるまで就業停止となります．ただし，主に飛沫または接触感染する感染症の場合に，感染可能期間を通して就業停止とせず，例えば感染性のピークを過ぎてから，マスクを着用して患者との直接接触を避けるといった形で二次感染を防ぐための就業制限を課しながら勤務を再開することもあります．このように，就業に関する法律上の規制がない感染症についてどこまで二次感染のリスクを許容するかは各病院の判断に委ねられます．

　接触者となった職員については，以下の点を考慮しながら，就業停止とするか，一定の条件下で勤務を継続するか判断します．

● ワクチン接種歴や罹患歴に基づく感受性（感染のしやすさ）

表 4-9 | **感染可能期間の感染者に接触した医療関係者への対応**

麻疹	接触の定義	➡111 頁，Q 25 ❸-ⓐ 接触者の洗い出し
	対応	• 麻疹に感受性がある場合，曝露から 72 時間以内に麻疹ワクチンを接種することで発症を予防できる可能性（妊婦，免疫不全の場合は，曝露から 6 日以内に免疫グロブリンを投与することで重症化を予防できる可能性） • 麻疹に対する免疫がない場合，緊急ワクチン接種や免疫グロブリンの投与の有無にかかわらず，最初の曝露から 5 日目〜最後の曝露から 21 日目まで就業制限
風疹	接触の定義	➡100 頁，Q 23 ❸-ⓐ 接触者の洗い出し
	対応	• 風疹に対する免疫がない場合，最初の曝露から 7 日目〜最後の曝露から 21 日目まで，風疹の感受性者と接触しないよう就業制限
ムンプス	接触の定義	➡105 頁，Q 24 ❸-ⓐ 接触者の洗い出し
	対応	• ムンプスに対する免疫がない場合，最初の曝露から 12 日目〜最後の曝露から 26 日目まで，ムンプスの感受性者と接触しないよう就業制限
水痘	接触の定義	➡117 頁，Q 26 ❸-ⓐ 接触者の洗い出し
	対応	• 水痘に対する免疫がない場合，曝露から 72 時間以内に水痘ワクチンを接種することで発症を予防できる可能性 • 水痘に対する免疫がない場合は，最初の曝露から 10 日目〜最後の曝露から 21 日目まで就業制限
インフルエンザ	接触の定義	➡94 頁，Q 22 ❻ 入院患者の感染が判明したら
	対応	• 元来健康な医療関係者への抗インフルエンザ薬の曝露後予防投与は通常推奨されない • 潜伏期間（約 1〜4 日，平均 2 日）が過ぎるまで就業停止とするか，勤務を継続する場合は，勤務中は常にサージカルマスクを着用し，重症化ハイリスク群との接触を避け，疑わしい症状が出現した時点でただちに就業を停止
ウイルス性胃腸炎（ノロウイルス）	接触の定義	便や嘔吐物が手指を介して，あるいは直接口に入った可能性がある場合．例えば PPE を着用せずに便や嘔吐物の処理を行った場合や，患者が突然嘔吐した際に，吐物を吸い込んだ場合など
	対応	潜伏期間（12〜48 時間）が過ぎるまで就業停止とするか，勤務を継続する場合は，疑わしい症状が出現した時点でただちに就業を停止
流行性角結膜炎	接触の定義	感染者に直接接触した場合や，パソコンなどの物品を共有した場合
	対応	潜伏期間（8〜14 日）が過ぎるまで疑わしい症状に注意，また手指衛生を強化し，出現時はただちに就業を停止して眼科を受診
百日咳	接触の定義	PPE を着用せずに感染者の近くで処置などを行った際に，飛沫やエアロゾル粒子による粘膜汚染や吸入が生じたと考えられる場合
	対応	• 潜伏期間（7〜10 日，範囲 4〜21 日）が過ぎるまで就業停止とするか，勤務を継続する場合は，勤務中は常にサージカルマスクを着用し，重症化ハイリスク群との接触を避け，感冒様症状が出現した時点でただちに就業を停止 • 重症化ハイリスク群（乳児，妊娠 28 週以降の妊婦，免疫不全，中等症〜重症喘息など）と接触の機会があるか，自身がハイリスク群に該当する場合は，曝露後 21 日以内にワクチン接種歴にかかわらず，有効な抗菌薬の予防内服を検討

（次頁に続く）

（前頁より続き）

侵襲性髄膜炎菌感染症	「侵襲性髄膜炎菌感染症発生時 対応ガイドライン」最新版を参照
結核	「感染症法に基づく 結核の接触者健康診断の手引き」最新版を参照 通常，接触者に対する就業制限は行わない
新型コロナウイルス感染症	➡298頁，Q 59

- 曝露後の緊急ワクチン接種や微生物薬予防投与に関する推奨の有無および期待される効果（感染の防ぎやすさ）
- 主要な感染経路
- 感染性の始期と感染可能期間
- 勤務中に重症化ハイリスク群と接触する可能性
- 施設内での流行状況

　一定の条件というのは，勤務中はサージカルマスクを常時着用し，感染した場合に重症化する可能性が高い人との接触を避け，健康観察を行うといったことを指します．例えば麻疹のように感染性が極めて強く，症状出現前から空気感染し，重篤な合併症を引き起こすことがある感染症の場合，感受性のある接触者は，表4-9の期間が過ぎるまで就業停止とするのが無難です．また，インフルエンザや百日咳のように，飛沫感染が主体で，感染性のピークが発症日以降に訪れる感染症に曝露した職員は，就業を停止せずに，勤務中はサージカルマスクを常時着用し，重症化ハイリスク群との接触を避け，健康観察を行うことで，二次感染や，二次感染による重症化のリスクを下げることが可能という考え方もあります．ただし，集団感染が起こっているような状況では，潜伏期間が過ぎるまで就業を停止するという判断を行う場合もあります．

　こうした対応については明文化し，すべての部門で標準的に運用します．また，より大事なことは，これらの感染症のうち，ワクチンで予防可能な感染症については，接種対象となる職員の接種率をできる限り高めておくということです（➡166頁，Q 37）．そうすることで，職員自身が感染者となるリスク，職員が感染者に接触して就業制限を課されるリスク，そして感染の拡大や欠員の増加によって事業中断を余儀なくされるリスクを常に低く抑えることが可能になります．

参考文献

1) CDC：Guideline for Isolation Precautions：Preventing Transmission of Infectious Agents in Health-care Settings (2007).
https://www.cdc.gov/infectioncontrol/guidelines/isolation/index.html

2) CDC：Measles(Rubeola). For Healthcare Providers.
https://www.cdc.gov/measles/hcp/index.html

3) CDC：Rubella(German Measles, Three-Day Measles). For Healthcare Professionals.
https://www.cdc.gov/rubella/hcp.html

4) CDC：Prevention Strategies for Seasonal Influenza in Healthcare Settings.
https://www.cdc.gov/flu/professionals/infectioncontrol/healthcaresettings.htm

5) CDC：Mumps. For Healthcare Providers.
https://www.cdc.gov/mumps/hcp.html

6) CDC：Chickenpox(Varicella). For Healthcare Professionals.
https://www.cdc.gov/chickenpox/hcp/index.html

7) CDC：Norovirus Guidelines for Healthcare Settings.
https://www.cdc.gov/infectioncontrol/guidelines/norovirus/index.html

8) CDC：Infection Control in Healthcare Personnel：Epidemiology and Control of Selected Infections Transmitted Among Healthcare Personnel and Patients (2022).
https://www.cdc.gov/infectioncontrol/guidelines/healthcare-personnel/selected-infections/index.html

9) 日本眼科学会：アデノウイルス結膜炎院内感染対策ガイドライン. 2009.
https://www.nichigan.or.jp/member/journal/guideline/detail.html?ItemId=283&dispmid=909

10) 学校保健安全法. 学校保健安全法施行規則(昭和三十三年文部省令第十八号). 第三章 感染症の予防. 出席停止の期間の基準.
https://elaws.e-gov.go.jp/document?lawid=333M50000080018

11) 日本感染症学会：日本感染症学会提言 2012「インフルエンザ病院内感染対策の考え方について(高齢者施設を含めて)」.
https://www.kansensho.or.jp/modules/guidelines/index.php?content_id=24

12) CDC：Pertussis(Whooping Cough). Postexposure Antimicrobial Prophylaxis.
https://www.cdc.gov/pertussis/pep.html

13) 国立感染症研究所：侵襲性髄膜炎菌感染症発生時 対応ガイドライン(第一版). 2022.
https://www.niid.go.jp/niid/ja/bac-meningitis-m/735-idsc/11109-imd-guideline-220331.html

5 第5章 洗浄・消毒・滅菌
—再生処理の全体像

イントロダクション（Q & A の前に）

- 医療機器には，単回使用機器 single-use device（SUD）と再使用可能医療機器 reusable medical device（RMD）があります．

- SUD は一度使用したら廃棄します．RMD はメーカーが再利用できるようにデザインし，指定している医療機器であり，洗浄後に消毒または滅菌を行って，再利用します．RMD を再び安全に使用できるようにする工程を再生処理といいます．

- RMD は，知られている感染の有無ではなく，医療機器の使用部位や用途に応じた感染リスクに基づいて，クリティカル（高リスク），セミクリティカル（中間リスク），ノンクリティカル（低リスク）に分類されます．

- このような分類法は，1968 年に微生物学者であるアール・スポルディング Earle H. Spaulding によって考案されたもので，スポルディング分類と呼ばれます．

- クリティカル器具は，洗浄*1 後，滅菌を行います．セミクリティカル器具は洗浄後，高水準または中水準消毒を行います．ノンクリティカル器具は洗浄のみ，または洗浄後，低水準消毒を行います（図 5-1）．消毒と滅菌の詳細については，各 Q&A で解説します．

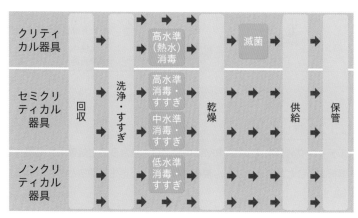

図 5-1 | 医療機器の再処理工程

〔大久保憲，他（編）：消毒と滅菌のガイドライン 2020 年版．へるす出版，2020 を参考に作成〕

注
*1 クリティカル器具のうち，鋼製小物などの耐熱性のあるものは，滅菌の前に洗浄と熱水による高水準消毒が行われます．

表 5-1 | スポルディング分類に基づく代表的な RMD の再生処理法

分類	使用部位	器具の例	一般的な再生処理法
クリティカル (高リスク)	無菌の組織や 血管に挿入	手術器械(鉗子,鑷子など の鋼製小物) 歯内療法器具(リーマー, ファイルなど)	洗浄後,滅菌 　一部は洗浄後,ウォッ シャー・ディスインフェ クターによる高水準(熱 水)消毒を経て滅菌
セミクリティカル (中間リスク)	粘膜に直接または間接的に 接触	軟性内視鏡,喉頭鏡ブレー ド,腟鏡	洗浄後,高水準消毒 　耐熱・耐湿性のものは熱 水消毒を第一選択
		眼圧計チップ,スリーミ ラー	洗浄後,中水準消毒(材質 適合性を製造元に確認)
		体温計,超音波プローブ, 人工呼吸器・麻酔器回路, 保育器(他の児に使用前)	洗浄後,中～低水準消毒 　耐熱・耐湿性のものは熱 水消毒を第一選択
ノンクリティカル (低リスク)	正常な皮膚に 接触	コンピューターキーボー ド・マウス,血圧計マン シェット,腋窩式体温計, 聴診器膜面,浴槽・入浴介 助用器具,玩具,診察台, 車椅子・ストレッチャー	洗浄のみ 　洗えないものは,低水準ま たは中水準消毒(中水準消 毒薬含浸クロスなどで清 拭)
		ポータブル便器・尿器	高水準消毒(熱水消毒)また は洗浄後に中～低水準消毒
		リネン類	高水準消毒(熱水消毒)また は中水準消毒(次亜塩素酸 ナトリウム)
		食器,哺乳瓶,乳首	高水準消毒(熱水消毒)また は中水準消毒(次亜塩素酸 ナトリウム)
		高頻度接触環境表面	水拭き,洗浄,または低水 準消毒

🔔 もう少し詳しく

　スポルディング分類を使うと,RMD のリスクに見合う再生処理法を合理的かつ効率的に選択することができますが,現在行われている再生処理法と合わない部分もあります(表 5-1).

　例えば,ベッドパンや尿瓶といった排泄介助器具は,スポルディング分類では「低水準消毒または洗浄を行うノンクリティカル器具」に該当しますが,実際には,高水準消毒である熱水消毒が第一選択となっています.その理由として,①フラッシャーディスインフェクター(ベッドパンウォッシャー)の普及で熱水消毒を簡便に行うことができるようになった,②化学薬品を用いないため人体毒性がない,③用手洗浄を行

わないので，作業者が病原体に曝露したり，環境が汚染される可能性が低い，④ 消毒薬の希釈と浸漬を要しないので，消毒効果がより確実である，⑤ エンベロープのないウイルスや抗酸菌を含む幅広いスペクトルの微生物を不活化できる，などが挙げられます．同じくリネン類も，洗濯の外注化が進んだこともあり，熱水消毒が主流です．

さらに，近年は，構造が複雑化した軟性内視鏡を介した高度薬剤耐性菌の伝播が問題となっており（→201 頁，Q 43），従来の洗浄と高水準消毒だけでは不十分であるという議論や，プリオンを不活化するために，ハイリスク手技に用いた医療機器は廃棄するか，高温アルカリ洗浄と高圧蒸気滅菌という，通常よりも強力な洗浄・滅菌法による処理が推奨されるようになりました．

こうしたことから，RMD の再生処理法は，スポルディング分類を基準にしながら，再生処理技術の開発，医療機器を介した感染症のリスクや微生物に関する新しい知見を反映した最新の勧告を確認しながら選択するとよいでしょう．もちろん，製造元が推奨する再生処理法を確認することも大事です．

また，近年は，器具の回収から払い出しまでを中央で管理する医療機関が増えています．再生処理の中央化は，洗浄時の病原体への曝露や環境汚染を防ぎ，業務の効率化とコスト削減，品質向上につながるため，積極的な導入が勧められます．

参考文献
1) 大久保憲，他(編)：消毒と滅菌のガイドライン 2020 年版．へるす出版，2020．
2) 小野和代(編)：決定版 ICT 器具・物品の洗浄・消毒・滅菌ハウツーブック(インフェクションコントロール 2020 年春季増刊)．メディカ出版，2020．
3) 日本医療機器学会：医療現場における滅菌保証のガイドライン 2021．
   https://www.jsmi.gr.jp/wp/wp-content/uploads/2021/10/mekkinhoshouguideline2021.pdf
4) CDC：Guideline for Disinfection and Sterilization in Healthcare Facilities(2008)．
   https://www.cdc.gov/infectioncontrol/guidelines/disinfection/index.html

Q 39

使い終わった医療機器の安全な取り扱いについて教えてください

A ☞ SUD は使用場所近くで安全に廃棄できる環境を整えます

☞ RMD は密閉容器などを用いて環境汚染が生じない方法で搬送します

☞ 再生処理の中央化は仕分け・洗浄作業に伴う職業曝露や環境汚染を防ぎ，業務効率化とコスト削減，品質向上につながります

- 使用済みの SUD は，使用場所の近くで廃棄するのが理想的です．それが難しい場合は，付着した血液や体液で環境が汚染されないよう，防水性の容器に入れて廃棄場所まで運びます．鋭利な SUD は，耐貫通性の容器に廃棄します．

- RMD も環境を汚染しない方法で回収場所まで搬送します．器具を使用後に放置すると，付着した血液や体液が固着して，効果的な洗浄が難しくなります．使用後は速やかに洗浄を開始するのが理想的ですが，臨床では難しいことが多いかと思います．代わりにできることとして，① 水をためた容器に浸漬，② 酵素系洗浄剤に浸漬，③ 予備洗浄剤を器具に塗布といった方法があります．

実践編

　SUD の廃棄容器は，器具の大きさに合ったものを選択します．特に検査室や手術室では，長さのある鋭利な SUD を廃棄する必要が生じるので，中から突き出ないサイズの廃棄容器を準備します．廃棄容器は転倒しないように，使いやすい高さに設置します．廃棄しやすい場所に移動できるよう，キャスター付きのカートに設置してもよいでしょう（図 5-2）．

　RMD を水や酵素系洗浄剤に浸漬する場合は，容器内の液体がはねないように注意します．汚染された水や酵素系洗浄剤が目に入ると，感染や障害のおそれが生じるので，顔の粘膜も忘れずに個人防護具（PPE）で覆います．また，容器は転倒しないように設置します．酵素系洗浄剤は製造元が指定する濃度や温度，浸漬時間，交換頻度，材質適合性を確認したうえで使用します．また，誤って目に入った時のために，近くに目洗い用の設備や備品を設置します．予備洗浄スプレーを使う場合は，器具を防水性のある容器に入れてから，なるべく器具の近くで薬液をまんべんなく塗布します

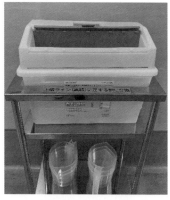

図5-2 | 検査室で使用するSUD廃棄容器の例

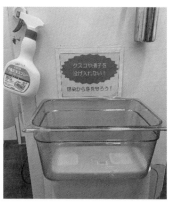

図5-3 | 予備洗浄スプレーの使用例

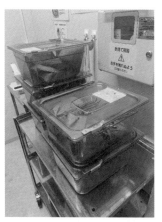

図5-4 | 使用済みRMD保管容器の例

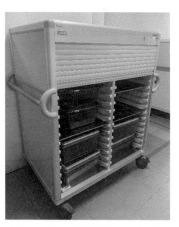

図5-5 | RMD搬送用カートの例

(図5-3).

　RMDは蓋のある専用容器に入れて，洗浄エリアに搬送します（図5-4）．容器には感染性のある器具であることを示すサイン（バイオハザードマークなど）を貼付するとよいでしょう．手術室や検査室から使用済みの器械を，中央の仕分け・洗浄室に下ろす際は，作業者の安全を考慮し，鋭利な先端が無造作に飛び出さないよう配慮します．

　容器の搬送には，カートを使用するとよいでしょう．汚染物専用のエレベーターがない場合は，扉のあるカートを使うと，周囲の人が容器に直接触れるのを避けることができます（図5-5）．

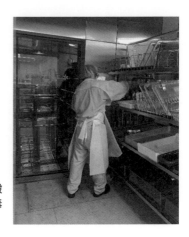

図 5-6 | カートウォッシャーを使った RMD 搬送用カートおよび保管容器の熱水消毒の様子

　使用済み RMD を取り出した後の容器は，洗浄と消毒をします．汚染の程度にもよりますが，カートウォッシャーなどで熱水処理を行うことができれば最も安全です（図 5-6）．それが難しい場合は，抗ウイルス作用のある消毒用ワイプで清拭するとよいでしょう．容器の内側にビニール袋を敷いて使うと，容器の汚染を最小限にとどめることができます．搬送用カートも同様に消毒します．

参考文献
　イントロダクションの参考文献を参照(➡179 頁).

Q 40

再使用可能医療機器の洗浄は どのように行うのですか?

A

☞ 効果的な洗浄には,洗剤の化学的作用と器械に加える物理的作用が必要です

☞ 職業曝露や環境汚染を防ぐために,可能な限り機械を用いた洗浄を選択します

☞ 仕分けや洗浄作業を行う時は,曝露リスクに見合う個人防護具を着用します

● 洗浄とは,対象物から有機物や汚物を物理的に除去する工程です.消毒や滅菌の前に適切な洗浄を行わないと,汚染物(血液,体液,脂肪などの生体由来の物質や,処置で使用した接着剤などの薬剤)が残り,消毒や滅菌の効果が下がるだけでなく,腐食や劣化も起こりやすくなります.効果的な洗浄を行えば,対象物表面の細菌数を平均 4 log(99.99%)以上減らすことが可能です.

● 効果的な洗浄には,洗剤の化学的作用と対象物に対して加えられる物理的作用が必要です.洗剤は,pH 値に基づいて,中性,弱アルカリ性,アルカリ性の 3 種類に分けられます(表 5-2).物理的作用には,用手によるブラシ洗浄,超音波洗浄,ウォッシャー・ディスインフェクターの水流などがあります.

表 5-2 | **主な洗剤の種類と特徴**

種類	特徴
中性(6≦pH≦8) ~弱アルカリ性 (8<pH<11) 酵素系洗剤	● 40~50℃で使用すると洗浄効果が高まる ● 界面活性剤が配合されている製品は,脂質も除去できる ● 弱アルカリ性酵素配合洗剤は,中性酵素配合洗剤より洗浄効果が高いが,皮膚や粘膜に付着すると炎症や粘膜損傷を引き起こすことがある.また,鉄以外の金属に対する腐食作用がある ● 超音波洗浄に使用する場合は,無泡性または低泡性の製品を選ぶ
アルカリ性洗剤 (pH≧11)	● 40~93℃で使用する ● アルカリ化剤により蛋白質や脂質を加水分解する ● 鉄以外の金属に対する腐食作用がある ● 皮膚や粘膜に付着すると炎症を起こすことがあるため用手洗浄には向かない ● ウォッシャー・ディスインフェクターに用いられる(無泡性の洗浄剤を使用する) ● 洗浄温度が高いほど洗浄効果が高い

- 用手洗浄には，針刺し・切創，汚染された洗浄水や薬剤への皮膚・粘膜曝露，環境汚染のリスクがあります．そのため，使用済みの RMD にはできるだけ触れずに済むよう，超音波洗浄器，ウォッシャー・ディスインフェクターやフラッシャー・ディスインフェクター（ベッドパンウォッシャー）を使った機械洗浄方法を選択することが勧められます（➡186 頁，Q 41）．

- 洗浄が済んだ RMD は十分にすすぎます．その後，消毒や滅菌を必要としないものは，完全に乾燥させてから，未洗浄の RMD やその他の汚染物と接することがなく，シンクや汚物槽を使用する際に生じる飛沫を浴びない場所に保管します．また，乾燥しやすい方法で保管し，定期的に，そして除去できない汚染がみられる時にはその都度，新品と交換します．

実践編

　使用済み RMD の仕分けと洗浄を行う際は，PPE を着用して，針刺し・切創，および洗浄水や洗剤への皮膚・粘膜曝露を防ぎます（図 5-7）．

　洗剤を使う前に，取扱説明書と安全データシート safety data sheet（SDS）に書かれた保管条件，濃度，温度，接触時間，材質適合性，曝露した時の対応を確認し，推奨に従って使用します．また，製造元が指定する環境下および方法で，不特定多数がアクセスできない場所に保管します．

　機器に付着している汚染物（血液，血液以外の体液，脂肪，骨・軟骨，組織など）や薬剤（ペースト，セメント，染色液，生理食塩水，消毒薬など）の特性を踏まえて，効果的な洗浄方法を選択します．また，機械洗浄について，定期的な洗浄評価を行うことが推奨されます．これらの詳細については，「医療現場における滅菌保証のガイドライン」の最新版を参考にしてください．

　用手洗浄には，ブラッシング，浸漬，清拭の 3 通りがあります．ブラッシングは洗浄液の中で行うなど，飛沫が生じにくい方法で行います．浸漬する場合は，内腔や隙間にもシリンジなどを用いて洗剤を注入するとともに，浮き上がりを防ぎます．また，タイマーを使って浸漬時間を守ります．水で濡らすことができない RMD には，清拭を行いますが，一方向に拭き，最後に洗剤を拭き取ります．ブラシやスポンジなどの洗浄用具は，傷がつきにくい材質で，適切な大きさのものを使用し，使用後は洗って乾燥しやすい方法で保管します．また，定期的に交換します．汚染が目立つ場合や，機能を果たさなくなった（例えばブラシの毛が減ったり，軸がゆがんだりした）場合も交換します．

　針刺し・切創，洗浄水や洗剤による皮膚・粘膜曝露が起きた時の対応についてあら

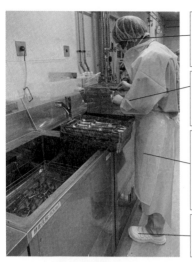

ゴーグルと不織布マスクで顔の粘膜汚染と洗剤への曝露を防ぐ．ゴーグルは曇りにくく，眼の上部，下部（マスクとゴーグルの間），側面から水飛沫が入り込みにくい製品を選ぶ

耐切創手袋で針刺し・切創を予防し，ロング手袋を重ねることで手指から肘までの汚染を防ぐ．いずれも耐久性，耐薬品性が高いニトリル製を使用する

日頃の作業内容からは少量の水はねが懸念されることと，ガウンを長時間装着することによる暑さの問題に対応するため，ASMI レベル1[※1]の SMS 不織布[※2] ガウンで腕と前面を覆い，防水性がより高いプラスチックエプロンを重ねることで特に汚染されやすい胸部〜膝までを守る

先が閉じた耐滑靴
想定される足元の汚染の程度によりシューズカバーや長靴を使用する

図 5-7｜洗浄作業時に着用する PPE の例

※1：米国医療機器振興協会 Association for the Advancement of Medical Instrumentation（AAMI）が作成し，米国国家規格協会 American National Standards Institute（ANSI）が承認したガウンの防護性能規格において，少量の液体への曝露が想定される場面での使用が推奨されているガウン．（ANSI/AAMI PB70：2022．Liquid barrier performance and classification of protective apparel and drapes intended for use in health care facilities）．http://www.aami.org/home

※2：Spunbond Meltblown Spunbond の略で，主にポリプロピレンでできた2枚のスパンボンド製の不織布の間にメルトブローンの不織布を挟んで作られた，繊維の目が細かく，水が透過しにくい不織布．

かじめ取り決め，職員に周知し，定期的に研修を行います．洗剤が誤って眼に入った場合は，すぐに洗うことができるよう，洗眼器をシンクに取り付けるか，洗眼用の生理食塩水を準備します．洗眼器はひねれば安全な温度の水がすぐに使える状態かどうか，毎日点検（数分間蛇口から水を出す）と記録を行います．生理食塩水を設置する場合は，期限管理を行います．眼を洗った後は眼科を受診します．

参考文献
イントロダクションの参考文献を参照（⇒179 頁）．

再使用可能医療機器の消毒は
どのように行うのですか?

A
☞ 効果的な消毒には，効果的な洗浄が必須です

☞ 求められる消毒水準によらず耐熱・耐湿性の RMD には熱水消毒を選択します

☞ 消毒薬を使用する場合は，求められる消毒水準に合うものを選び，濃度，温度，接触時間などを守ります

理論編

● 消毒とは，対象物に存在する微生物数を使用に適した水準にまで減らす工程を指します．消毒法をスポルディング分類に基づいて整理すると，高水準消毒，中水準消毒，低水準消毒に分けられます（表 5-3）．

● 高水準消毒には，熱水や蒸気を用いる物理的消毒法と，消毒薬を用いる化学的消毒法があります．耐熱性・耐湿性の RMD は，消毒水準によらず，熱水消毒を第一選択とします．熱水消毒には人体毒性がないためです．熱水消毒には，ウォッシャー・ディスインフェクターやフラッシャー・ディスインフェクター（ベッドパンウォッシャー）を使います．

● 消毒薬には，物品や環境表面に使用する非生体消毒薬 disinfectant と人体に使用する生体消毒薬 antiseptic があります（表 5-4）．RMD に消毒薬を使用する際の留意点は以下のとおりです．

  ・スポルディング分類や専門書を参考にしながら，対象物の感染リスクに見合う水準の消毒薬を選択する．

表 5-3 | スポルディング分類に基づく消毒水準

高水準消毒	● 少数の芽胞を除き，すべての微生物を死滅させる ● 消毒薬を用いる化学的消毒法と熱水や蒸気を用いる物理的消毒法がある ● 物理的消毒法には人体毒性がないため，耐熱・耐湿性の RMD は可能な限り物理的消毒法を選択する
中水準消毒	● 芽胞以外の細菌（結核菌，栄養型細菌），ほとんどのウイルス，ほとんどの真菌を死滅させる ● 中水準消毒薬を用いる ● 耐熱・耐湿性の RMD は物理的消毒法（熱水消毒）を使用する
低水準消毒	● ほとんどの栄養型細菌，一部のウイルス，一部の真菌を死滅させる ● 低水準消毒薬を用いる ● 耐熱・耐湿性の RMD は物理的消毒法（熱水消毒）を使用する

表 5-4 | 代表的な消毒薬

● 高水準消毒薬

	主な用途と濃度	特徴
グルタラール	軟性内視鏡，医療器具（2〜2.25 w/v％，3 w/v％，3.5 w/v％の製剤がある） ・曝露を防ぐために，内視鏡自動洗浄消毒装置の使用が推奨される ・人体毒性があるため，可能な限り熱水消毒を選択する	・芽胞を含むすべての微生物に有効であるため化学的滅菌剤と呼ばれることもあるが，大量の芽胞を死滅させるには長時間の接触が必要となるため，通常滅菌には使用しない ・さまざまな材質に適合性がある ・原液は酸性であるため，使用時に緩衝化剤を添加して，アルカリ性に活性化する ・使用開始後は分解と希釈が進むため，試験紙で濃度を測定し，推奨される頻度で薬液を交換する ・**蒸気には気道や眼の粘膜に強い刺激性があり，鼻炎や結膜炎を引き起こすことがある．皮膚に付着すると皮膚炎や化学熱傷を引き起こす．そのため，取り扱う際には，PPE（ニトリル手袋，マスク，ガウン，ゴーグル）を着用する．残留した消毒薬による健康被害を防ぐために，器械は十分にすすぐ** ・厚生労働省は 2005 年に**空気中のグルタラール濃度を 0.05 ppm 以下に維持する努力規定**を定めた．そのため内視鏡自動洗浄消毒装置を使用し，蒸気密度が空気よりも大きいことを考慮して換気装置を低い位置に設置するか，窓の開放により空気中の濃度低下を図る
フタラール	軟性内視鏡（0.55 w/v％） ・洗浄が不十分な場合は，残存した有機物と結合し，すすぎを行っても消毒薬が残留するおそれがあることから，内視鏡自動洗浄消毒装置の使用が推奨される ・国内ではフタラールを超音波白内障手術器械類，経尿道的検査機器類に使用できない	・芽胞を含むすべての微生物に有効だが，大量の芽胞を死滅させるにはグルタラール以上の接触時間を要する ・材質適合性に優れる ・緩衝化剤は不要である ・洗浄液の混入で希釈されるため，**試験紙などで濃度を測定し，推奨される頻度で薬液を交換**する ・グルタラールより粘膜刺激性は低いが，粘膜刺激症状や皮膚症状の発生報告があり，皮膚や粘膜に触れると灰色に変色する．そのため，**グルタラールと同様に PPE の着用，器具の十分なすすぎ，換気が必要**である
過酢酸	内視鏡（過酢酸を 6％含む第一剤に緩衝化剤である第二剤を混ぜ，0.3 w/v％液として使用） ・通常は自動洗浄消毒装置に過酢酸が入ったカセットを入れて使用する	・芽胞を含むすべての細菌・ウイルスに有効である ・有機物によって不活性化されにくい ・鉄，銅，真鍮，亜鉛鋼板，炭素鋼を腐食する ・天然ゴム，生ゴムは繰り返し消毒すると劣化しやすい ・強い刺激臭，粘膜刺激性がある．原液（第一剤）が皮膚に付着すると白色化や浮腫が生じることがある．取り扱い時に手袋，ガウン，ゴーグル，マスクなどの PPE を着用する ・内視鏡自動洗浄消毒装置を使用する際は，カセットボトルをセットすればよいので，曝露リスクが生じない ・使用開始後は，分解と希釈が進むため，試験紙で濃度を測定し，推奨される頻度で薬液を交換する

第5章 洗浄・消毒・滅菌

・v/v％（volume/volume％）体積パーセント濃度：薬液の全体量（mL）に含まれる成分量（mL）を百分率で表したもの．vol％と表記する場合もある．
・w/w％（weight/weight％）質量（重量）パーセント濃度：薬液の全重量（g）に含まれる成分の重量（g）を百分率で表したもの．
・w/v％（weight/volume％）質量対体積パーセント濃度：薬液の全体量（mL）に含まれる成分の重量（g）を百分率で表したもの．
・ppm（parts per million）百万分率：100 万分のいくらかを表す．1％は 10,000 ppm である．

● 中水準消毒薬

	主な用途と濃度	特徴
次亜塩素酸ナトリウム	器具，環境表面，リネン（200〜500 ppm） こぼれた血液や嘔吐物・便の処理（1,000〜10,000 ppm） *C. difficile* トキシン陽性患者が使用した物品や病室の高頻度接触環境表面の消毒（1,000〜5,000 ppm） ※生体には通常使用しない	• 幅広い種類の微生物に有効であるが，大量の芽胞には無効である • 塩素ガスには粘膜刺激性がある • 高濃度では皮膚に付着すると刺激症状が出現する • 手袋を付けて取り扱う • 酸性の液体と混ぜない • 金属を腐食する • 漂白作用がある • 有機物の存在下で不活化されやすい • 直射日光（紫外線），高温で分解されやすい • 作り置きは避ける
※1 アルコール	• 消毒用エタノール（60〜90 w/w%） • イソプロパノール（50〜70 v/v%） 注射部位の皮膚消毒 医療機器や環境表面の消毒 手指消毒	• 芽胞には無効であり，ノンエンベロープウイルスには効きづらい．pH 値を酸性またはアルカリ性に調整したアルコール製剤はノンエンベロープウイルスを不活化できるとの報告がある • 即効性がある • 引火性がある • 粘膜・創傷部位に使用しない • 揮発しやすいため，アルコール綿の容器の蓋は閉めておく．個包装製品の使用が勧められる • 合成ゴム製品，合成樹脂製品，光学器具，鏡器具，塗装カテーテルなどを浸漬すると変質することがある • 患者による安全な使用が困難で，職員の目が届かない場所には常設しない
ポビドンヨード	手術部位の皮膚・粘膜（10 w/v%） 手術時手洗い（7.5 w/v%）	• 幅広い種類の微生物に有効である • クロストリディオイデス属など一部の芽胞にも有効だが，バチルス属芽胞には無効である • 粘膜や創傷部位，新生児の皮膚から吸収されやすい • 濡れた状態で 30 分間以上接触すると，皮膚に化学熱傷が生じることがある • 消毒効果を得るには，塗布後は 2 分間あるいは乾燥するまで待つ必要がある • 有機物の存在下で効果が低下しやすい

※1：アルコールとイソプロパノールの違い
• 70%製剤では，一般細菌に対する効果はほぼ同等である．
• ノンエンベロープウイルスに対する効果はエタノールの方が高い．
• イソプロパノールの方が，脱脂作用が強いため，手指消毒に繰り返し使用すると手荒れの原因となることがある．
• イソプロパノールには，独特の臭気がある．
• イソプロパノールの方が，酒税が課されないため，安価である．

	主な用途と濃度	特徴
第四級アンモニウム塩	● ベンザルコニウム塩化物 ● ベンゼトニウム塩化物 環境表面・物品（0.05〜0.2 w/v%） 医療器具・手術部位の皮膚（0.1 w/v%） 手指・皮膚（0.05〜0.1 w/v%） 手術部位の粘膜・粘膜・皮膚の創傷部位（0.01〜0.025 w/v%） 腟・外陰部（ベンザルコニウム0.02〜0.05 w/v%，ベンゼトニウム 0.025 w/v%） 結膜嚢（ベンザルコニウム 0.01〜0.05 w/v%，ベンゼトニウム0.02 w/v%）	● 細菌芽胞，結核菌，多くのウイルスには無効である ● 緑膿菌，セパシア菌，セラチア菌などのグラム陰性桿菌が抵抗性を示すことがあり，消毒薬の汚染が生じることがある ● 材質適合性に優れる ● 医療用綿製品（脱脂綿など）に吸着し，濃度低下を起こしやすいため，必要以上の作り置き・継ぎ足しはしない．消毒綿は毎日作り変えて，容器も消毒する．個包装あるいは単回使用容器に入った消毒綿・綿棒を使用することを積極的に検討する
クロルヘキシジングルコン酸塩	洗浄成分を含む手指のスクラブ剤（4 w/v%） エタノールを含有する穿刺部位の皮膚消毒薬（0.5 w/v%を超える濃度） エタノールを含有する手指消毒薬（0.2〜1 w/v%） 皮膚・手指（0.1〜0.5 w/v%） 皮膚の創傷部位（0.05 w/v%） 結膜嚢・外陰/外性器の皮膚（0.02 w/v%）	● 細菌芽胞，結核菌，多くのウイルスには無効である ● 緑膿菌，セパシア菌，セラチア菌などのグラム陰性桿菌が抵抗性を示すことがある ● アルコールのような即効性はないが，効果が持続しやすく，静菌作用がある ● 結膜嚢以外の粘膜への使用，高濃度・広範囲の熱傷への使用は禁忌である ● 高濃度液が眼に入ると角膜障害を引き起こす ● 医療用綿製品（脱脂綿など）に吸着し，濃度低下を起こしやすいため，必要以上の作り置き・継ぎ足しはしない．消毒綿は毎日作り変えて，容器も消毒する．業務効率化も兼ねて，個包装あるいは単回使用容器に入った消毒綿・綿棒を使用することを積極的に検討する
両性界面活性剤	● アルキルジアミノエチルグリシン塩酸塩 環境表面・物品（0.05〜0.5 w/v%）	● 多くのウイルス，芽胞以外の微生物に効果を示す ● 有機物や石鹸が付着していると消毒効果が減弱する

第5章

洗浄・消毒・滅菌

・推奨される濃度と接触時間*1を守る．

・材質適合性を確認する．

・消毒前に十分な洗浄を行う（➡183頁, Q40）．

・消毒後に十分なすすぎを行う．

・消毒薬の保管方法，使用期限を守る．

・消毒薬の噴霧は，薬液の吸入や不確実な消毒につながりやすいことから，可能な限り避ける．

・推奨されるPPEを着用して取り扱う．

・換気に関する推奨を守る．

・消毒薬が皮膚や粘膜に付着した場合の対処方法について安全データシート（SDS）の内容を確認し，作業場所に洗眼設備を整える（➡183頁, Q40）．

実践編

　耐熱・耐湿性のあるRMDには，ウォッシャー・ディスインフェクター（WD）を用いた熱水消毒が推奨されます．WDは，「予備洗浄 → 本洗浄（洗剤を使用）→ すすぎ → 熱水消毒 → 乾燥」の工程を全自動で行う装置です．単一のチャンバー内で全工程を行う小型のWDもあれば，複数のチャンバーが連なったトンネルを通過しながら工程が進行するWDもあります．前者は診療所や外来に，後者は再生処理を中央化した医療機関の仕分け・洗浄室に設置されることが多い装置です．

　WDの内部には数段のラックがあり，そこに器具を入れた金属製バスケットを並べて運転します．洗浄不良を避けるために，バスケット内の器具は，スプレーアームから噴出する洗浄液が当たるように並べます．例えば鉗子類のボックスロック部やラチェットは開いた状態で重ならないように並べ，過積載を避けます．深さがある器具や内腔のある器具などにも洗浄液を当てることができるオプションパーツを追加設置できる機種もあります．洗剤やプログラム（温度設定など）は器具に合わせて選択します．WDは定期的なメンテナンスと洗浄評価を行います．洗浄評価の詳細については，「医療現場における滅菌保証のガイドライン」の最新版を参考にしてください．

　近年はフラッシャー・ディスインフェクター（FD）も普及しています．FDはベッドパンウォッシャーとも呼ばれます．一般的に，病棟や外来の汚物処理室に設置されて

注
*1　消毒薬が消毒作用を発揮するのに必要な時間であり，例えば第四級アンモニウム塩含浸クロスで診察台を清拭してから次の患者に使用できるまでの時間や，経食道心エコープローブをフタラール製剤に浸漬する時間を指します．消毒薬の種類や製品によって，接触時間が異なります．消毒効果だけでなく，業務効率にも影響するため，確認した上で採用します．使用者には，適切な使用方法の一環として，接触時間についても周知する必要があります．

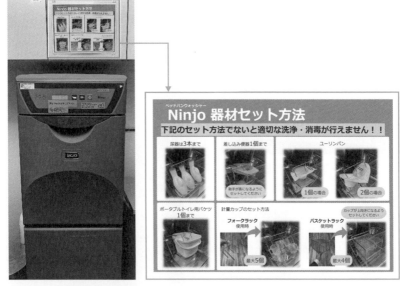

図 5-8 │ FD と器材のセット方法に関する説明書の例

います．洗浄不良を避けるために，FD 庫内にセットする器具の向きや個数は，製造元の推奨に従います（図 5-8）．また，FD で消毒する尿器や便器は，薬剤が届きにくい管腔構造や溝のない製品を選ぶことが勧められます．FD から器具を取り出す前に，器具表面や庫内に目に見える汚れが残っていないことを確認し，必要に応じて再度工程を繰り返すか，可能であれば洗浄・消毒効果の高いサイクルに設定を変更します．繰り返し洗浄不良が起こる場合は，器具のセットの仕方，器具の形状，洗浄・消毒サイクルの設定を見直すとともに，故障の可能性について製造元に確認します．急な故障を避けるために，FD も製造元と定期的なメンテナンス契約を結ぶことが勧められます．ほとんどの FD には乾燥機能が付いていないため，器具を取り出したら，乾燥させてからしまいます．

単回使用のパルプ製器具を使用する医療機関もあります（図 5-9）．使用済みの器具は，マセレーターという装置（図 5-10）で粉砕して，下水に流します．こうした製品を使う利点としては，器具の交差汚染が起こらないことや，業務効率化が挙げられます．一方，欠点としては，ランニングコストがかかることや，器具を保管する比較的広いスペースが必要ということがあります（図 5-11）．この他にも，ベッドパンや尿器に吸水性のある単回使用カバーをかけて使用する製品も販売されています．

病棟や外来などの医療現場で行われる RMD の消毒にはさまざまな課題がありま

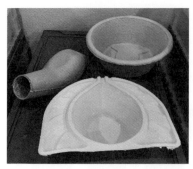

図 5-9 | パルプ製の単回使用排泄用器具

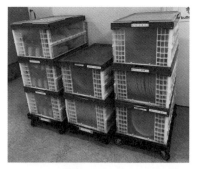

図 5-11 | 病棟に保管されたパルプ製品の在庫

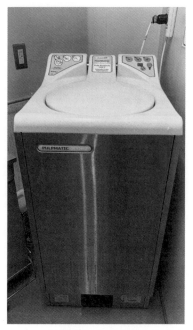

図 5-10 | 病棟の汚物処理室に設置されたマセレーター

す．まず，用手洗浄や消毒薬への浸漬作業には，病原体や化学薬品への職業曝露と環境汚染のリスクが伴います．また，再生処理に関する知識や経験にばらつきのある複数のスタッフが，他の業務の合間に行う洗浄と消毒の質を保証することには労力を要するということもあります．特に複雑な構造の器具，管腔がある器具や浮き上がりやすい器具は，洗浄・消毒不良が生じやすいといわれています．こうしたことから，① 医療機関で使用する RMD の数は可能な限り減らし，② 耐熱・耐湿性のある製品を優先的に選び，③ 大部分の RMD は中央で WD を使った消毒を行い，④ 各現場で消毒しなければならないものには FD や WD を使うことが勧められます．

参考文献
　イントロダクションの参考文献を参照（⇒179 頁）．

Q 42

再使用可能医療機器の滅菌は
どのように行うのですか？

☞ 高温，高圧，高湿度，真空に耐えられる RMD は高圧蒸気滅菌を選択します

☞ ガイドラインの推奨に従って，滅菌バリデーションと各種インディケーターを用いた日常のモニタリングを行います

☞ トレーサビリティ(追跡可能性)を保証し，リコールの手順を定めます

- 滅菌とは，細菌芽胞を含む生育可能な微生物を死滅させるための管理された工程を指します．滅菌の工程が目指すのは，無菌性保証水準 sterility assurance level (SAL)の達成です．SAL とは，滅菌後の器械に 1 個の微生物が存在する確率で，世界的には 10^{-6}(100 万分の 1)が採用されています．また，滅菌によってこの水準に達することを無菌性の保証といいます．したがって，無菌性が保証された器械は，微生物で汚染されている可能性はないに等しいと考えて使えるということになります．

- SAL を達成することができる滅菌法には，高圧蒸気滅菌，過酸化水素低温ガスプラズマ滅菌，酸化エチレンガス(EOG)滅菌，乾熱滅菌，放射線滅菌などがあり，この中から，滅菌する器械や包装の材質，構造に合ったものを選択します(表 5-5)．高温，高圧，高湿度，真空に耐えられる器械であれば，人体への影響が最も少ない高圧蒸気滅菌を選択します．

- 滅菌を行った器械の無菌性を保証する方法には，滅菌バリデーションと各種インディケーターを用いた日常のモニタリングがあります．

- 滅菌バリデーションは，据付時適格性確認 installation qualification(IQ)，運転時適格性確認 operational qualification(OQ)，稼働性能適格性確認 performance qualification(PQ)から構成されます．PQ はさらに物理的 PQ と微生物学的 PQ に分類されます(表 5-6)．

- 滅菌バリデーションは通常，メーカーが行いますが，PQ は病院の滅菌物供給部門 central sterile supply department(CSSD)が実施することもできます．いずれが行うにしても PQ によって SAL を達成するための滅菌条件を確認し，それをもとに標準作業手順書 standard operating procedure(SOP)を作成することになりますから，CSSD の責任者は PQ の内容についてはよく把握しておく必要があり

表 5-5 | 代表的な滅菌法

滅菌法と作用機序	長所	短所	主な注意点
高圧蒸気滅菌 高温・高圧の飽和水蒸気により蛋白凝固を促進し，微生物を殺滅する	・短時間で行える ・残留毒性がなく，人体に対して安全である ・ランニングコストが安価である	・耐熱性，耐湿性のない機器には使えない ・無水油，粉体の滅菌に適さない	・温度，時間，圧力の変化を確認する
過酸化水素低温ガスプラズマ滅菌 高濃度の過酸化水素に高周波エネルギーを加え，低温プラズマ状態を作り，この時生成されるフリーラジカルの作用で微生物を殺滅する	・非耐熱性機器の滅菌ができる ・短時間で滅菌が可能なため，滅菌から供給までの時間が短い ・設置するのに特別な装置が必要ない	・液状または粉状の製品，液体を吸収する製品，セルロース・パルプを含む製品，ナイロンの表面が重なる製品，両端が閉じている管腔構造製品には使用できない ・ランニングコストが比較的高い	・専用の包装材料を使用する必要がある ・細管構造物は専用のブースターを取り付ける
酸化エチレンガス（EOG）滅菌 酸化エチレンガスにより蛋白質や核酸酵素分子をアルキル化させ微生物を殺滅する	・非耐熱性の機器が滅菌できる ・細管構造物の確実な滅菌が可能である	・残留毒性があるため，滅菌後に 8～12 時間のエアレーションが必要である ・滅菌から供給までの時間が長い	・人体毒性があるため，特定化学物質障害予防規則（特化則）に基づいた安全対策が必要である ・耐熱性，耐湿性のない器材の滅菌に限定する

表 5-6 | 滅菌バリデーション

据付時適格性確認（IQ）	滅菌器が仕様書どおりに設置され，必要な関連設備（水，蒸気，電気，空気，排水設備など）に接続されたことを確認し，記録すること
運転時適格性確認（OQ）	設置された装置を手順どおりに運転した場合に，あらかじめ定めた基準範囲内で作動することを確認し，記録すること
稼働性能適格性確認（PQ）	実際に RMD の滅菌を行ってみて，適切に滅菌できていることを確認し，記録すること．物理的 PQ では，滅菌器内の被滅菌物内部の温度が滅菌温度に達し，一定の時間，維持されていることを確認する．微生物学的 PQ では，BI を入れた PCD（➡199 頁，図 5-14）を使用する．判定結果が陰性であれば SAL が達成されたと考える

ます．このようにして作成した SOP に沿って滅菌を行っている限り，無菌性が保証された器械を恒常的に提供することが可能になります．さらに，この状態を維持するために，定期的な保守点検を行うとともに，少なくとも年に 1 回は，手順などに加えた変更の影響に応じて，IQ，OQ，PQ のいずれか，またはすべてについて再確認を行い，SOP を改訂します．

- SOP に従って滅菌を行っていても，装置の不具合などで，滅菌不良が起こりえま

す．そのため，CSSD の職員は，物理的インディケーター，化学的インディケーターおよび生物学的インディケーター（➡column ⑬）を用いて，設定している滅菌条件に達していることを日常的にモニタリングし，記録します．

● RMD に洗浄・消毒・滅菌不良，セット内の器械の不足・入れ間違い，異物混入，破損や不具合の可能性などが判明した場合は，リコール（回収）を行うことになります．迅速な対応が必要となるので，あらかじめリコールに関する手順書を準備しておきます．

● リコールを迅速に行うには，RMD のトレーサビリティ（追跡可能性）を保証することも大事です．トレーサビリティとは，各 RMD に二次元シンボルや IC タグ，バーコードなどを用いた識別子（ID）を取り付けることで，再生処理を行った日時，方法，場所，インディケーターの判定結果，使用した患者，使用日時や場所などの情報と紐づけることを指します．

● 滅菌物の有効期限には，時間依存型無菌性維持 time-related sterility maintenance（TRSM）と事象依存型無菌性維持 event-related sterility maintenance（ERSM）の 2 通りの考え方があります．TRSM は 3 か月や 6 か月といった画一的な有効期間を設定する方法ですが，ERSM は滅菌後の時間の長さではなく，包装の破損など滅菌の保証が破綻するまで安全に使用可能とする考え方です．TRSM を採用する場合は，各パッケージに有効期限がわかるようなシールを貼付します．ERSM を採用する場合でも，長期間使用しない機器を保管しなくても済むよう，適正在庫を維持します．

● 各部門に滅菌物を払い出す際は，化学的インディケーターの変色や包装に破損がないことを確認した上で，清潔な容器やカートに入れて搬送します．滅菌物は，水濡れ，埃の蓄積，落下が起こらない場所に保管します．積み上げ，詰め込みすぎは包装が破れる原因になるため，適正な数量を決められた場所に保管し，先入れ・先出しで使用します．

実践編 ●

　滅菌は，家庭での洗濯のように，汚れた機器と滅菌剤を滅菌器に入れて動かすような単純な工程ではありません．滅菌工程を経た機器は，無菌性が保証されたものとして無菌の組織や血管内で使用するため，バリデーションに加え，各種インディケーターを使った日常的なモニタリングが必要不可欠です．それだけでなく，汚染や破損を起こさない方法による使用済み機器の回収，効果的な洗浄とその評価，機器の保守点検，適切な滅菌バッグ・ラップ材・コンテナの選択，滅菌不良や包装の破損を防ぐ

ための機器のポジショニングや先端保護，滅菌器チャンバー内での積載方法や積載量，トレーサビリティの確保，期限・在庫管理，衛生的な保管など，RMD を安全に再生処理また使用するために行う品質管理には，多くの要求事項が含まれます．

　滅菌は，専門性が非常に高い領域なので，詳しいことはガイドラインや専門書を読み込み，CSSD の見学を行うなどして学ぶ必要があります．感染対策の担当者は，CSSD の責任者と日常的にコミュニケーションを図り，ガイドラインの推奨事項に照らし合わせながら，自施設で行われている RMD の再生処理工程と課題を把握し，品質改善に関わることが重要です．CSSD の定期的なラウンドやミーティングに参加することも有益です．滅菌を外部委託している場合でも，ガイドラインの推奨事項が実践されているか，見学とヒアリングを通して確認することが勧められます．

　また，医療現場において無菌性の保証が破綻するのを防ぐために，医療関係者には以下の点について指導を行うとよいでしょう．

- 滅菌物の外装を濡らさない（シンクのそばなど水飛沫で汚染される場所に置かない，ペンやマジックで紙の部分に記入しない）．
- いったん開封した器械の無菌性は保証されない．
- 期限が切れたもの，外装が破損しているもの，床に落としたものは使わない．
- 使用前に化学的インディケーターの色を確認し，まったく変色していない，あるいは変色が不完全なものは使わない．
- 機器に破損がみられないか確認し，破損しているものは使わない．
- 期限切れ，破損，インディケーターの異常などがあって使用できなかった機器は保管しておき，CSSD に連絡する．

column⑬　インディケーター

● 物理的インディケーター

　物理的モニタリングなどとも呼ばれる．滅菌器内が設定された温度，時間，圧力に達したことを確認するために行う（図 5-12）．滅菌器に付属している計測器で確認し，記録する．滅菌物ごとのモニタリングはできない．

● 化学的インディケーター chemical indicator(CI)

　滅菌物が設定された滅菌工程を経て，熱，蒸気，ガスなどの滅菌剤に曝露したことをテープやカードなどの色の変化で確認する指標を指す．無菌性は保証しない．工程管理（包装外部用），ボウィー・ディックテスト，条件検知（包装内部用）の 3 種類がある．さらに，用途や性能に応じてタイプ 1〜6 に分類される（表 5-7）．

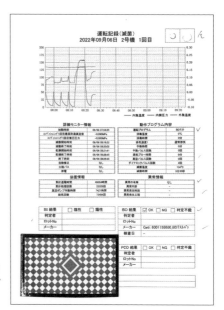

図 5-12｜高圧蒸気滅菌器の物理的パラメーターのモニタリング記録の例

表 5-7｜化学的インディケーター

分類・名称	特徴と用途
タイプ 1 工程管理インディケーターまたは包装外部用インディケーター	• 滅菌バッグの外装に印字（図 5-13-a），または滅菌テープ（図 5-13-b）として貼付され，滅菌後は色が変化する．一見して滅菌済みであることが判別できることから，未滅菌の RMD の払い出しや使用を防ぐために用いる．条件検知（包装内部）CI が見える場合は，必須ではない
タイプ 2 ボウィー・ディックテスト	• 高圧蒸気滅菌器内部で，空気排除と蒸気の浸透が起きたことを確認するために行う．専用のテストパックが販売されている（図 5-13-c）．始業時に空運転（暖機運転）を行った後に，滅菌器内の下方，排水口から 10 cm ほど上の位置に設置し，132〜137℃で 3.5〜4 分（製品によって異なる）滅菌処理を行った後，パックからインディケーターを取り出して，完全に変色していることを確認し，記録する（図 5-12，13-d）
タイプ 3〜6 条件検知インディケーターまたは包装内部用インディケーター タイプ 4 は 2 つ以上の，タイプ 5 と 6 はすべての重要プロセス変数に反応する．数字が大きいほど精度が高い	• 滅菌バッグやコンテナの内部に置かれ，重要プロセス変数（滅菌保証のための条件で，高圧蒸気滅菌の場合は，温度，時間，蒸気の有無に関する設定条件を指す）に反応して変色する（図 5-13-e） • 各 CI には，stated value（SV，重要プロセス変数に関する合格基準）が製造元により定められている．例えば SV が 134℃ 8 分に設定された高圧蒸気滅菌器用 CI は，この条件が達成された時に完全に変色する • 包装内部の CI が変色していれば，滅菌剤が包装内部の器材に接触し，規定された滅菌条件に達したことを目視で知ることができる．ただし，無菌性の保証はできない

第5章 洗浄・消毒・滅菌

197

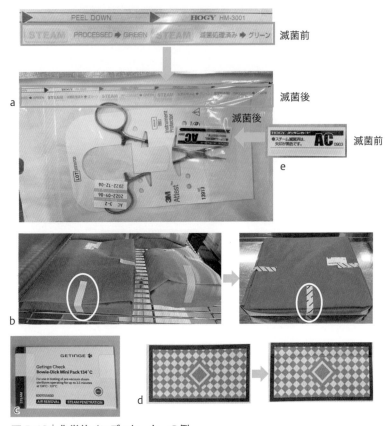

図 5-13 │ **化学的インディケーターの例**

a 工程管理（包装外部用）インディケーター：滅菌バッグ外装に印字．写真の製品は高圧蒸気滅菌後にオレンジの文字が緑に変色する．

b 工程管理（包装外部用）インディケーター：ラップ材に貼付された滅菌テープ．写真の製品は高圧蒸気滅菌後に黒い斜線が現れる．

c ボウィー・ディックテスト用のテストパック

d c 内部のインディケーター．高圧蒸気滅菌後にピンクから緑に変色する．

e 条件検知（包装内部）インディケーター．写真の製品は高圧蒸気滅菌後に緑の部分が黒に変色する．

● 生物学的インディケーター biological indicator(BI)

　各滅菌方法に対して最も死滅しづらい微生物（細菌芽胞）を含む試験キットである．滅菌工程を経た後に死滅（陰性）を確認することにより，SAL が達成されたと判断する．

　通常 BI は CI とともにプロセスチャレンジデバイス process challenge

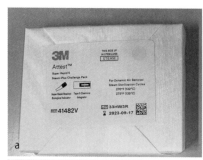
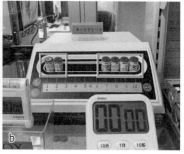
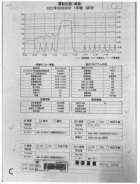

図 5-14 | **PCD を用いた BI の使用例**
a プロセスチャレンジデバイス
b 自動判定装置にセットされた BI(左端は陽性コントロール)
c 記録用紙の例

device(PCD)に挿入した状態で使用する. PCD とは, 特定の滅菌法に対して規定された抵抗性を有し, 滅菌工程が有効であることを確認するために使用する箱状の用具を指す(図 5-14-a). PCD は製造元が推奨する滅菌器内部の最も滅菌されにくい場所(温度が低い場所や滅菌剤が届きにくい場所)に設置する. 滅菌工程を経た BI は, 専用の自動判定装置で陽性か陰性か判定することができる(図 5-14-b). これを行う前に, 同じ製造ロット番号の陽性コントロール BI を培養し, 陽性となることを確認することが推奨されている. BI の判定結果は記録に残す(図 5-14-c).

　推奨される BI の使用頻度は滅菌法によって異なる. 高圧蒸気滅菌では, 少なくとも毎日 1 回, できるなら毎回使用し, 陰性判定を確認後に払い出すことが推奨されている. インプラントの滅菌ではその都度使用する必要がある. その他の滅菌法では, 毎回 BI を使用し, 陰性判定を確認後に払い出すことが推奨されている. BI は誤判定を防ぐために, 製造元が推奨する方法で保管・管理し, 有効期限内に使用する必要がある. 近年は 20 分程度で判定可能な BI が販売されており, 陰性判定を確認後に払い出すことが容易になっている.

参考文献
1) 日本医療機器学会：医療現場における滅菌保証のガイドライン 2021.
   https://www.jsmi.gr.jp/wp/docu/2021/10/mekkinhoshouguideline2021.pdf
2) 手術医療の実践ガイドライン改訂第三版準備委員会：手術医療の実践ガイドライン 改訂第三版. 2019.
   http://jaom.kenkyuukai.jp/images/sys/information/20210616135951-48BD57DC717273CD728785
   686C6592D9FF323FBF97D4BAC7ECA952EB16C01D2B.pdf
3) 大久保憲，他(編)：消毒と滅菌のガイドライン 2020 年版. へるす出版，2020.

Q 43

内視鏡を介した病原体の伝播を防ぐにはどうすればよいですか?

☞ 再生処理の全工程に微生物汚染のリスクが存在します

☞ 再生処理の手順はガイドラインの推奨に従って作成し，作業者の研修を行います

☞ 他の RMD と同様に，再生処理の中央化を検討します

- 軟性内視鏡，特に消化器内視鏡は，肝炎ウイルスや薬剤耐性菌などの病原体で汚染されやすい医療機器です．それは，次のような理由によります．
  - ・細菌数が多い器官と接触する．
  - ・確実な洗浄，消毒，乾燥が難しい．
    - ◦分岐する細長い管腔（チャンネル）を持つ．
    - ◦複雑な構造の部品や装置が付いている．
  - ・耐熱性がなく，高圧蒸気滅菌を行うことができない．
- 汚染された消化器内視鏡が関与した集団感染事例では，再生処理工程におけるさまざまな不備が要因として指摘されています（表 5-8）．
- 特に近年は内視鏡的逆行性胆道膵管造影 endoscopic retrograde cholangiopancreatography（ERCP）に用いる十二指腸内視鏡を介した薬剤耐性菌の伝播

表 5-8 | 消化器内視鏡の集団感染につながった再生処理工程における問題点

工程	問題点
洗浄	● すべてのチャンネルや部品を洗浄していない
消毒	● 消毒薬との接触時間が短い ● 消毒薬の濃度が低い ● 消毒薬の種類が不適切 ● 洗浄のみで，消毒を行っていない
漏水（リーク）テスト※1	● テストを実施していない ● テストの実施頻度が低い ● テストの方法に誤りがある
装置	● 自動洗浄装置の汚染・故障・洗浄水の汚染

※1：漏水（リーク）テスト：内視鏡に破れや穴あきがないことを確認するための検査．破損があると故障，微生物の繁殖，洗浄・消毒不良につながるため，推奨される頻度で実施する．

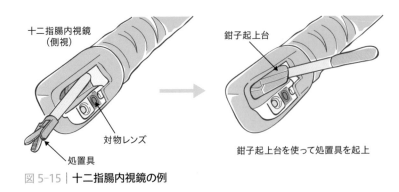

図 5-15 | 十二指腸内視鏡の例

が問題となっています．米国では 2013 年と 2014 年の 2 年間に，内視鏡先端にある鉗子起上装置の汚染により，約 135 人にカルバペネム耐性腸内細菌目細菌 carbapenem-resistant *Enterobacterales*（CRE）が伝播しました．日本で使用されている十二指腸内視鏡は，先端キャップを取り外して洗浄することができるため，取り外せない製品に比べれば洗浄は容易です．しかし，国内でも CRE は珍しい薬剤耐性菌ではなくなっており*1，汚染されるリスクは常にあると考えて，再生処理を行う必要があります（図 5-15）．

実践編 ●

軟性内視鏡は，再生処理のすべての工程に，微生物汚染のリスクが潜んでいます（図 5-16）．ここでは，各工程のポイントを示します．詳細については，参考文献 1)～6) のガイドラインを参考にしてください．

1 ベッドサイド洗浄

- 内視鏡の外表面を濡れたガーゼで清拭し，付着した体液を可能な限り除去します．
- 中性または弱アルカリ性の酵素洗剤を使用し，吸引・鉗子チャンネルに 200 mL 以上を吸引します．
- 粘液・血液によるノズルの詰まりを防ぐために，専用チャンネル洗浄アダプターを使用し，送気と送水の両チャンネルに送水します．

注
*1 2021 年度には，厚生労働省院内感染サーベイランス検査部門 2,220 施設の 50%以上で検出されています．

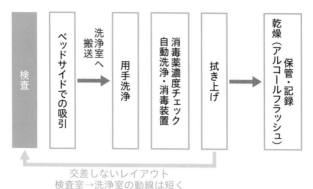

図 5-16 | 軟性内視鏡の再生処理工程

検査 → ベッドサイドでの吸引 → 洗浄室へ搬送 → 用手洗浄 → 消毒薬濃度チェック 自動洗浄・消毒装置 → 拭き上げ → 乾燥（アルコールフラッシュ）保管・記録

交差しないレイアウト
検査室→洗浄室の動線は短く

- スコープケーブルと吸引チューブはアルコール消毒し，汚染拡大を防ぎながら抜去します．

2 洗浄室での用手洗浄

- 使用済みのすべての内視鏡に漏水（リーク）テストを行います（図 5-17）．
- 中性または弱アルカリ性酵素系洗浄剤を使用し，流水下で内視鏡外表面を洗浄します．できれば酵素系洗浄剤の温度を一定に保つ恒温槽を使用します．
- 専用ブラシでブラッシングを行います（図 5-18）．
  - ・ボタン・鉗子栓は外して，ブラッシングを行う．
  - ・流水下または洗浄液中で吸引・鉗子チャンネル内の 3 方向をブラッシングする．チャンネル先端から出るブラシに汚れ（血液・粘液）が付着しなくなるまでブラッシングを繰り返す．
  - ・副送水管のある内視鏡は専用アダプターを使用する．
  - ・十二指腸内視鏡は先端カバーを取り外し，洗浄液中で鉗子起上装置を動かし，ブラッシングを行う．ワイヤーチャンネルには洗浄チューブで洗浄液を注入する（図 5-19）．
- 洗浄用のブラシは毛の量が十分で，軸に破損や屈曲がないものを使います．洗浄する内視鏡 1 本につき，高水準消毒を行ったブラシや単回使用のブラシを使用する施設もあります．
- 大量の水道水で外表面とチャンネル内腔をすすぎます．
- 洗浄を行う職員は，ゴーグル，マスク，ガウン，手袋を着用します．手袋は，ニト

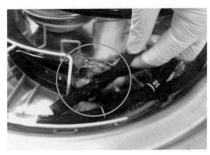

図 5-17 | 漏水テストの際に内視鏡外表面にできた小さな穴から気泡が出ている様子

(聖路加国際病院内視鏡検査科 岡田修一先生のご厚意により提供)

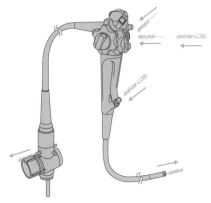

図 5-18 | ブラッシングの方向

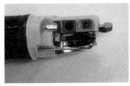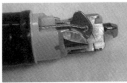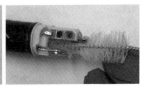

図 5-19 | 十二指腸内視鏡の鉗子起上装置（キャップを外した状態）

鉗子起上装置は先端キャップを取り外し，専用ブラシを用いて鉗子台をブラッシングし，洗浄液中で鉗子台の起上・倒置とシリンジによる洗浄液のふきつけを行う．

(聖路加国際病院内視鏡検査科 岡田修一先生のご厚意により提供)

リル製が推奨されます．耐久性と薬剤耐性があるためです．さらに，滑りにくく，ガウンの袖を覆うことができる長めのものを選ぶとよいでしょう．

3 自動洗浄・消毒装置による洗浄・消毒

- 自動洗浄・消毒装置の使用は，消毒工程の標準化，消毒薬への職業曝露防止，業務効率化に貢献します（図 5-20）．
- 装置を使用する場合でも，ベッドサイドや洗浄室での洗浄工程は効果的な消毒のために極めて重要です．
- 消毒薬の濃度低下は微生物汚染の原因となるため，濃度確認と交換は製造元の推奨に従います．
- 装置の故障や汚染を防ぐために，定期的なメンテナンスを行います．
- 装置に入っている内視鏡が未消毒の状態なのか，消毒が終了した状態なのか，判別

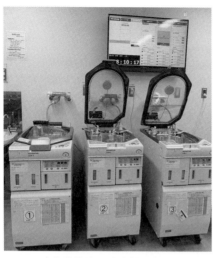

図 5-20 | 自動洗浄・消毒装置（聖路加国際病院）

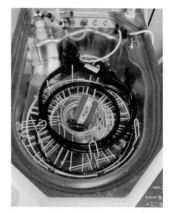

図 5-21 | 自動洗浄・消毒装置にセットされた未消毒の内視鏡

汚染されていることがわかるように札を立てる運用を実施している.

するための対策を実施し，消毒前の内視鏡の誤使用を防ぎます（図5-21）.

- 内視鏡の消毒には，過酢酸，グルタラールまたはフタラールを使用することが推奨されています．これらの消毒薬は血液などの有機物によって不活化されにくい特性を持つためです.

- クリニックなどで広く使用されている機能水（強酸性電解水，オゾン水）は，有機物濃度が0.1%で不活化され，時間の経過とともに濃度が低下する不安定な性質があります．したがって使用する場合は，こうした性質について理解するとともに，医療機器として認可された装置を用いる必要があります.

- 消毒薬の蒸気への曝露を防ぐために，床に近い位置または装置付近に強制排気装置を設置します.

4 乾燥と保管

- 1日の検査終了時に，吸引・鉗子チャンネルにアルコールフラッシュを実施し，送気・吸引を行い，すべてのチャンネルを乾燥させます．これによって，残留した水の中でブドウ糖非発酵菌が増殖するのを防ぎます.

- ボタンや鉗子栓などはすべて外し，保管庫につるして保管します（図5-22）．破損や汚染を防ぐために，巻かずに，床と接しないように保管するのがベストです.

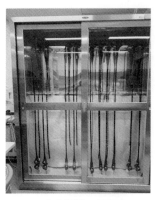

図 5-22 | 内視鏡の保管庫

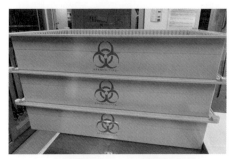

図 5-23 | 使用済みスコープの搬送容器例

● 保管庫の中は定期的に清掃します.

5 付属品の取り扱い

● 送水ボトルと接続チューブは毎日洗浄し，乾燥させ，週 1 回以上滅菌することが推奨されています.
● RMD として販売されている生検鉗子は滅菌します.

6 内視鏡の搬送

● 使用後のスコープは，バイオハザードマークが表示されたビニール袋や蓋付き容器に入れて洗浄エリアまで搬送します（図 5-23）.
● 可能な限り，未洗浄の内視鏡と洗浄済みの内視鏡が交差しないような動線を確保します.
● 消毒済みスコープは，清潔なビニール袋または蓋付きの容器に入れて検査エリアに搬送します.

7 履歴管理

● 品質保証の一環として，洗浄・消毒歴を記録に残します. 記録があれば，洗浄不良や消毒不良が判明した場合に，患者の後追いと対応が可能になります.
● 記録する情報には，患者氏名，ID，使用年月日と時刻，内視鏡番号，担当者氏名，

自動洗浄・消毒器装置番号，装置の運転状況などを含めます．
- 履歴管理専用ソフトを使うと便利です．

8 その他

- 内視鏡の再生処理もできる限り中央化するのが理想的です．中央化が難しい場合でも，洗浄・消毒・履歴管理の手順は病院全体で標準化し，定期的に研修を行います．
- 消毒済み内視鏡や洗浄用水の定期的な細菌検査の意義について見解は定まっていませんが，消毒済みの内視鏡から腸内細菌目細菌や緑膿菌などのブドウ糖非発酵菌が検出されたとの報告もあり，品質保証の一環として実施する病院もあります．指標菌，基準値，対応については参考文献 8)と 9)を参照してください．

参考文献
1) 日本環境感染学会，他：消化器内視鏡の感染制御に関するマルチソサエティ実践ガイド 改訂版．2013．
http://www.kankyokansen.org/modules/publication/index.php?content_id=14
2) 岩切龍一，他：Multisociety guideline on reprocessing flexible GI endoscopes and accessories．日本消化器内視鏡学会雑誌 60(7)：1370-96，2018
3) WGO-OMGE/OMED Practice Guideline Endoscope Disinfection(世界消化器病学会/世界消化器内視鏡学会 内視鏡洗浄消毒に関する実践ガイドライン訳文)．日本消化器内視鏡技師会．
https://www.jgets.jp/kiji00313/3_13_15_590178d24a86424943e60d0b.pdf
4) Day LW, et al：消化器内視鏡の洗浄・消毒標準化にむけたガイドライン．Gastrointest Endosc．2021；93(1)：11-33.e6．**PMID** 33353611
5) 日本耳鼻咽喉科学会：耳鼻咽喉科内視鏡の感染制御に関する手引き．2016．
http://www.jibika.or.jp/uploads/files/guidelines/kansen_seigyo.pdf
6) 日本泌尿器科学会 尿路管理を含む泌尿器科領域における感染制御ガイドライン作成委員会(編)：尿路管理を含む泌尿器科領域における感染制御ガイドライン 改訂第 2 版．2021．
https://www.urol.or.jp/lib/files/other/guideline/42_infection_control_guidelines.pdf
7) Ofstead CL, et al：Gastroenterol Nurs．2010；33(4)：304-11．**PMID** 20679783
8) 日本消化器内視鏡技師会内視鏡安全管理委員会(編)：内視鏡定期培養検査プロトコール．日本消化器内視鏡技師会会報 2012；48(別刷)：266-75．
https://www.jgets.jp/kiji00313/3_13_7_5901787a4a86424943e60d05.pdf
9) FDA：Duodenoscope surveillance sampling and culturing protocols．
https://www.fda.gov/media/111081/download
10) Humphries RM, et al：Clin Infect Dis．2017；65(7)：1159-66．**PMID** 29579235
11) 厚生労働省医薬食品局：十二指腸内視鏡による多剤耐性菌伝播防止のための洗浄・消毒方法等の遵守について．医薬品・医療機器等安全性情報 No. 322．2015 年 4 月．
https://www.mhlw.go.jp/file/06-Seisakujouhou-11120000-Iyakushokuhinkyoku/0000185361.pdf
12) 厚生労働省 院内感染対策サーベイランス事業：検査部門 JANIS(一般向け)期報・年報．
https://janis.mhlw.go.jp/report/kensa.html

第6章 医療環境管理
―多部門で行うリスク評価と改善

イントロダクション（Q & A の前に）

- 医療環境 environment of care または healthcare environment とは，患者，家族，職員を取り巻く物理的空間を指します．医療環境には，建物，医療機器や備品などのあらゆるモノ，そして**ユーティリティ**が含まれます．

- 医療環境には，そこに存在するすべての人に影響を与えるリスクが存在します．例えば閉じない防火扉による煙の充満や延焼，乳幼児の連れ去り，故障したストレッチャーからの転落，内視鏡洗浄中に酵素系洗浄剤が眼に入ったことによる障害，通路の段差による転倒，工事エリアから粉塵が飛散したことによるアスペルギルス症の集団感染などがあります．

- 医療環境におけるこうしたリスクは8領域に分類することができます（表6-1）．これらのリスクは，通常，何らかのインシデントやアクシデントが起こるまでは顕在化しないため，リスク評価を行い，積極的に防ぐ必要があります．このような取り組みを医療環境管理といいます．

- 医療環境管理は，各領域に関する専門知識を持つ職員，改善策を実践する現場の代表者，ファシリテーター役の第三者から構成されるチームによって行うことが推奨されています．

もう少し詳しく

医療環境におけるリスクを洗い出す手段や機会として，チェックリストを用いた定期的なラウンド，法律などに基づいて行われる定期点検や立ち入り検査，第三者機関による病院機能評価などが利用できます．

医療環境における課題が明らかになったら，医療環境チームで優先順位を決めて，高いものから改善策を検討します．検討を行うのは課題に関連する部門から選出されたコアメンバーです．

例えば免疫不全患者が入院する病棟で，天井の空調吹き出し口に大量の結露が生じていることが判明したとします．このような場合，医療環境チームは真菌感染症のリスクがあるため，優先順位が高い課題と判断し，具体的な改善策を検討するコアメンバーの選出を感染対策部門，空調管理部門，当該病棟に依頼します．

コアメンバーで，改善を行った場合，行わなかった場合，それぞれについて，メリッ

用語解説
ユーティリティ：電気，空調，水，ガス，通信など医療提供に不可欠なインフラ

表 6-1 | **医療環境管理を構成する領域**

領域	説明	リスクの例
セーフティ	偶発的に起こる危害から医療環境内の人々を守ること	● 漏水による真菌感染症 ● 破損した車椅子による外傷 ● 災害,自殺,労働災害
セキュリティ	意図的に加えられる危害や損失から医療環境内の人々やモノを守ること	誘拐,盗難,暴言・暴力
危険物質・廃棄物管理	人体に影響を与える物質を安全に管理すること	● 可燃性ガスへの引火 ● 酵素洗剤への曝露による眼障害 ● 可燃ごみに混入した鋭利物による針刺し・切創
火災安全	火災による危険から医療環境内の人々を守ること	避難経路上の障害物
医療機器の管理	不具合のある医療機器の使用による事故を防ぐこと	故障した医療機器の使用
ユーティリティ設備管理	医療提供に不可欠なインフラを維持すること	● 貯湯槽の温度低下によるレジオネラ菌の増殖 ● 換気量不足
災害対応	災害や緊急事態(地震,水害,台風,パンデミックなど)に対応すること	● 陰圧個室の不足 ● 停電,断水
建築・改築・解体工事	影響を最小限にとどめる措置を講じること	工事エリアからの塵埃の飛散によるアスペルギルス症,振動によるレジオネラ症

トとデメリットを明らかにし,記録します.改善を行うメリットが高い場合は,最終決定機関に報告し,予算を確保して,改善を実行します.

　1 回の補修で済んでしまうような課題もあれば,変更した手順に関する継続的な研修を要する課題もあります.どのような課題にせよ,改善状況を確認するためのモニタリングと再評価は必須です.

　本章では,感染対策部門が関与することが多い医療環境における課題について解説します.リスク評価に用いるチェックリストや評価の実際については,日本環境感染学会 医療環境委員会ホームページに掲載されている「医療環境リスク評価ツール集」(http://www.kankyokansen.org/modules/iinkai/index.php?content_id=1)をご参照ください.

参考文献

1) CDC : Guidelines for Environmental Infection Control in Health-Care Facilities(2003).
https://www.cdc.gov/infectioncontrol/guidelines/environmental/index.html

2) Ontario Agency for Health Protection and Promotion(Public Health Ontario), Provincial Infectious Diseases Advisory Committee : Best practices for environmental cleaning for prevention and control of infections in all health care settings. 3rd ed. Toronto, ON : Queen's Printer for Ontario ; 2018.
https://www.publichealthontario.ca/-/media/documents/B/2018/bp-environmental-cleaning.pdf

3) Joint Commission Resources : Environment of care. risk assessment. 3rd ed. 2018.

4) APIC : Infection Prevention Manual for Construction & Renovation. 2019.
https://apic.org/Resource_/store/books/preview/SLS9808_Preview.pdf

第6章

医療環境管理

医療機関ではどのような清掃を
行えばよいですか?

A ☞ 医療機関で行う清掃には，眼に見える汚れの除去に加え，環境表面の微生物数を，医療関連感染を引き起こさない水準にまで下げることが求められます

☞ そのためには，高頻度接触環境表面およびノンクリティカル物品の洗浄と消毒，清掃作業の定期的な評価などが特に重要です

☞ 場所ごとの清掃頻度や内容はリスク評価に基づいて決定し，清掃の質は，清掃作業 cleaning と清潔さ cleanliness の 2 側面から評価します

1 医療機関における清掃の役割

● 清掃とは，「環境表面に存在する有機物と無機物を物理的作用で除去し，その後に消毒を行い，その作業が適切かモニタリングすることから構成される複雑で多面的な工程」を指します．簡単にいえば，汚れを除去また消毒し，決められたとおりに作業が行われていることを確認する作業のことです．

表 6-2 | ホテルと医療機関に求められる清潔さの違い

ホテルに求められる清潔さ hotel clean	● 床や幅木にしみ，目に見える埃，こぼれ，液だれがない ● 床，天井，ドアに目に見える埃，汚れ，液だれ，蜘蛛の巣，手形がついていない ● すべての水平面(家具，窓の桟，オーバーヘッドライト，電話，絵画のフレーム，絨毯を含む)に目に見える埃，液だれがない ● 浴室設備(トイレ，シンク，浴槽，シャワー)に液だれ，汚れ，しみ，石鹸カスがみられない ● 窓や鏡に埃や液だれがない ● ディスペンサーに埃，汚れ，堆積物がなく，補充されている ● 家具や電化製品に埃，汚れ，しみがない ● 廃棄物が適切に処分されている ● 破損，破れ，ひび割れ，機能不全の物品は交換されている
医療機関に求められる清潔さ hospital clean	ホテルに求められる清潔さに加え， ● 病室内の高頻度接触環境表面の清掃と消毒が行われている ● 患者ごとにノンクリティカル物品(➡177 頁，第 5 章)の洗浄と消毒が行われている ● 清掃作業が定期的にモニタリングされ，オーディットとフィードバック，教育が行われている

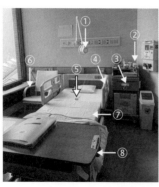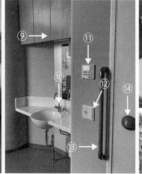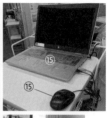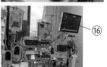

図 6-1│病室内の代表的な高頻度接触環境表面
① ランプ，② 電話，③ 引き出し，④ ベッド柵，⑤ ナースコール，⑥ 椅子，⑦ シーツやカーテンなどのリネン類，⑧ テーブル，⑨ 戸棚，⑩ 水道ハンドル，⑪ エアコンスイッチ，⑫ 電気スイッチ，⑬ 手すり，⑭ ドアノブ，⑮ キーボード・マウス，⑯ 医療機器パネルやスイッチ

- 医療機関（病院）の環境に求められる清潔さ hospital clean と，ホテルの環境に求められる清潔さ hotel clean には違いがあります（表 6-2）．すなわち，ホテルに求められる清潔さは，目に見える汚れがない状態ですが，医療機関に求められる清潔さは，hotel clean の状態に加え，環境表面に存在する微生物数が，医療関連感染 healthcare associated infection（HAI）を引き起こさない水準にまで減少している状態です．

- 環境表面には，床や壁，天井など，さまざまありますが，HAI のリスクとなりやすいのは高頻度接触環境表面 high-touch surfaces（HTS）です（図 6-1）．HTS とは，人が頻繁に触れる環境表面です．特に病室内の HTS は，患者が持っている薬剤耐性菌などの病原体で高度に汚染されており，その多くは，乾燥した環境表面でも，長期間生存することが可能です（表 6-3）．

- 薬剤耐性菌や *C. difficile* は，保菌患者が入室中だけでなく，退室後も環境表面に残り続け，次の入室者に伝播することがあります．例えば入院患者の 2.5〜5％に，退院清掃が終了した病室の高頻度接触環境表面に存在する MRSA，VRE，薬剤耐性アシネトバクター，*C. difficile* が伝播するという報告があります．

- 水平面に蓄積した埃に含まれるアスペルギルスなどの真菌も，特に免疫不全の患者にとって感染源となることがあります．

- こうしたことから，医療機関で行う清掃では，HTS の清浄化と除塵が特に重要だといえます．

表 6-3 | **医療関連感染を引き起こす主要な病原体の環境表面における生存期間**

病原体	生存期間
アシネトバクター属 *Acinetobacter* spp.	3 日〜5 か月
クロストリディオイデス・ディフィシル芽胞 *Clostridioides difficile* spore	5 か月
大腸菌 *Escherichia coli*	1.5 時間〜16 か月
腸球菌属 *Enterococcus* spp.（VRE を含む）	5 日〜4 か月
クレブシエラ属 *Klebsiella* spp.	2 時間〜30 か月以上
緑膿菌 *Pseudomonas aeruginosa*	6 時間〜16 か月（乾燥した床：5 週）
黄色ブドウ球菌 *Staphylococcus aureus*（MRSA を含む）	7 日〜7 か月
化膿レンサ球菌 *Streptococcus pyogenes*	3 日〜6.5 か月
B 型肝炎ウイルス	7 日以上
ノロウイルス	〜約 50 日

2 医療機関における清掃の評価

- 清掃の質は，清掃作業 cleaning と清潔さ cleanliness という 2 つの側面から評価します．
- 清掃作業の評価では，リスク評価に基づいて定められた手順どおりに清掃が行われていることを確認します．代表的な方法として，直接観察法と蛍光マーカー拭き取り試験があります（表 6-4）．
- 清潔さの評価では，環境表面（特に HTS）の汚染の程度を確認します．代表的な方法として，アデノシン三リン酸 adenosine triphosphate（ATP）測定法と細菌培養検査があります（表 6-5）．ATP とは，すべての生物の細胞内に存在するエネルギー分子です．環境表面の ATP 量は，微生物由来のものと非微生物由来のものを含むため，ATP 量自体は環境に存在する微生物量を反映しているわけではありません．また，医療関連感染のリスクと連動する基準値もありません．通常は，清掃前後の HTS の ATP 量を比較し，清掃後の値が下がっていれば，汚れが除去され，清潔になったと判断します．細菌培養検査では，環境表面に存在する細菌数や菌種が明らかになりますが，ATP 測定法に比べて，手間や費用がかかります．また，ATP 量と同じく，医療関連感染のリスクを反映する基準値はありません．
- 清掃の質の評価は，環境を介した医療関連感染のリスクを下げるために必要な取り組みですが，「このような状態（値）であれば，安全」といえるような基準値は残念ながらありません．それぞれの医療機関で，どのような状態を十分に衛生で安全とと

表 6-4 ｜ 清掃作業の評価法

直接観察法	• 定められた手順どおりに清掃が行われているか作業の様子を確認したり，作業後の環境に残った埃や有機物の有無を確認したりする • 作業員が観察されていることを知っている場合，実際よりもよい評価となりやすい • 観察者間で精度に違いが生じることがある
蛍光マーカー拭き取り試験	• 清掃作業前に HTS に蛍光塗料を塗り付けておき，塗布した箇所のうち，除去された箇所の割合(thoroughness of disinfection cleaning：TDC)スコアを算出する • TDC スコアの平均値は，在院清掃では 30％未満，退院清掃でも 40〜60％程度と報告されているが，研修やフィードバックにより改善が見込まれる．TDC スコアの改善により薬剤耐性菌の獲得リスクが 50〜60％程度減少するという報告がある

表 6-5 ｜ 清潔さの評価法

アデノシンミリン酸(ATP)測定法	• 環境表面に存在する ATP 量をもとに，汚れ具合を評価する • 比較的安価な ATP 測定器が市販されており，検査手技は簡単である • ATP 量高値は微生物数や有機物量が多い状態を表し，低値は少ない状態を表す • 医療関連感染のリスクを反映する基準値はなく，微生物数との相関は乏しい • 清掃前後の HTS の ATP 値を比較することが一般的である
細菌培養検査	• 環境表面に存在する微生物数を測定し，菌種を同定する • 検査感度は，採取法(スワブ，スタンプ培地)，環境の材質，検体採取の時間帯・場所によって影響を受ける • スワブはグラム陽性球菌を，スタンプ培地はグラム陰性桿菌をより検出しやすい • 医療関連感染のリスクを反映する基準値はない • 検査面積は狭くなりやすい • 検査に費用と時間を要する

第6章 医療環境管理

らえるかは，関係者と話し合って決めることになります．

実践編

　清掃のポイントは環境の種類によって異なります(表 6-6)．また，清掃の頻度や内容は，環境汚染の起こりやすさや患者に与える影響に応じて変わります．それぞれの場所に適した清掃頻度や内容を決めるために，リスク評価を行うことが勧められます．

　リスク評価に決まった方法はありませんが，例えば，① 病原体による環境汚染の起こりやすさ，② 汚染された環境から病原体が伝播する可能性，③ 伝播した時の影響(利用者の脆弱性)，④ その場所における美観の維持やサービス向上の重要性について，点数を付けて評価する方法を紹介します(表 6-7)．高リスクと評価される場所は，

表 6-6 | 環境の種類による清掃のポイント

高頻度接触環境表面（HTS）	● 消毒を要する HTS はあらかじめ決めておく ● 第四級アンモニウム塩や消毒用エタノールと両性界面活性剤を配合した病院環境用洗浄除菌クロスが広く使われている ● 材質適合性を確認してから使用する ● 手術室や透析室のように血液汚染が生じやすい部門では，血液媒介病原体に対する効果と材質適合性のある消毒薬を用いる ● C. difficile による汚染が疑われる場合は，0.1 %（1,000 ppm）以上，理想的には 0.5 %（5,000 ppm）の次亜塩素酸ナトリウム溶液を，換気をしながら用いる ● 薬剤耐性菌保菌者や C. difficile 感染症患者の退院清掃に，紫外線照射や蒸気化過酸化水素の噴霧を用いることもある
血液汚染箇所	● 血液がたまっている場合は，吸水性のよい布か紙で拭き取ってから消毒する ● 次亜塩素酸ナトリウムを用いる場合は，500〜600 ppm（100 倍希釈）溶液で消毒する．汚染血液量が 10 mL 以上の場合は，5,000〜6,000 ppm（10 倍希釈）溶液を用いる ● 0.5 %加速化過酸化水素，消毒用エタノール，または 70 %イソプロパノールを用いてもよい
床	● バケツに入れた洗浄剤に浸したモップを用いる湿式清掃と，乾いたマイクロファイバークロスを用いる乾式清掃の 2 つの方法がある ● 湿式清掃では洗浄成分と消毒成分が配合された除菌洗浄剤が広く使われている．洗浄剤を染み込ませたモップは，病室の奥から手前に一方向に動かす．また，使用済みのモップは再びバケツに入れないオフロケーション方式が推奨される ● 乾式清掃で除去できない汚れは，洗浄剤を染み込ませたクロスなどで取り除く ● 医療機関の床は薬剤耐性菌や C. difficile などで汚染されているが，直接床から病原体が患者に伝播することはまれであるため，過剰な消毒は不要である．ただし，患者に直接触れる物品（マットレスやリネンなど）は床に置かないように管理する．また，床に触れているもの（スリッパなど）を取り扱った後は，手指衛生を行う
壁・天井	● 床と同様に直接病原体が伝播することはまれであるため，目に見える汚染と埃を除去する ● 天井の水漏れは真菌感染症のリスクとなることから速やかに対応する
水平面	● 埃が舞わないように除塵を行う ● 高所の除塵は患者が不在の間に行うのが望ましい ● 高所の除塵を先に行う
プライバシーカーテン	● 薬剤耐性菌などで汚染されていることが知られているが，感染源になったという報告は少ない ● 定期的（月 1 回など）および汚染時に交換する ● 感染経路別予防策を行った病室では，患者退室時に交換する医療機関もある ● 常時汚染されている HTS ととらえられるため，毎日交換したとしても，触れた後は手指衛生を行うことが必要である

表 6-7 | 清掃頻度・内容を決めるリスク評価の例

場所	汚染のされやすさ 高い＝3 中等度＝2 低い＝1	伝播のしやすさ 高い＝3 中等度＝2 低い＝1	利用者の脆弱性 高い＝3 中等度＝2 低い＝1 極めて低い （元来健康）＝0	美観・サービスの重要性 高い＝1 低い＝0	スコア
手術室	3	3	3	1	10
集中治療室	3	3	3	1	10
カテーテル検査室	3	3	3	1	10
透析室	3	3	3	1	10
検体・病理検査室	3	3	3	0	9
一般病室 　感染経路別予防策 　標準予防策	 3 2	 3 2	 3 2	 1 1	 10 7
待合室	2	2	1	1	6
公共トイレ	3	3	1	1	8
事務室	1	1	0	0	2

高リスク：8〜10 点
- 利用者が変わるたびに（変わらない場合は 1 日 1 回以上）HTS および血液などの有機物による汚染箇所の清浄化
- 1 日 1 回の日常清掃，退院清掃

中リスク：5〜7 点
- 1 日 1 回の日常清掃，退院清掃

低リスク：0〜4 点
- 1 日 1 回のゴミの回収，清掃は週 1 回などの定められた間隔で実施，目立つ汚染はその都度除去

環境に存在する病原体が脆弱な患者に伝播する可能性が高いため，低リスクの場所よりも頻繁に，そして，消毒を併用した清掃を行うことが求められます．

　高リスクと評価される清掃には，例えば薬剤耐性菌保菌者が利用した病室の退院清掃や，術間清掃などがあります．待合室や通路などの低リスク清掃に比べて，高リスク清掃の手順は複雑です．そのため，高リスク清掃を担当する清掃員には，個人防護具（PPE）の着脱，環境消毒，清掃作業中の手指衛生のタイミング，清掃用具の管理（表6-8）を含む清掃手順について，追加の研修や手技の確認を行う必要があります．研修用の教材は，写真や動画を活用して，誰にでも理解しやすい内容とし，研修は採用時とその後年 1 回など定期的に行います．

　清掃作業を外部業者に委託する場合，業者の選定や契約は通常，事務部門が担いますが，契約の内容については感染対策担当者も把握し，環境のリスクに見合った，質の高い清掃が行われていることを確認することが大事です．

表 6-8 | 清掃物品の管理

- オフロケーション法を採用する場合は，複数のモップヘッドを準備する必要がある
- バケツの洗浄液は 1 日に 1 回以上および汚染がひどい時に交換する
- 病棟で使用するモップヘッドやクロスは，病室ごとに交換するのが理想的である．少なくとも感染経路別予防策を実施している病室で使ったものは部屋ごとに交換し，清掃用具やカートは，清掃中に触れた部分を消毒する
- 使用済みのモップヘッドは取り外し，洗剤を用いて洗濯を行い，完全に乾燥させる．バケツも洗浄し，乾燥させる
- マイクロファイバークロスは，推奨される洗濯の方法と回数を製造元に確認する．推奨される洗濯回数を超えたものは新品と交換する
- 便器や排水口など，高度に汚染され，人が普段触れない場所に使用する清掃用具は，その他の清掃用具と接触しないように保管する．清掃する場所によって，スポンジやモップ，保管容器の色を変えると区別が容易になる
- スポンジは定期的に交換する．交換頻度は各施設で定める
- 希釈を要する洗浄・消毒液は，推奨される濃度，使用期限や保管方法を守って使用する

　具体的には，① 病室の日常清掃（在院清掃・退院清掃），② 手術室・検査室の日常清掃（検査・手術間，終業時），③ パブリックスペースの日常清掃，④ 床のワックスがけやエアコンフィルター清掃などの年に 1〜2 回行われる念入りな清掃（定期清掃），⑤ その他追加で行われる清掃（臨時清掃）の内容を把握し，研修の実施状況，評価の方法や結果を委託業者，医療機関の清掃担当事務部門と共有し，改善に取り組みます．①〜④ の清掃を評価するポイントは以下のとおりです．

1 病室の日常清掃

a──── 在院清掃

- 患者の入院中に行われる清掃で，通常は 1 日 1 回，決まった時刻に行われます．退院清掃に比べると簡略的で，ごみの回収，床の清掃，水回りの汚れやごみの除去，備品の補充などが行われます．
- 室内の医療機器（据え付けの吸引器やポンプ・モニター類など）および患者私物が置かれている場所（テーブル，床頭台，冷蔵庫や引き出しの中など）には，清掃員は通常触れないため，これらの場所には汚れが蓄積しやすいです．特に長期入院患者の病室では，汚れや水平面の埃が蓄積しやすいため，普段よりも念入りな清掃の必要性を週 1 回など定期的に目視で確認する必要があります．
- 薬剤耐性菌保菌者などの病室の HTS の消毒は，医療機関の職員が担うことが多いです．これは年に数回，蛍光マーカー拭き取り試験により評価することができます．

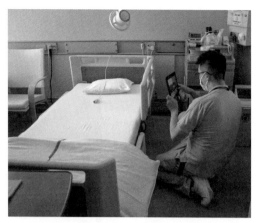

図 6-2 | チェッカーによる退院清掃の品質確認の様子
課題はリアルタイムで担当者にフィードバックされる.
（株式会社リジョイスカンパニーのご厚意により提供）

ⓑ———退院清掃

- 退院後に行われる念入りな病室の清掃です. 高所を含む水平面の除塵に加え，床，ベッド，HTS，水回りの清掃が行われます. 接触予防策が行われていた病室では，HTS の消毒作業を追加するとよいでしょう.

- 最も簡単に行うことができるのは直接観察で，退院清掃終了後に，医療機関または委託業者の職員が，あらかじめ定められた場所の汚れ具合や埃の有無を目視でチェックします（図 6-2）. 清掃作業員や清掃箇所ごとに指摘があった数をカウントし，作業手順の改訂，作業員の指導，契約更新時の資料などに活用することができます.

- 清掃指導員 1 人につき年 1 回などの頻度で蛍光マーカー拭き取り試験を実施し，TDC スコアの推移をフィードバックすることも有益です.

② 手術室・検査室の日常清掃（検査・手術間，終業時）

- 検査・手術間清掃は，ベッド周りの血液・体液汚染の除去，高頻度接触環境表面の消毒，ゴミの廃棄，器械の片づけや備品の補充が中心です. 時間に追われていると作業が雑になることもあります. 作業中の様子を第三者が直接観察して，課題を洗い出す方法が最も簡便です.

- 部屋を使用していない時に，汚れや埃の蓄積がないか目視確認を行います.

- ATP 測定法を用いた評価が行われることもあります.

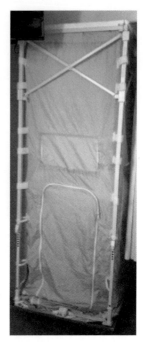

図 6-3 | control cube 方式を用いた
空調フィルター交換の様子
ビニールシートで囲われたカート内部
で作業を実施する．
カート内部には HEPA フィルター付き
集塵装置が設置されている．

3 パブリックスペースの日常清掃

● 通路，トイレなどの清掃方法や頻度について確認します．

● パブリックスペースの清掃は，汚れ具合や埃の有無を目視でチェックする直接観察
  で評価するのが一般的です．

● 清掃員が血液や吐物で汚染された環境の清掃を行う場合は，事前に研修が必要で
  す．血液や体液で汚染されることがある場所には，洗浄や消毒が難しい布製の家具
  や絨毯の使用を控えるのが望ましいです．

4 定期清掃

● 定期清掃に含まれる清掃作業を確認します．

● 病室やパブリックスペースの床磨きやワックスがけ，ブラインド清掃については，
  実施予定箇所のうち，終了した割合を定期的に確認します．

● 空調設備のフィルター交換時には，埃が舞うことがあり，免疫不全患者には真菌感
  染症のリスクとなります．作業エリアを囲み，中に集塵機を設置するか，稼働式空
  気感染隔離ユニットを用いるなど，安全な交換の方法について検討します（図 6-3）．

参考文献

1) Chinn RYW, et al：Guidelines for environmental infection control in health-care facilities：recommendations of CDC and Healthcare Infection Control Practices Advisory Committee(HICPAC). 2003.
https://stacks.cdc.gov/view/cdc/7190

2) Ontario Agency for Health Protection and Promotion(Public Health Ontario), Provincial Infectious Diseases Advisory Committee：Best practices for environmental cleaning for prevention and control of infections in all health care settings. 3rd ed. Toronto, ON：Queen's Printer for Ontario；2018.
https://www.publichealthontario.ca/-/media/documents/B/2018/bp-environmental-cleaning.pdf

3) CDC：Guideline for Disinfection and Sterilization in Healthcare Facilities(2008).
https://www.cdc.gov/infectioncontrol/guidelines/disinfection/index.html

4) Ling ML, et al：Antimicrob Resist Infect Control. 2015；4：58. **PMID** 26719796

5) Rutala WA, et al：Infect Control Hosp Epidemiol. 2014；35(7)：855-65. **PMID** 24915214

6) 手術医療の実践ガイドライン改訂第三版準備委員会：手術医療の実践ガイドライン 改訂第三版. 2019.
http://jaom.kenkyuukai.jp/images/sys/information/20210616135951-48BD57DC717273CD728785686C6592D9FF323FBF97D4BAC7ECA952EB16C01D2B.pdf

7) Otter JA, et al：Am J Infect Control. 2013；41(5 Suppl)：S6-11. **PMID** 23622751

8) Chen LF, et al：Infect Control Hosp Epidemiol. 2019；40(1)：47-52. **PMID** 30426908

9) Han JH, et al：Ann Intern Med. 2015；163(8)：598-607. **PMID** 26258903

10) CDC：Options for evaluating environmental cleaning.
https://www.cdc.gov/hai/toolkits/appendices-evaluating-environ-cleaning.html

第6章 医療環境管理

Q 45

感染性廃棄物の取り扱いについて教えてください

☞ 液状・泥状，固形，鋭利なもの，分別排出が困難なものに分別します

☞ 針刺し・切創・粘膜汚染・環境汚染が生じない適切な廃棄容器を排出場所付近に設置し，内容量が8割程度に達したら密閉して，新しい容器と交換します

☞ 環境省が発行する「廃棄物処理法に基づく感染性廃棄物処理マニュアル」の最新版を参考にします

- 医療機関から出る廃棄物は，「廃棄物の処理及び清掃に関する法律」(以下，廃棄物処理法)に基づいて処理することが求められています．廃棄物処理法における廃棄物の処理とは，分別，保管，収集，運搬，再生および処分までの工程を指しますが，医療機関は排出事業者として，分別から最終処分までの全工程について責任を負います．

- 医療機関から出る廃棄物は，通常，以下の3種類に大別されます．

  ① 感染性廃棄物

  ② 非感染性廃棄物(医療行為などに伴って生じる廃棄物のうち ① にあたらないもの)

  ③ ①② 以外の廃棄物(紙屑，生ごみなど)

- 感染性廃棄物の具体的な処理の方法は，環境省が発行する「廃棄物処理法に基づく感染性廃棄物処理マニュアル」で解説されています．感染管理担当者は，このマニュアルを読んでおくことをお勧めします．ここでは本書執筆当時の最新版(2022年6月版)に基づいて，ポイントのみ解説します．

- 廃棄物処理法において感染性廃棄物とは，「医療関係機関等から生じ，人が感染し，若しくは感染するおそれのある病原体が含まれ，若しくは付着している廃棄物又はこれらのおそれのある廃棄物」と定義されています．

- どの廃棄物が感染性廃棄物に該当するのかは，「形状」「排出場所」および「感染症の種類」の観点から判断します(図6-4)．迷う場合は，専門知識のある職員に判断を任せます．なお，医療機関から出る鋭利なものは，すべて感染性廃棄物として廃棄しなければなりません．

- 感染性廃棄物は，液状・泥状，固形，鋭利なものに分別し，容器の表面には内容物

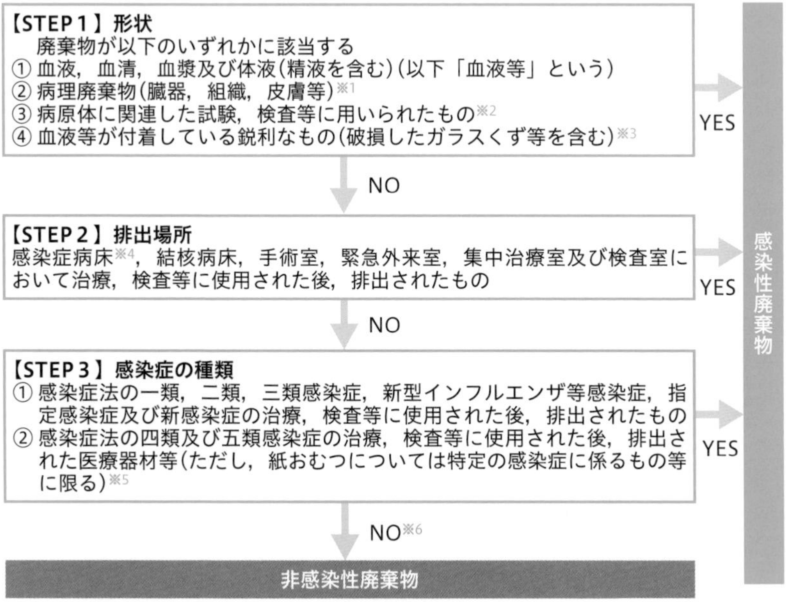

【STEP 1】形状
　廃棄物が以下のいずれかに該当する
① 血液，血清，血漿及び体液（精液を含む）（以下「血液等」という）
② 病理廃棄物（臓器，組織，皮膚等）[※1]
③ 病原体に関連した試験，検査等に用いられたもの[※2]
④ 血液等が付着している鋭利なもの（破損したガラスくず等を含む）[※3]

→ YES

NO

【STEP 2】排出場所
感染症病床[※4]，結核病床，手術室，緊急外来室，集中治療室及び検査室において治療，検査等に使用された後，排出されたもの

→ YES

NO

【STEP 3】感染症の種類
① 感染症法の一類，二類，三類感染症，新型インフルエンザ等感染症，指定感染症及び新感染症の治療，検査等に使用された後，排出されたもの
② 感染症法の四類及び五類感染症の治療，検査等に使用された後，排出された医療器材等（ただし，紙おむつについては特定の感染症に係るもの等に限る）[※5]

→ YES

NO[※6]

感染性廃棄物

非感染性廃棄物

図 6-4 | **廃棄物処理法に基づく感染性廃棄物の判断フロー**

注：次の廃棄物も感染性廃棄物と同等の取扱いとする.
- 外見上血液と見分けがつかない輸血用血液製剤等
- 血液等が付着していない鋭利なもの（破損したガラスくず等を含む）

※ 1：ホルマリン固定臓器等を含む.
※ 2：病原体に関連した試験，検査等に使用した培地，実験動物の死体，試験管，シャーレ等
※ 3：医療器材としての注射針，メス，破損したアンプル・バイアル等
※ 4：感染症法により入院措置が講ぜられる一類・二類感染症，新型インフルエンザ等感染症，指定感染症及び新感染症の病床
※ 5：医療器材（注射針，メス，ガラスくず等），ディスポーザブルの医療器材（ピンセット，注射器，カテーテル類，透析等回路，輸液点滴セット，手袋，血液バック，リネン類等），衛生材料（ガーゼ，脱脂綿，マスク等），紙おむつ，標本（検体標本）等
　　なお，インフルエンザ（鳥インフルエンザ及び新型インフルエンザ等感染症を除く）伝染性紅斑，レジオネラ症等の患者の紙おむつは，血液等が付着していなければ感染性廃棄物ではない.
※ 6：感染性・非感染性のいずれかであるかは，通常はこのフローで判断が可能であるが，このフローで判断できないものについては，医師等（医師，歯科医師及び獣医師）により，感染のおそれがあると判断される場合は感染性廃棄物とする.

〔環境省環境再生・資源循環局：廃棄物処理法に基づく感染性廃棄物処理マニュアル（令和 5 年 5 月）.
http://www.env.go.jp/content/900534354.pdf を参考に作成〕

を示すバイオハザードマークを貼付します（図 6-5，表 6-9）. 容器から他の容器への移し替えは可能な限り行わないようにします.

- 感染性廃棄物は，排出場所で容器に収納して蓋で覆い，詰め込みすぎないように内容量が約 8 割に到したところで密閉して新しい容器と交換します.

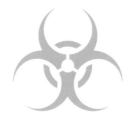

図 6-5 | バイオハザードマーク

表 6-9 | 感染性廃棄物の分別

種類	バイオハザードマークの色	望ましい容器の特徴	廃棄物の例
液状・泥状	赤	プラスチック製容器または，段ボール容器(内袋使用)などの防水性のある堅牢な密閉容器	血液
固形	橙	段ボール容器(内袋使用)または丈夫なプラスチック袋を二重にするなど堅牢な容器	血液などが付着した手袋やガーゼ
鋭利物	黄	耐貫通性がある堅牢な容器	針，メス刃
分別排出困難	黄	鋭利なものにも泥状のものにも対応する容器	

● 医療機関の中で感染性廃棄物を一時的に保管する場合，他の廃棄物とは別の，囲いのある場所に保管します．保管場所には，感染性廃棄物を保管する場所であることや，注意事項，責任者，連絡先などを記載した表示を行います．保管期間は最小限にとどめます．感染性廃棄物が医療機関を出た後は，収集・運搬業者や処理業者から戻される産業廃棄物管理票(マニフェスト)によって，契約内容どおりの処理が行われたことを確認します．

実践編

　感染性廃棄物は，発生した場所の近くで速やかに廃棄するのが最も安全です．例えば針などの鋭利なものは，使用直後に手を伸ばせば廃棄できるところに廃棄容器があると，針刺しのリスクが下がります．在宅医療では，携帯型の廃棄容器を使用するとよいでしょう．ベッドサイドで行う処置やケアに使用した手袋やガウンなどの PPE も，取り外した場所(病室出口)で廃棄すると，汚染の拡大防止や業務効率化につながります．感染性廃棄物容器には蓋が必要ですが，手を使わないでも開閉できるよう，

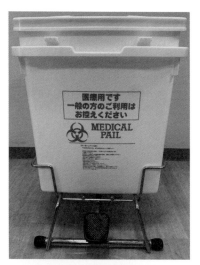

図 6-6 | 感染性廃棄物容器の例
バイオハザードマークと患者に使用しない
よう求める注意書きが印字されている.

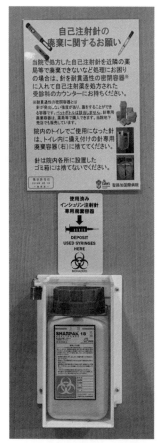

**図 6-7 | トイレに設置されたインスリ
ン自己注射針専用の廃棄容器**

足踏みペダルのついたスタンドを使うとよいでしょう(図 6-6). インスリンの自己注
射針がトイレに放置される可能性がある場合は, 廃棄容器を設置することを検討しま
す(図 6-7).

　容器の大きさは, 想定される廃棄物の量や大きさに合わせます. 例えば手袋やガウ
ンをたくさん使う病室では, 短時間で容器があふれないように, 大きめ(50〜70 L)の
容器を設置することを検討します. また, トロッカーカテーテルの内套針やガイドワ
イヤのように長さのある鋭利器材を使用する場所では, 容器から突出しないように,
縦幅あるいは横幅が広い鋭利物専用の廃棄容器を設置します.

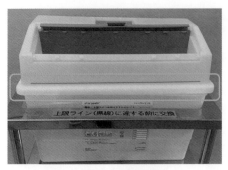

図 6-8 | 鋭利物専用の廃棄物容器
内容量上限を示す直線が描かれている．内容量が
この線に達したら蓋を閉じて新しい容器に交換す
る．

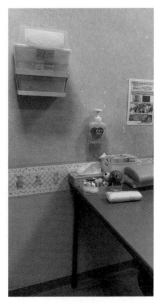

**図 6-10 | 壁に設置した鋭利物
専用容器の例**
小児の手が届かない高さに設置し
ている．

　内容量が容器の約 8 割に達したら，容器を密閉し，新しいものと交換します．鋭利
物専用の廃棄容器には，交換の目安となる上限ラインが描かれています（図 6-8）．内
容量がこのラインを超えると，投入口から突き出た鋭利物による針刺し・切創が起こ
りやすくなります．特に投入口が広い場合や，投入口を見下ろすように真上から投入
する場合は，内容量が増えるにつれて，上を向いている鋭利物による刺創が生じやす
くなるため，容器のタイムリーな交換が重要になります．容器を壁面やポールに取り
付ける場合は，投入口が目の高さより少し低い所にあり，腕を伸ばして捨てられる高
さを選択するのが最も安全です（図 6-9，次頁）．このような高さに設置することで，
子供が誤って容器に手を入れるのを防ぐこともできます（図 6-10）．

　感染性廃棄物容器は転倒しないように設置します．また，患者や訪問者が滞在する
場所に感染性廃棄物容器を設置する場合は，誤使用を防ぐために，容器に注意書きを
印字したり，入院時に案内を行うとよいでしょう（図 6-6）．注意を守ることが難しく，
容器内に手を入れたり，内容物を取り出すおそれがある患者の病室内への設置は避け
ます．

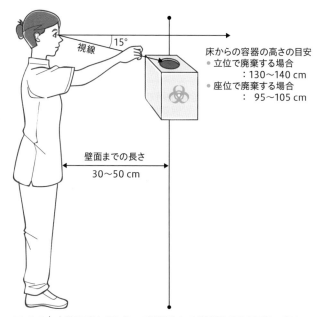

視線 15°

床からの容器の高さの目安
● 立位で廃棄する場合
　　　　：130〜140 cm
● 座位で廃棄する場合
　　　　： 95〜105 cm

壁面までの長さ
30〜50 cm

図 6-9 ｜ 人間工学に基づいて推奨される鋭利物専用容器の高さ

参考文献
1) 環境省 環境再生・資源循環局：廃棄物処理法に基づく感染性廃棄物処理マニュアル(令和 5 年 5 月).
　　http://www.env.go.jp/content/900534354.pdf
2) CDC：Selecting, Evaluating, and Using Sharps Disposal Containers.
　　https://www.cdc.gov/niosh/docs/97-111/default.html

布製品からの感染を防ぐには？

A ☞ 使用済み布製品が再び安全に使用できるようになるまでの「布製品のライフサイクル」は，① 使用，② 保管(不潔)，③ 搬送(不潔)，④ 仕分け，⑤ 洗濯・乾燥，⑥ 搬送(清潔)，⑦ 保管(清潔)の 7 つのステージに分けられます

☞ リントの出にくい布製品の使用(①)，環境・人への病原体の伝播防止(②〜④)，推奨される方法による洗濯・乾燥(⑤)，清潔な布製品の汚染防止(⑥，⑦)の 4 つの対策を該当するステージ(括弧に表記)で実施します

- 医療用の布製品には，シーツ，タオル，布団，枕，寝衣，ユニフォーム，手術用ドレープなどがあります．
- 湿性生体物質で汚染された布製品には，100 cm^2 あたり 10^6〜10^8 CFU の細菌が存在するとの報告があります．
- 布製品が媒介物となった可能性が指摘されている感染事例(表 6-10)では，汚染された布製品との直接接触，洗濯槽の汚染，消毒不十分，乾燥不十分，清潔リネン搬送カートの汚染，術衣からのリント(糸くず)の脱落が微生物の増殖や伝播の要因となったと考えられています．

- 使用済み布製品が再び安全に使用できるようになるまでの「布製品のライフサイクル」は，① 使用，② 保管(不潔)，③ 搬送(不潔)，④ 仕分け，⑤ 洗濯・乾燥，⑥ 搬送(清潔)，⑦ 保管(清潔)の 7 つのステージに分けることができます．洗濯・乾燥を外部の洗濯工場で行う場合は，④ と ⑤ の間に医療機関から工場への搬送，⑤ と ⑥

表 6-10 | **布製品が媒介物となったと考えられる医療関連感染事例**

- 洗濯済みのリネンを搬送するカートがリゾプス属(*Rhizopus* spp.)真菌で汚染されていたことが原因と考えられる免疫不全患者の皮膚ムコール症
- 工場における不適切な洗濯により，術衣が大量のセレウス菌(*Bacillus cereus*)で汚染され，そこから脱落したリント(糸くず)が原因で起きたと考えられる脳外科手術後の髄膜炎
- 排泄物で汚染されたリネンの仕分け作業において PPE を着用しなかったり，汚染リネンの保管エリアで食事をしたことなどが原因と考えられるサルモネラ症や A 型肝炎
- 工場の洗濯槽の汚染，効果不明の消毒薬の使用，不適切な温度設定，乾燥不十分などが原因で汚染された再利用タオルを介したと考えられるセレウス菌血流感染
- 使用済みリネンとの接触によるエムポックス(サル痘)(➡306 頁，Q 60)

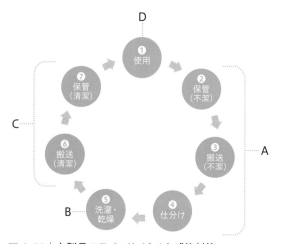

図 6-11 | 布製品のライフサイクルと感染対策

洗濯・乾燥を外部の洗濯工場で実施する場合は，④ と ⑤ の間
に工場への搬送，⑤ と ⑥ の間に病院への搬送の工程が入る．

の間に工場から医療機関への搬送の工程が入ります．

● 布製品を介した感染を防ぐポイントは以下の A〜D の 4 つです．これらを布製品
のライフサイクルに当てはめると，A は ②〜④，B は ⑤，C は ⑥ と ⑦，D は ① の
段階で行います (図 6-11)．

A. 汚染された布製品[*1] から環境や人への病原体の伝播を防ぐ

B. 推奨される方法による洗濯と乾燥を行う

C. 洗濯済みの清潔な布製品が病原体で汚染されるのを防ぐ

D. リントの出にくい布製品を使用する

実践編

1 汚染された布製品から環境や人への病原体の伝播防止

a ——— 保管 (不潔)

ベッドから取り外したシーツなどのリネン類は，抱きかかえたり，振ったり，床に

注
*1 湿性生体物質や病原体が付着していると考えられるか，針などの鋭利物が混入している可能性のある布
製品．

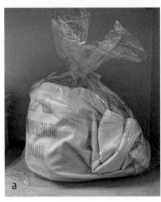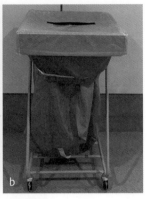

図 6-12 | 汚染リネンを入れる水溶性ランドリーバッグ（a）と専用
ハンパー（b）

落としたりせず，丁寧に丸めて，取り外した場所になるべく近い所で回収容器（リネン
バッグやリネンハンパー）に入れます．例えばシーツ交換の時には，洗濯済みのランド
リーバッグをベッドサイドにあらかじめ持ってきておくか，病室の出口にリネンハン
パーを一時的に置いておくなどします．防水性のあるリネンバッグの使用が理想的で
すが，布製のバッグを使用する場合，濡れている洗濯物は乾燥したタオルやシーツな
どでくるんでから入れます．

　湿性生体物質で汚染された布製品は，標準予防策に基づいて（すなわち，知られてい
る感染症の有無や種類によらず），手袋を着けて取り扱い，ベッドサイドでビニール袋
か水溶性ランドリーバッグに密閉します（図 6-12）．便や吐物などの固形物が付着し
ている場合は，ティッシュやペーパータオルなどで固形物をあらかた取り除いてから
密閉します．ビニール袋あるいは水溶性ランドリーバッグに入った洗濯物は，湿性生
体物質が付着していることから感染性を有する可能性があるということを洗濯物の回
収や仕分け作業，洗濯を行う部門と共有しておき，作業員の曝露を防ぎます．

　感染経路別予防策を実施している患者に使用した布製品も上記と同様の方法で取り
扱えば十分であり，それ以上の特別な処理は不要です．例えば薬剤耐性菌の保菌者や
C. difficile 感染症に罹患している患者に使用した布製品に湿性生体物質による汚染
がある場合はベッドサイドで密閉しますが，汚染がない場合はその限りではありませ
ん．回収容器に入れた使用済みの布製品から二次感染が起こるリスクは極めて低いか
らです．

　ただし，皮膚から脱落した痂皮に含まれる病原体による二次感染が懸念される感染
症（例えば角化型疥癬やエムポックス）の患者が使用した布製品は回収容器に入れる前

に，ビニール袋か水溶性ランドリーバッグに密封することを検討します．

　各現場で出た使用済みの布製品は，中央の集積所に降ろすまでの間，決まった場所に保管します．専用の汚染リネン庫を設置するのが理想的ですが，それが難しい場合は，付近に清潔な物品が置かれておらず，不特定多数の利用や往来がなく，避難経路や消防設備の障害とならない場所を選びます．保管容器には防水性があり，汚れや破損がないものを使います．使用したリネンバッグは洗濯し，洗濯できない容器などは定期的に清掃と消毒をします．

　使用済みの布製品を取り扱った後は，手袋の着用の有無にかかわらず，手指衛生を行います．汚染リネン庫の出口には，手指消毒薬を設置しておき，使用を呼びかけるとよいでしょう．

ⓑ───搬送(不潔)

　使用済みの布製品が入った回収容器は閉じた状態で運びます．カートに複数のリネンバッグを入れて搬送する場合，個々のバッグが閉じていれば，カート自体に蓋をする必要性は低いですが，例えば汚染物搬送用のエレベーターがない場合は，他の乗客がリネンバッグと接触しないようにカバーのある搬送用カートで運ぶといった工夫をするとよいでしょう．洗濯前の布製品を搬送するカートと洗濯済みのものを搬送するカートは分けます．カートは防水性があり，汚染や破損のないものを使用します．また，定期的に清掃と消毒を行います．

ⓒ───仕分け

　洗濯物の仕分け作業を行う場所は独立しており，出入り口で洗濯済み製品と交差しない構造が理想的です．大量の洗濯物を扱うため，病原体が付着したリントや埃が舞いやすいことから，仕分け室は陰圧空調であることを推奨するガイドラインもあります．陰圧空調がない場合でも，部屋の大きさに見合う機能と台数の集塵機を設置し，フィルターを定期的に清掃することが勧められます．仕分け作業を行う場所で飲食は行わないようにします．また，手指が汚れた時や，休憩前などに手指衛生が行えるよう，手洗いや手指消毒のための設備を整えます．外部の工場に洗濯物を搬送する場合は，内容物が露出しないよう容器や袋に密閉します．

　湿性生体物質で汚染された洗濯物は，その他の洗濯物とは分けて保管します．これらの洗濯物は開封せず，直接洗濯機に入れるのが最も安全ですが，開封する場合は，PPE を着けて慎重に取り扱うことが必要です．

　仕分けを行う作業員は手袋，エプロンまたはガウン，マスク，ゴーグルを着用します．ユニフォームのポケットやシーツには鋭利物が混入していることがあります．そ

のため，貫通しにくい素材で，肘のあたりまでを覆う手袋を使うことが勧められます．また B 型肝炎ワクチンの接種が推奨されます．破傷風トキソイドの接種を推奨するガイドラインもあります．作業員には，PPE の着脱手順や交換のタイミング，手指衛生や洗濯物の安全な取り扱い，針刺し・切創・汚染が生じた場合の対応について学習する機会を提供します．感染管理担当者は，鋭利器材の混入状況について定期的に把握し，使用する医療関係者に指導を行うとともに，混入を防ぐための対策について検討します．

2 推奨される方法に基づく洗濯と乾燥

洗濯の目的は消毒です．つまり，感染症を引き起こさない程度にまで微生物数を減らすことにあります．洗濯による消毒効果は，洗濯物に加えられる機械的な力，洗剤，水量（希釈），水温と時間，水質，消毒薬，洗濯物の量や汚染の程度などの影響を受けます．

現在，国内では，医療機関で使用したリネン類は 80℃ 10 分間以上の熱水洗濯を行うことが求められています．国によって水温と時間の基準は異なり，例えば米国では 71℃で 25 分間が一般的です．塩素系消毒薬の併用は必須ではありませんが，汚れがひどい場合や，消毒効果を高める目的で使うことがあります．熱水洗濯を行う場合，規定された水温が規定された時間維持されたことを確認し，記録します．また，洗濯物の入れすぎは避け，適切なプログラムが選択されていることを確認します．

熱水洗濯設備がない施設では，通常の洗剤を使った洗濯を行い，すすぎの段階で 100〜200 ppm の次亜塩素酸ナトリウム溶液に 5 分間浸漬します．脱色が心配な場合は，0.1％ベンザルコニウム塩化物液，0.1％ベンゼトニウム塩化物液，0.1％アルキルジアミノエチルグリシン塩酸塩液に 30 分間浸漬する方法もあります．消毒薬に浸漬後は，十分にすすぎます．

生乾きの暖かい洗濯物には，セレウス菌などの微生物が繁殖しやすいため，十分に乾燥させることが重要です．セレウス菌は，低出生体重児や免疫不全患者に血流感染などの重篤な感染症を引き起こすことがあります．十分な乾燥は，洗濯物に存在する微生物数を減少させることに役立ちます．

なお，低出生体重児や免疫不全患者に滅菌リネンを使用することが感染予防に有効であるとの根拠は乏しく，通常の熱水洗濯と乾燥を経たリネンを使用することで十分とされています．

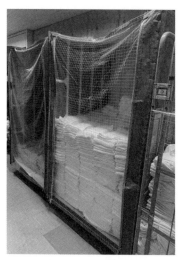

図 6-13 │ 清潔リネン搬送用カート

3 洗濯済みの布製品の汚染防止

洗濯工場から医療機関に洗濯済みの布製品を搬送する場合は，搬送用カート（図6-13）にカバーをかけるなどして汚染を防ぎます．洗濯済み布製品の搬送用カートは，使用のたびに清拭消毒を行い，汚染されにくい場所に保管します．洗濯済みの布製品は扉のある専用の棚に保管し，埃や水しぶきなどで汚染されないようにします．

4 リントの出にくい製品の使用

手術に使用する布製品や手術室スタッフが着用するユニフォームはリントの出にくい素材のものを選択します．

医療関係者のユニフォームが感染源となることはまれだと考えられています．また，家庭でユニフォームの洗濯を行った場合に，他の家庭用衣類に病原微生物が付着し，実際に感染症を引き起こすことを示す根拠もありません．ユニフォームの洗濯の方法については各施設で取り決めます．湿性生体物質や薬剤耐性菌などの病原体で汚染されやすい環境で勤務する医療関係者のユニフォームは，他の医療用布製品と同様に，熱水消毒を行うか，家庭で洗濯する場合は次亜塩素酸ナトリウムを併用するのが無難かもしれません．いずれにしても，ユニフォームの洗濯に関する施設の方針と手順は明確にする必要があります．

参考文献

1) CDC：Guidelines for Environmental Infection Control in Health-Care Facilities(2003)．Background G．Laundry and Bedding．
https://www.cdc.gov/infectioncontrol/guidelines/environmental/background/laundry.html

2) Wilson JA，et al：J Hosp Infect．2007；66(4)：301-7．**PMID** 17602793

3) Ontario Agency for Health Protection and Promotion(Public Health Ontario)，Provincial Infectious Diseases Advisory Committee：Best practices for environmental cleaning for prevention and control of infections in all health care settings．3rd ed．Toronto，ON：Queen's Printer for Ontario；2018．
https://www.publichealthontario.ca/-/media/documents/B/2018/bp-environmental-cleaning.pdf

4) Borg MA，et al：Occup Med(Lond)．1999；49(7)：448-50．**PMID** 10665147

5) Hambraeus A：J Hyg(Lond)．1973；71(4)：799-814．**PMID** 4520515

6) Standaert SM，et al：Infect Control Hosp Epidemiol．1994；15(1)：22-6．**PMID** 8133005

7) Sooklal S，et al：Am J Infect Control．2014；42(6)：674-5．**PMID** 24837118

8) Cheng VCC，et al：Clin Infect Dis．2016；62(6)：714-21．**PMID** 26668339

9) Teal LJ，et al：Infect Control Hosp Epidemiol．2016；37(10)：1251-3．**PMID** 27457379

10) Duffy J，et al：Pediatr Infect Dis J．2014；33(5)：472-6．**PMID** 24667485

11) Sasahara T，et al：Eur J Clin Microbiol Infect Dis．2011；30(2)：219-26．**PMID** 20938704

12) Dohmae S，et al：J Hosp Infect．2008；69(4)：361-7．**PMID** 18602188

13) Ohsaki Y，et al：J Infect．2007；55(3)：283-4．**PMID** 17452052

病院で食中毒を防ぐには？

A
- 厨房で HACCP に基づいた食品衛生管理が行われていることを定期的なラウンドなどで確認します
- 厨房以外で食品を取り扱う場所（配膳室など）についても管理状況を確認します
- 集団食中毒を疑う状況が発生したら速やかに感染対策担当者に報告される体制を整え，情報収集を行いながら，保健所と連携して対応にあたります

- 食品衛生法の改正により，2020 年 6 月 1 日から，食品の製造，加工，調理，販売などを行う事業者に対し，HACCP に沿った衛生管理を実施することが求められるようになりました．これらの事業者の中には，継続的に不特定または多数の人に食品を提供する集団給食施設も含まれます．この改正に伴い，これまで各都道府県などの条例で規定されていた食品衛生管理の基準が，食品衛生法施行規則（省令）で規定され，全国的に標準化されました．

- HACCP は，Hazard Analysis（危害分析）と Critical Control Point（重要管理点）の頭文字を並べた造語です．その名のとおり，原材料の入荷から食品の提供に至る全工程の中から，食中毒菌による汚染や異物混入などの危害要因を特定し，それを制御するために特に重要な工程（例えば加熱時間）を定めてモニタリングを行い，設定した管理基準からの逸脱が起こった時には速やかに是正するとともに，その結果を検証また記録する食品衛生管理の手法です．HACCP は，国際連合食糧農業機関 Food and Agriculture Organization of the United Nations（FAO）と世界保健機関（WHO）の合同機関である食品規格委員会 Codex Alimentarius Commission（CAC）が発表し，各国に採用を推奨している手法でもあります．

- 厚生労働省は 1997 年から大規模食中毒を防ぐために，同一メニューを 1 回に 300 食以上または 1 日あたり 750 食以上提供する調理施設に対し，「大量調理施設衛生管理マニュアル」に基づいた食品衛生管理を行うことを求め，また，この基準以下の食数を提供する規模の施設においても，本マニュアルを踏まえた衛生管理を行うよう求めてきました．本マニュアルは HACCP の概念に基づいて作成されているため，これに沿った運用を行ってきた施設では，法改正後も運用を変更する必要はありません（表 6-11）．一方で，本マニュアルを活用してこなかった中小規模

第6章 医療環境管理

表 6-11 | **大量調理施設衛生管理マニュアルに示された HACCP の概念に基づく主な重要管理事項**

① 原材料受入れ及び下処理段階における管理を徹底すること
② 加熱調理食品については，中心部まで十分加熱し，食中毒菌等（ウイルス含む，以下同じ）を死滅させること
③ 加熱調理後の食品及び非加熱調理食品の二次汚染防止を徹底すること
④ 食中毒菌が付着した場合に菌の増殖を防ぐため，原材料及び調理後の食品の温度管理を徹底すること

の施設（1 回の提供食数が 20 食程度未満の施設を除く）では，厚生労働省ホームページに掲載されている小規模な一般飲食店向けや旅館・ホテル向けの手引書などを参考に，HACCP の考え方を取り入れた衛生管理を行うことが求められるようになりました．

実践編

感染管理担当者は，大量調理施設衛生管理マニュアルの最新版に目を通しておくことを勧めます．また，患者給食サービスを外部委託している医療機関の担当者は，法改正に伴い発行された「HACCP の考え方を取り入れた衛生管理のための手引書—委託給食事業者」を読んでおくと，厨房でラウンドを行う際の確認事項をイメージしやすくなります（表 6-12）．

食品衛生管理は，厨房に限らず，病棟の配膳室などの食品を取り扱うすべての場所で行います．配膳室では，調理済みの食品の準備や保管を安全に行う手順を定め，ラウンドの際などに手順どおりに管理されていることを確認するとよいでしょう（表6-13）．

医療機関で食中毒が起こることは比較的まれですが，短期間に複数の患者や職員に嘔吐や腹痛，下痢などの消化器症状を認めた場合は，集団食中毒を疑う必要があります．早期発見と介入のために，こうした事態が発生した場合は，速やかに感染対策担当者に報告されるような体制を整えておきます．食中毒が否定できない場合は，発症者の氏名，生年月日，識別番号（ID），病棟，入退院日，発症日，症状などをリストに記録し，便検体を採取します．また，発症前数日間に摂取した食品の一覧も作成します．厨房の食品衛生管理に不備がないか，ラウンドやヒアリングを行い，確認します．また，厨房の職員に体調不良者がいないかどうか確認します．

これらの情報は管轄の保健所と共有します．大量調理施設衛生管理マニュアルに準じた運用を行っている場合は，原材料と調理済み食品の一部が少なくとも 2 週間冷凍保存されているので，保健所の指示に従って，検査のために提供します．

表 6-12 | 厨房における食品衛生管理のチェックポイント

各種帳票の確認		● 従業員に対する研修内容と履修状況 ● 従業員の健康管理記録 ● 使用水の点検記録（残留塩素濃度，濁り，異臭，異物） ● 冷機器（冷蔵庫・冷凍庫）の温度記録 ● 受け入れ原材料の検収記録（温度，期限，鮮度，包装） ● 野菜・果物の殺菌記録（濃度，浸漬時間）	● 食品の加熱記録（75℃ 1 分間以上／二枚貝の場合 85〜90℃ 90 秒間以上） ● 食品の冷却記録 ● 調理から配膳（喫食）までの温度と時間の記録 ● 洗浄機の温度記録（80℃ 10 分間以上） ● 機器類の定期メンテナンス・修理の記録 ● 害虫・害獣駆除の実施記録
従業員知識の確認		● 手指衛生のタイミングと方法 ● 体調不良時の対応 ● 手指に創傷ができた場合の対応	● 毛髪などの異物の混入を避けるための対策 ● 温度や濃度などの規定値に異常があった場合の対応
環境の確認	着衣	● 毛髪やひげなどは完全に覆われている ● マスクの着用方法が適切である	● 手袋の着用基準が守られている ● 着衣が清潔である
	手指衛生	● 手順どおりに実践できる ● 必要な設備と物品（手指衛生製剤，ペーパータオル）が整っている	● シンクに汚染がない ● シンク周辺に食品や調理器具，書類など，水はねで汚染されるものが置かれていない
	調理機器・器具・作業台	● 機能に不具合がなく，清潔である ● 洗浄済みのものは完全に乾燥し，汚染されない場所に保管されている ● 包丁やまな板は，生食・加熱，肉類・魚類・野菜類などの用途がわかるように色分けされているか，用途の記載がある	● 調理済みの食品が交差汚染を起こさない温度および場所で管理されている
	食品保管庫	● 食品に期限切れ・期限不明，包装の破れ，缶の凹みや破損，汚染がない ● 先入れ，先出しで使用している ● 調味料など複数回使用する食品には，開封日と期限の記載がある	● 調理中・調理済みの食品は密封し，未調理の食品（生肉など）で汚染されないように保管している ● 保管庫内部に汚染がない
	洗浄・乾燥機器，用具	● 汚染がない	● 洗剤や消毒薬の容器にはラベルが貼られている
	廃棄物	● 適切に分別をされている	● 生ごみは虫や悪臭を防ぐ対策（蓋や温度管理）を行っている
	配膳車	● 天板や内部に埃の蓄積やその他の汚染がない	● 破損がない
	床	● 破損がなく，乾燥している	

第 6 章 医療環境管理

表 6-13 | **病棟配膳室における食品衛生管理のチェックポイント**

• 冷凍庫内・冷蔵庫内の温度，室温と湿度の正常値を決定し，記録する	• 食品用冷凍庫・冷蔵庫に，薬品や検体など用途外のものを保管しない
• 期限切れ，期限不明，所有者不明の食品を保管しない	• 患者給食を一時的に保存しておく場合（遅食）は，期限内に提供する（図 6-14）
• 別の容器に移し替えた粉やお茶などは品名と期限を容器に記載する	• 電子レンジやトースター，食器乾燥機などは定期的に清掃する

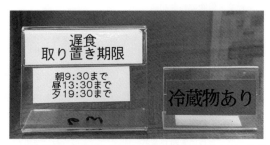

図 6-14 | **取り置いた患者の食膳に乗せる喫食期限を示した札の例**

参考文献
1) 厚生労働省：HACCP(ハサップ).
　https://www.mhlw.go.jp/stf/seisakunitsuite/bunya/kenkou_iryou/shokuhin/haccp/index.html
2) 厚生省：大規模食中毒対策等について．（平成 9 年 3 月 24 日付け衛食第 85 号）
　https://www.mhlw.go.jp/web/t_doc?dataId=00ta5908&dataType=1&pageNo=1
3) 厚生労働省：食品衛生法等の一部を改正する法律の施行に伴う集団給食施設の取扱いについて．（令和 2 年 8 月 5 日薬生食監発 0805 第 3 号）
　https://www.mhlw.go.jp/content/11130500/000781466.pdf
4) 厚生労働省：大量調理施設衛生管理マニュアル(平成 9 年 3 月 24 日付け衛食第 85 号別添 最終改正：平成 29 年 6 月 16 日生食発 0616 第 1 号).
　https://www.mhlw.go.jp/file/06-Seisakujouhou-11130500-Shokuhinanzenbu/0000139151.pdf
5) 厚生省：中小規模調理施設における衛生管理の徹底について．（平成 9 年 6 月 30 日衛食第 201 号）
　https://www.mhlw.go.jp/web/t_doc?dataId=00ta5920&dataType=1&pageNo=1
6) 日本給食サービス協会，他：HACCP の考え方を取り入れた衛生管理のための手引書―委託給食事業者．令和 3 年 5 月初版.
　https://www.mhlw.go.jp/content/11130500/000785726.pdf

シンクの管理について教えてください

☞ シンクの排水管やその他の構造物に形成されたバイオフィルムに存在する薬剤耐性菌などが，水飛沫に含まれて周囲環境を汚染し，患者に伝播する事例が報告されています

☞ シンク付近（目安として半径 1 m 以内）に物品を置かないことや，水はね防止版を設置すること，不要なシンクは撤去するか水がはねにくい構造のシンクに更新するなどの対策を実施します

● 手指や物品を洗うためのシンクは医療現場に欠かせないものですが，構造や使い方によっては感染源になることもあります．

● シンクに関連する集団感染は ICU，NICU，熱傷，血液腫瘍，移植病棟など，免疫不全患者が入院する部門で発生することが多く，病原体としては，緑膿菌 *Pseudomonas aeruginosa* に代表される湿潤環境を好む細菌に加え，アシネトバクター・バウマニ *Acinetobacter baumannii*，ステノトロフォモナス・マルトフィリア *Stenotrophomonas maltophilia* などのブドウ糖非発酵菌，大腸菌 *Escherichia coli*，肺炎桿菌 *Klebsiella pneumoniae* をはじめとする腸内細菌目細菌などさまざまです．近年は，シンクを介した薬剤耐性緑膿菌やカルバペネム耐性腸内細菌目細菌の集団感染事例も報告されています．

● これらの細菌がシンクから患者に伝播する経路は以下のように考えられています．

手や使用済みの器具に付着した細菌が洗浄時に排水管内に流れる

↓

細菌は排水管のトラップやその他の構造物内部でバイオフィルムを形成する

↓

シンクに流される体液や栄養剤によって細菌の増殖が促進される

↓

バイオフィルムが排水口付近まで逆行性に伸びる
伸びる速度は，1 日あたり 3 cm 程度と考えられている

↓

水を流した時に排水口付近のバイオフィルムから遊離した細菌は，水飛沫に含まれてシンクから半径約 1 m まで到達することがあり，環境や物品を汚染する

第6章 医療環境管理

239

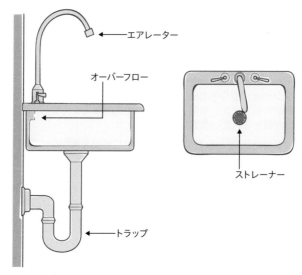

図 6-15 | **一般的なシンクの構造**

表 6-14 | **感染源となりやすいシンクの構造と使い方**

• 浅い	• シンクボウルにオーバーフローがある
• 蛇口の真下に排水口がある（蛇口から出た水が排水口の中に垂直に落下する）	• ゴム製の水栓を使用している
	• 水が停滞する行き止まり配管がある
• 蛇口や排水管がプラスチック製である	• 手洗い用シンクで使用済み器材を洗浄し
• 蛇口にエアレーターが取り付けられている	たり，体液や栄養剤・輸液の残りを捨てて
• 排水口にストレーナー（ゴミとり）を使用している	いる

↓ （前頁より続き）

汚染された環境に触れた手指や物品を介した伝播が起こる

● こうした伝播には，シンクの構造（図 6-15）とシンクの使い方も関与しています（表 6-14）.

● シンクに関連する集団感染が起きた施設では，排水管のブラッシング，塩素や過熱蒸気を使った消毒，部品の交換を試みましたが，シンクからの細菌の検出や保菌患者の発生が続いたため，最終的にはシンク本体の交換や撤去が必要となりました. 海外からは，ICU の個室内にあったシンクを撤去したところ，薬剤耐性菌の検出率が減少したという報告もあります.

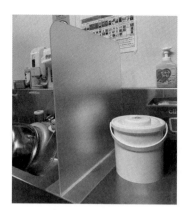

図 6-16 | 水はね防止板の例

実践編

シンクに関連する感染を防ぐために推奨される対策は以下のとおりです.

- シンクの中心から半径約 1 m 以内には,飲食物,診療材料,その他患者に使用する物品を置かないようにします.保管場所がないなど,そこに置かざるをえない場合は,シンクの側面に十分な高さと幅のある水はね防止板を設置します(図 6-16).

- 手洗い用のシンクと,器材の洗浄や液体の廃棄に使用するシンクは分けます.

- 水飛沫や水たまりが生じにくい構造のシンクとの交換を検討します.費用がかかるので簡単ではありませんが,古いシンクを更新する時には,十分な深さと広さがあり,蛇口から出た水が排水口に直接当たらず,シンクからはね返ったり,濡れた手から垂れた水がたまる水平面のない構造の製品を優先的に選択します.

- 患者ゾーンや清潔エリアにシンクが設置されている場合は必要性を見直します.例えば集中治療室の個室内や輸液調製エリア内にシンクがある場合,手洗いの代わりに手指消毒が可能であり,手洗いが必要となった時には付近に手洗い用シンクがあれば撤去を検討してもよいでしょう.

参考文献
1) Lowe C, et al : Emerg Infect Dis. 2012 ; 18(8) : 1242-7. **PMID** 22841005
2) Hota S, et al : Infect Control Hosp Epidemiol. 2009 ; 30(1) : 25-33. **PMID** 19046054
3) Hopman J, et al : Antimicrob Resist Infect Control. 2017 ; 6 : 59. **PMID** 28616203
4) Kotay S, et al : Appl Environ Microbiol [Internet]. 2017 ; 83(8).
   https://journals.asm.org/doi/10.1128/AEM.03327-16
5) Shaw E, et al : J Hosp Infect. 2018 ; 98(3) : 275-81. **PMID** 29104124
6) Parkes LO, et al : Curr Infect Dis Rep. 2018 ; 20(10) : 42. **PMID** 30128678

Q49

換気の評価と改善の仕方について 教えてください

良好な換気は，エアロゾル粒子の吸入によって起こる感染を防ぐ上で重要です

☞ 換気には機械換気と自然換気がありますが，医療機関では通常，機械換気のみを行います

☞ 良好な換気を維持する方法として，機械換気装置の定期点検・清掃と設定の確認，CO_2濃度や換気量の測定，空気清浄機・ファンの効果的な活用，滞在人数・時間の抑制などが挙げられます

- 換気とは，部屋の中に新鮮な外気を取り入れることで，二酸化炭素(CO_2)，ホルムアルデヒド，感染性エアロゾル粒子などの汚染物質を排出，また濃度を下げることをいいます．

- 換気の方法は，ファンなどの機械を使って排給気を行う機械換気と窓や扉を開ける自然換気に大別されます．医療機関では，通常，機械換気のみで換気を行います．自然換気（窓開け）は室圧バランスを崩す可能性があるため推奨されません．エアロゾル粒子の濃度や拡散のリスクを下げたい場合は，簡易陰圧装置や陰圧ルーム，空気清浄機やファンを活用します．

- 　　　　　では良好な換気の目安となる3つの数字を紹介し，実践編では換気を評価，改善する方法を紹介します．換気の評価と改善に関する詳細は，参考文献2）〜4）を参考にしてください．

ⓐ 二酸化炭素（CO_2）濃度は 1,000 ppm 以下

「建築物における衛生的環境の確保に関する法律（建築物衛生法）」では，CO_2の含有率を 1,000 ppm 以下に維持することが定められています．医療機関は，建築物衛生法が適用される特定建築物にはあたらないため，法的義務はないものの，脆弱な人々が集まる場所であることを考えると，特定建築物と同等かそれ以上の衛生的な医療環境を維持することが望ましいといえます．部屋の中では，CO_2の主な発生源は人ですが，部屋の容積，人数，活動量によって濃度が変化します．CO_2濃度が 1,000 ppm を超えることが，即座に感染リスクの上昇を意味しませんが，換気不良の目安として活用することが可能です．

ⓑ——換気量は 30 m³/時・人

在室者一人あたりの CO_2 発生量を約 20 L/時，また，新鮮外気の CO_2 濃度を 350 ppm と設定した場合，部屋の中の CO_2 濃度を 1,000 ppm 以下に維持できる換気量は約 30 m³/時・人となります．厚生労働省はこの換気量を「良好な換気の目安」としています．

こうした前提で求めた換気量が十分であるか否かについては議論があり，今後変わる可能性があります．

ⓒ——換気回数は 2 回/時

これは，1 時間につき部屋の容積の 2 倍量の空気を屋外から導入することを意味します．1 時間に 2 回窓を開けるということとは異なります．学校や医療機関において，換気回数がこの水準を下回った場合に，結核菌に感染するリスクが高まったという報告があります．

実践編 ●

換気を評価，改善するために，次のことができます．
- 機械換気装置の定期点検・清掃と設定確認
- CO_2 濃度の測定と換気量の測定
- 空気清浄機，ファン，自然換気の併用
- 滞在人数・時間の抑制

1 機械換気装置の定期点検・清掃

点検や清掃の頻度，内容について，施設設備や清掃委託会社などの関連部門と検討し，課題や改善状況を定期的に共有します．換気装置の詰まりは，換気不良の原因となります．特に屋外の給気口の表側，室内の排気口の表側，屋外の排気口の裏側は詰まりやすいことが知られています．

2 機械換気装置の設定確認

大規模な医療機関では，通常，中央管理室で換気を制御しています．そのため，診療現場でスイッチを付けたり消したりせずとも，自動的に換気が行われています．ただし，病棟は 24 時間，外来や事務室は営業時間中のみというように，タイマーで換

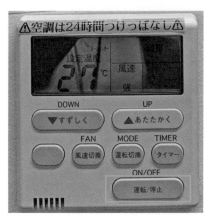

図 6-17 ｜ **個別換気システムのスイッチ例**

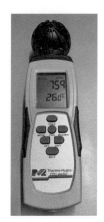

図 6-18 ｜ **CO_2 モニターを使った CO_2 濃度測定**

気を行う時間帯を変えている場合があります．少なくとも人が滞在している時間帯には換気が行われていることを確認しておくとよいでしょう．

　小規模な施設や会議室などでは，利用者がスイッチを入れなければ換気設備が作動しない仕様になっていることがあります．付け忘れや，誤って消してしまうことを防ぐために，必要に応じて表示を行います（図 6-17）．感染管理担当者は，こうした個別換気を行っているエリアを把握しておくとよいでしょう．

3 CO_2 濃度の測定

　医療機関の中で換気不良となりやすいのは，一度に複数人が利用し，発声がある場所です．事務室や休憩エリアなどが例に挙がります．それ以外にも，換気について懸念のある場所については，CO_2 濃度を測定するとよいでしょう（図 6-18）．CO_2 モニターは，探知原理が光学式[*1]，すなわち NDIR（non-dispersive infrared，非分散型赤外線吸収）または PA（photoacoustic, 光音響）方式で，校正機能[*2]がついている製品を使用することが推奨されています．屋内で測定する前に，屋外で測定を行い，測定値が屋外の平均的な CO_2 濃度である 400～450 ppm と乖離していないことを確認します．測定する場所は，人からは 50 cm 以上離れた場所がよいとされています．また，ドア，窓，換気口の近く，温湿度の変化が大きいエアコンや加湿器などの近く，

注
*1　CO_2 分子が吸収する特定の波長光を利用した検知方式
*2　校正（補正）機能：測定値のズレを自動または手動修正する機能

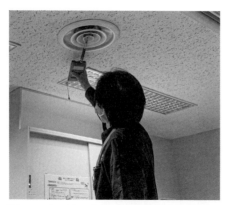

図 6-19 | 天井の吹き出し口の風速測定の様子

風が直接当たる場所，ヒーターなどの熱源の近く，呼気量が多い場所では，測定結果が不正確になる可能性があります．機械換気設備が機能しており，室内の人数やそこで行われる活動に大きな変化がない限り，定期的に計測すれば十分です．換気が不十分で窓開けをしている場所では，連続測定が勧められます．

4 換気量の測定

　窓がない/窓が開けられない部屋で，CO_2 濃度が常に高い場合や換気不良が疑われる状況がある場合は，以下のような方法で必要換気量と実際の換気量を確認することができます．

● 必要換気量の求め方

> 必要換気量(m^3/時) ＝ 20 × 居室の床面積(m^2)/1 人あたり占有面積(m^2/人)

　係数の 20 は，成人男性が静かに座っている状態での CO_2 排出量に基づく必要換気量(20 m^3/時・人)ですが，事務作業を行う場合は 30 を用いてもよいでしょう．

● 実際の換気量

> 実際の換気量(m^3/時) ＝ 単位時間(3,600 秒) × 開口面積(m^2) × 測定風速(m/秒)

　空気の吹き出し口の面積とそこから吹いている風の速度を風速計で測って求めます(図 6-19)．実際の換気量が必要換気量を下回っている場合は，施設管理部門に，より詳しい点検と改善を依頼します．

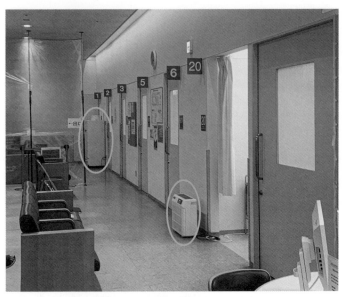

図 6-20 | 待合室に設置された空気清浄機

5 空気清浄機

　空気清浄機は，感染性エアロゾル粒子の拡散が懸念される臨床現場や窓が開けられない会議室などで活用することができます．空気清浄機は内部を通過する空気中に存在するエアロゾル粒子を除去しますが，機械換気に代わるものではありません．また，CO_2濃度を下げる機能もありません．推奨される性能や使用方法は，以下のとおりです．

- 高性能フィルター（HEPA）または中性能フィルター（MERV14）を内蔵しており，濾過風量が 5 m^3/分（300 m^3/時）以上の製品を選ぶ[*3]
- 設定（強〜弱）ごとの風量と騒音を確認する
- 人の居場所から約 10 m^2 程度の範囲内に設置する
- 空気の吸込口は人のいる方に向ける（図 6-20）
- プレフィルター[*4]は製造元の推奨する頻度で清掃・交換する
- 高性能/中性能フィルターは製造元の推奨する頻度で交換する

注

*3　HEPA（high efficiency particulate air）フィルター：0.3 μm の粒子捕集率が 99.97%以上，MERV（minimum efficiency reporting value）14 フィルター：0.3〜1 μm の粒子捕集率が 75%以上，85%未満

*4　比較的大きな粒子やゴミを除去するために，高性能/中性能フィルターの前に設置されるフィルター

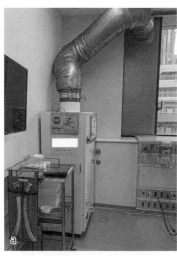
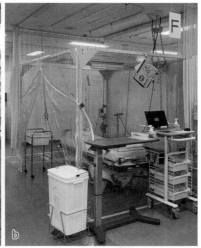

図 6-21 │ 簡易陰圧装置（a）と陰圧ルーム（b）

6 窓開けとファン

　医療機関では窓開けによって室圧バランスが崩れることがあるため，高い清浄度が求められる区域に汚染された空気が流入しないことを事前に確認する必要があります．また，屋外からの塵埃の流入や屋内に蓄積した埃の飛散が懸念されるため，免疫不全患者が利用するエリアでの窓開けは慎重に判断します．病室外へのエアロゾル粒子の拡散リスクを下げたい場合は，簡易陰圧装置や陰圧ルーム（図 6-21），または空気清浄機の併用を検討します．

　窓を開けてもよいことが確認できた事務室や会議室では，常時数 cm 開けておくか，1 時間に 2 回など定期的に全開にします．窓などの空気の入り口の対角線上にドアなどの空気の出口があるのが理想的ですが，難しい場合はファンを使い，部屋全体の空気が入れ替わるよう，空気の流れを制御します（図 6-22）．空気の流れる方向は，スモークテスター，線香，細長い糸やティッシュなどを使うと目視で確認できます．窓を開けていても室内環境は，温度 18〜28℃，相対湿度 40〜70％に維持するのが望ましいとされているため，冬は暖房器具を，夏は冷房を活用しながら換気を行います．

　窓のない/開けられない事務室や会議室では，空気が滞留する場所ができないよう，サーキュレーターや扇風機などのファンを使って空気の流れをコントロールするとよいでしょう．ファンの空気は空気の出口（排気口）のある方向に向けます（図 6-23）．

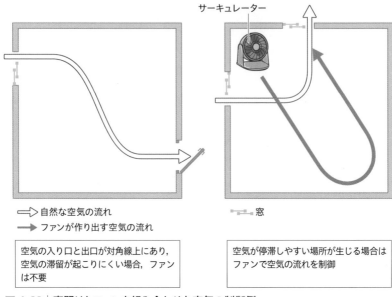

サーキュレーター

⇨ 自然な空気の流れ
➡ ファンが作り出す空気の流れ

⊶ 窓

空気の入り口と出口が対角線上にあり，空気の滞留が起こりにくい場合，ファンは不要

空気が停滞しやすい場所が生じる場合はファンで空気の流れを制御

図 6-22 │ **窓開けとファンを組み合わせた空気の制御例**

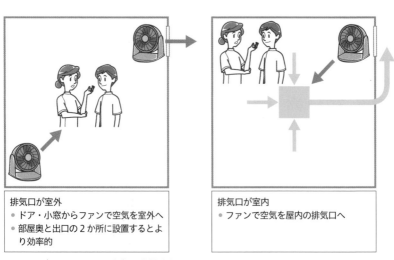

排気口が室外
● ドア・小窓からファンで空気を室外へ
● 部屋奥と出口の 2 か所に設置するとより効率的

排気口が室内
● ファンで空気を屋内の排気口へ

図 6-23 │ **ファンによる空気の制御例**

また，可能ならエアロゾル粒子の産生量が多い場所や感染性エアロゾル粒子の発生源が風下にくるようにします．首振り機能を使うと，一定の方角に微粒子が集中的に流れるのを避けることができます．

7 滞在人数・時間の抑制

部屋に滞在する人の数と時間を制限することも，換気の改善に役立ちます．

換気は，空気中を浮遊するエアロゾル粒子を吸い込む可能性を下げてくれますが，発生源付近で起こる吸入を防ぐ効果は限定的です．屋外のバーベキューパーティーで新型コロナウイルス集団感染が起こるのは，そのような理由にもよります．そのため，感染性のあるエアロゾル粒子の吸入による感染を防ぐには，換気に加えて，発生源と接触する際のマスクの着用や距離の確保などの複数の対策を併用することが必要です．

参考文献
1) 厚生労働省：「換気の悪い密閉空間」を改善するための換気の方法．2022．
   https://www.mhlw.go.jp/content/10900000/000618969.pdf
2) 日本医療福祉設備協会：病院設備設計ガイドライン(空調設備編)HEAS-02-2022．2022．
3) 京都府：エアロゾル感染対策ガイドブック 医療施設版．2023．
   https://www.pref.kyoto.jp/shisetsucluster/documents/iryoumuke20230406_all_s.pdf
4) 新型コロナウイルス感染症対策分科会：感染拡大防止のための効果的な換気について．2022．
   https://www.mhlw.go.jp/content/001020788.pdf
5) 古屋博行：結核 93(8)：479-83，2018
6) Lindsley WG, et al：MMWR Morb Mortal Wkly Rep．2021；70(27)：972-6．**PMID** 34237047
7) Ueki H, et al：mSphere．2022；7(4)：e0008622．**PMID** 35947419

玩具の管理について教えてください

 ☞ 玩具は，唾液や気道分泌物，皮膚，便に存在する病原体で汚染されやすいことが知られています

☞ 玩具を介した感染を防ぐには，使用前後の手指衛生，洗浄・消毒が可能な素材の玩具の選択，使用前と使用後の玩具の分別，洗浄・消毒・保管に関する手順の作成と手順に沿った実践が必要です

- 玩具は，唾液や気道分泌物，皮膚，便に存在する病原体で汚染されやすいことが知られています．
- 小児病棟や NICU で使われている玩具からは，黄色ブドウ球菌，大腸菌をはじめとする腸内細菌目細菌，緑膿菌などのブドウ糖非発酵菌が検出されることがあります．
- 玩具を介したと考えられるロタウイルスや，薬剤耐性緑膿菌，バンコマイシン耐性腸球菌 vancomycin-resistant enterococci（VRE）による集団感染の報告もあります．
- 外来の待合室などで使われている玩具からは，インフルエンザやピコルナウイルスの RNA が検出されており，玩具がこれらのウイルスの媒介物となる可能性が指摘されています．
- このように，玩具は感染源となりうる一方で，洗浄・消毒を行うと，病原体が検出されにくくなることもわかっています．

実践編

医療機関では，玩具を介した病原体の伝播が起こらないよう，以下のポイントを踏まえた管理を行います．

1 手指衛生

小児病棟のプレイルームなど，複数が集まって遊ぶ場所の出入り口には，手指消毒薬または手洗い設備を設置します．アルコールの粘膜曝露や誤飲が起こらないように，ボトルやディスペンサーを設置する高さや場所に配慮し，安全に管理します．

フットペダル付き消毒薬スタンドは，子供が誤ってフットペダルを踏んだ場合に粘膜曝露が起こる可能性が高いため，子供が利用するエリアでの使用は避けた方がよいでしょう．

② 玩具の選択

　洗浄または消毒が可能で，凹凸がなく，乾燥しやすい素材の玩具を選びます．浴槽に浮かべる玩具や水鉄砲のように内部に水がたまる玩具は，細菌や真菌が増殖しやすいので，医療機関での使用には適しません．熱水消毒ができない布製の玩具は個人専用とします．本やパズルのような紙製品は使用前後に手指衛生を行います．感染経路別予防策を実施している患児が利用する本やパズルは専用化します．破損や汚染のある玩具は廃棄します．

③ 手順書の作成と実践

　玩具の管理に関する手順書を作成し，玩具を使用するすべての場所で実践されるよう周知し，必要に応じて研修を行います．

④ 洗浄・消毒・乾燥・保管

　原則的に1人が使用した後に，洗浄・消毒を行います．複数人が1つの玩具を同時に扱う場合は，大人が見守り，感染につながりやすい使用（口に入れるなど）がないことを確認します．

　使用済みの玩具を入れる専用の容器を準備し，洗浄・消毒済みの玩具と混ざらないように管理します（図6-24）．洗浄・消毒には，例えば以下のような方法があります．

- 80℃ 10分間以上の熱水消毒
- 温水と食器用洗剤で洗浄後，乾燥させ，低水準消毒薬含有クロスで清拭
- 温水と食器用洗剤で洗浄後，乾燥させ，消毒用エタノールまたは70%イソプロパノールで消毒（清拭または10分間浸漬）
- 界面活性剤を含む低水準消毒薬含有クロスで清拭消毒
- 食器用洗剤で洗浄後，200〜500 ppmの次亜塩素酸ナトリウム溶液に5分間浸漬

　洗浄・消毒後は，自然乾燥させて，汚染されないように保管します．口に入れる可能性のある玩具に消毒薬を用いた場合は，消毒後に流水ですすぐか，固く絞った清潔

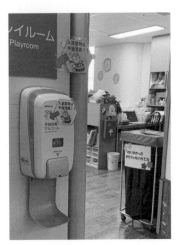

図 6-24 | 遊戯室で使用した玩具を入れる
容器と出入り口の手指消毒薬

な布などで消毒薬を拭き取ります．据え付けの玩具や高頻度接触環境表面は1日1回，拭き消毒を行います．玩具を保管する容器や棚も週1回など定期的に低水準消毒薬含有クロスなどで消毒します．

参考文献
1) Randle J, et al：Nurs Stand. 2006；20(40)：50-4. **PMID** 16802590
2) Avila-Aguero MI, et al：Am J Infect Control. 2004；32(5)：287-90. **PMID** 15292894
3) Akhter J, et al：Eur J Epidemiol. 1995；11(5)：587-90. **PMID** 8549735
4) Kamhuka LN, et al：Am J Infect Control. 2013；41(6)：S5.
https://www.ajicjournal.org/article/S0196-6553(13)00296-4/abstract522
5) Buttery JP, et al：Pediatr Infect Dis J. 1998；17(6)：509-13. **PMID** 9655544
6) Pappas DE, et al：Pediatr Infect Dis J. 2010；29(2)：102-4. **PMID** 20135827

医療環境にある水からの感染を防ぐには？

A ☞ 加湿器の使用はレジオネラ菌や緑膿菌などによる肺炎のリスクを伴うため，医療機関や高齢者施設では使用しないに越したことはありません．使用する場合は，加熱式の製品を選択し，頻繁に洗浄，乾燥を行います

☞ 花などの植物が感染源となることは極めてまれであるため，持ち込みを一律に禁止する必要はありませんが，水の交換などの手入れを行った後は手指衛生が必要です

☞ 免疫不全患者が利用する移植病棟や集中治療室などでは，花，ドライフラワー，造花，鉢植えなどは真菌感染症のリスクとなるので，持ち込みを制限します

解説編

1 加湿器

● 加湿器のような湿潤環境には，レジオネラや緑膿菌が増殖しやすく，汚染された水から生じたエアロゾルの吸入によって感染が起こることがあります．

● これまで国内の病院や介護施設において，加湿器が原因と考えられる**レジオネラ属菌**による感染事例が複数発生しています（表6-15）．

● 例えば2018年には，特別養護老人ホームで，インフルエンザ予防を目的として使用していた超音波式加湿器を介して3人の入居者がレジオネラ属菌に感染し，1人が死亡しました．この施設では，タンクの水は毎日交換し，週1回はブラシで洗浄をしていましたが，タンク内にはぬめりがあり，残り水から380,000 CFU/100 mLのレジオネラ属菌が検出されました．

● レジオネラ属菌は，主に細胞性免疫が低下した患者（表6-16）に，レジオネラ肺炎または一過性のポンティアック熱を引き起こします．レジオネラ肺炎の致死率は，

表6-15 | **加湿器を介したレジオネラ属感染事例（日本）**

発生時期	地域	施設	確定患者数（死亡者数）
1996年1〜2月	東京	病院（新生児病棟）	4(1)
2000年1月	広島	病院（産科新生児室）	2(0)
2017年12月〜2018年1月	大分	特別養護老人ホーム	3(1)

表 6-16 | **レジオネラ症のハイリスク患者**

● 高齢者	● 慢性肺疾患患者	● 免疫抑制剤を服用中の患者
● 新生児	● 悪性疾患や糖尿病，腎不全などに	● HIV 陽性患者
● 喫煙者	よる免疫不全のある患者	

適切な治療が行われた場合でも 15 % にのぼります．

● レジオネラ属菌は 20 ～ 45 ℃の水がたまった構造物の中で，アメーバなどの原生生物に寄生したり，バイオフィルムに守られながら数十年にもわたり，増殖を繰り返すことができます．バイオフィルムは消毒や熱に強いので，一度形成されると完全に取り除くのは困難です．

● このようにレジオネラ属菌で汚染された水をエアロゾル化すると，吸入による感染のリスクが生じます．

2 植物

● 生花，ドライフラワー，花瓶の水は，緑膿菌やバークホルデリア・セパシア *Burkholderia cepacia*，アシネトバクター属菌といったブドウ糖非発酵菌や，大腸菌やクレブシエラ属などの腸内細菌目細菌によって高度に汚染されていることが知られています．しかし，花などの植物が感染源となって，医療関連感染が起こったという報告はほとんどありません．

● 1970 年代に，病室に置かれた花瓶の水から検出されたエロモナス・ハイドロフィラ *Aeromonas hydrophila* によると考えられる創部感染の事例や，植物から伝播した可能性があるエルウィニア属 *Erwinia* spp. による新生児敗血症の報告がありますが，少なくとも免疫が正常の患者にとって危険なものであることを示す証拠はないようです．

● そうしたことから，米国疾病対策センター Centers for Disease Control and Prevention(CDC)も，環境の感染管理に関するガイドラインにおいて，免疫が正常な患者病室への花の持ち込みを制限する必要はないとしています．一方，免疫不全患者が，これらの病原体に曝露した場合は重篤な感染症を起こすリスクが生じます．そのため，移植病棟や ICU などでは，生花，ドライフラワー，鉢植えは持ち込まないことが推奨されています．

❶ 加湿器

　医療機関や高齢者施設では，加湿器は使用しないに越したことはありません．インフルエンザや新型コロナウイルス感染症の予防に，加湿器の使用が有効だという根拠はありません．

　どうしても加湿を行いたい場合は，水を加熱しないでエアロゾルを生じさせる加湿器（超音波式，回転霧化・遠心噴霧加湿器など）は使用せず，加熱式の加湿器を使うことが勧められます．それでも，頻繁に水を抜いて，洗浄，乾燥を行うのが安全です．洗浄や乾燥が困難な複雑な構造を持つ製品は，単純な構造の製品に比べて汚染が生じやすく，清浄化も困難だと考えられます．また，加熱式には，熱水によるやけどのリスクがあるので，安全な使用が難しい患者の病室には置かないようにします．

❷ 植物

　花などの植物が感染源となることは極めてまれであるため，病院への持ち込みを一律に禁止すべきものではありません．ただし，花瓶の水の交換などの手入れを行った後の手指衛生は，手指を介した病原体の伝播を防ぐ上で重要です．また，花瓶に活けた花よりも，スポンジ素材（フローラルフォーム）を用いたアレンジメントの方が，花瓶の水の交換や花切り，花瓶の洗浄などを要しないので，手指や環境汚染の機会は少ないと思われます．

　病室，病棟，パブリックスペースに置かれた造花や人工観葉植物は，埃がたまったり，汚れたりするので，定期的な清掃が必要です．土埃がたつような手入れは，医療機関の中では行わないようにします．

　免疫不全患者が入院する移植病棟やICUでは，生花，ドライフラワー，造花，鉢植えなどはアスペルギルス症などの真菌感染症のリスクとなるので，持ち込みを制限します．ガラスケースなどに入ったプリザーブドフラワーやボトルフラワーは，定期的にケースの除塵をすれば，感染源となる可能性は極めて低いと考えられます．

第6章　医療環境管理

参考文献
1) CDC：*Legionella*（Legionnaires' Disease and Pontiac Fever）．Outbreaks．
   https://www.cdc.gov/legionella/outbreaks.html
2) 長岡常雄：ビルメンテナンス 31(12)：41-3，1996
3) 佐々木伸孝，他：小児科診療 65(3)：483-9，2002
4) 国立保健医療科学院：No. 18007　加湿器が原因とされたレジオネラ症集団発生事例．
   https://www.niph.go.jp/h-crisis/archives/119537/
5) Taplin D，et al：Lancet．1973；2(7841)：1279-81．**PMID** 4127638
6) Ansorg R，et al：Med Microbiol Immunol．1974；159(2)：161-70．**PMID** 4819938
7) CDC：Guidelines for Environmental Infection Control in Health Care Facilities（2003）．
   https://www.cdc.gov/infectioncontrol/guidelines/environmental/index.html#anchor_1556905524

Q 52

飲料水はどのように管理しますか?

A ☞ 病院には，安全で衛生的な水を供給するために，水道法が定める汚染防止の措置と消毒，および水質検査を行う義務があります

　　☞ 感染対策担当者は，汚染防止の措置と消毒，水質検査の内容や結果，課題とその改善状況を定期的に確認します

- 病院は，安全で衛生的な水を供給するために，水道法が定める汚染防止の措置と消毒，および水質検査を行う義務があります．

- 水質検査の基準項目と基準値（全 51 項目）は，水道法第 4 条の規定に基づく「水質基準に関する省令」で定められています．この中で，一般細菌数は検水 1 mL あたり 100 CFU 以下，大腸菌は非検出という基準が設けられています．

- また，給水栓における水の遊離残留塩素は 0.1 mg/L 以上に維持することも水道法施行規則において求められています．

- 水道水から一般細菌が検出されない場合でも，**従属栄養細菌** による汚染が起こりうるため，水質管理目標設定項目として，従属栄養細菌数は検水 1 mL あたり 2,000 CFU 以下（暫定目標値）という基準も設定されています．

- 従属栄養細菌数が基準値を超えて検出される場合，水の滞留などにより塩素濃度が低下し，レジオネラ属菌が繁殖しやすい環境が生じている可能性があります．

- CDC は，歯科ユニットの水質について，従属栄養細菌数を 500 CFU/mL 以下に維持することを推奨しています．

- 次のような状況があると，飲料水の細菌汚染が起こりやすくなります．

  ① 貯水槽の不適正な管理：定期的な点検，清掃が行われていない場合や，使用量に対して貯水槽の容量が大きい場合は，バイオフィルムの形成や塩素濃度の低下により，汚染が生じやすくなります．

  ② 給水管内での水の停滞：長期間使用していない水道，給水の行き止まり管などの水が滞留している場所では塩素濃度が低下し，細菌繁殖が起こりやすくなります．

  ③ フィルターなどの使用による塩素の除去：カルキ臭を除去するために活性炭フィルターを使用すると，塩素濃度が下がります．

■ 用語解説
従属栄養細菌：低濃度の有機物を含む培地で，低温度，長時間培養した際に集落を形成する細菌の総称

第6章 医療環境管理

表 6-17 | 製氷機に関連する感染事例

病原体	感染経路	患者	感染・保菌部位	分子タイピング	症例数
レジオネラ・ニューモフィラ *Legionella pneumophila*	汚染された氷または氷水の誤嚥	間質性肺炎（人工呼吸器装着，ステロイド投与）	呼吸器感染	なし	単一
エンテロバクター・クロアカエ *Enterobacter cloacae*	心臓手術中の心筋保護に汚染された氷を使用	冠動脈バイパス術患者	手術部位感染	PFGE	複数
マイコバクテリウム・ケロネー *Mycobacterium chelonae*	汚染された氷と皮膚が接触	形成外科クリニックにおける皮膚充填剤注入	皮膚感染	PFGE	複数
マイコバクテリウム・ポルシナム *Mycobacterium porcinum*	汚染された水の使用	肺疾患	呼吸器感染，膿瘍，ポート感染，腹膜炎	PFGE	複数
薬剤耐性アシネトバクター・バウマニ *Acinetobacter baumannii*	汚染された給水口に触れた医療関係者の手指との接触	脊髄損傷	保菌（便）	MLST	複数

PFGE：pulsed-field gel electrophoresis，MLST：multilocus sequence typing

④汚染された手指との接触：汚染された手指で取り扱った容器や器具を介して，水や氷が汚染されることがあります．

- 製氷機は，装置本体（給排水管内部，氷の吐出口や水受けなど），氷の保管容器やトングなどの器具，そして氷自体が汚染されることがあります．製氷機に関連する感染事例はこれまでに複数報告されています（表 6-17）．
- ウォーターサーバーの水からは緑膿菌が検出されたという報告があります．
- 水や氷に含まれる病原体は，誤嚥や直接接触によって感染症を引き起こすことがあります．また，氷冷を行う検体や薬品が汚染される可能性があります．

実践編

　水道法に基づく貯水槽の管理や水質検査は，一般的に，施設管理部門が担当します．感染対策部門は，これらに関する記録類を施設管理部門と共有し，課題を把握するとともに，改善状況を定期的に確認することが勧められます．使用頻度が低い水道は，定期的に水を流すか，しばらく水を流してから使用することが勧められます．ほとん

表 6-18 | 製氷機の洗浄・消毒法の例

1日1回	• 目視でカビやスケール，その他の汚染の有無を確認する • スコップ・トングを洗剤で洗い，乾燥させる	• 氷以外のものを保管しない
四半期に1回	• 電源を切って，コンセントを抜く • 庫内の氷を廃棄する • 庫内の温度を室温まで戻す • 取り外せる部品はすべて取り外す • 洗剤を使って，製氷機本体と部品を洗浄する • スケールを除去する • 部品は流水で洗浄する．水で洗えない場所は，水拭きで洗剤を落とす	• 配管内に 100 ppm の次亜塩素酸ナトリウム溶液を循環させ，水道水でフラッシュする • 乾燥させる • フィルター交換など必要な補修を行う • 洗浄・消毒を行った日を記載したラベルを貼付する

ど使わないのであれば，撤去することも検討します．

　製氷機は使わないのが最も安全です．製氷機を使わざるをえない場合は，定期的(例えば四半期ごと)に洗浄，消毒します(表 6-18)．定期的な洗浄・消毒を実施している場合でも，製氷機で作った氷を経口摂取したり，患部や検体・薬剤と直接接触させるのは避けるのが無難です．氷を冷却に用いる場合は，ビニール袋などの防水性のある袋に入れるか，アイスパックで代用することを検討します．経口摂取する氷は，清潔な製氷皿で作ることが勧められます．製氷皿や氷を保管する容器は定期的に洗浄し，乾燥させます．氷を取り出すために使用するトングやスコップは，氷とは別の容器に入れて保管し，1日1回程度，洗剤で洗って乾燥させます．

　ウォーターサーバーも製氷機と同様に汚染されることがありますが，大多数の製品は内部の洗浄や消毒ができません．どうしても必要ということでなければ設置しない方がよいと思いますが，設置する場合は，配管や貯水タンクを経由せず，使い捨てポリタンクと給水コックが一体になった製品を選択するとよいと思われます．ただし，そのような製品でも，水受けやパッキンなど，常に湿っている部分にカビが発生するので，装置の定期的な洗浄・消毒は必要です．

　歯科ユニットで使用する水は，細長い給水管の内部に形成されるバイオフィルムや，滞留による塩素濃度低下などにより，細菌，真菌，原虫などで汚染されやすいことが知られています．歯科ユニットで使用する水は，少なくとも飲料に適した水質であることが求められます．年に1回以上の細菌培養検査を実施し，従属栄養細菌数を測定することも検討します．

　医療機関内で感染したことが疑われるレジオネラ症が発生した場合は，感染対策部門に速やかに報告される体制も整備します．

参考文献

1) 厚生労働省：水道水質基準について.
   https://www.mhlw.go.jp/stf/seisakunitsuite/bunya/topics/bukyoku/kenkou/suido/kijun/index.html
2) CDC：Guidelines for Environmental Infection Control in Health-Care Facilities(2003).
   https://www.cdc.gov/infectioncontrol/guidelines/environmental/index.html
3) Kanamori H, et al：Clin Infect Dis. 2016；62(11)：1423-35. **PMID** 26936670
4) Kanwar A, et al：Infect Control Hosp Epidemiol. 2018；39(3)：253-8. **PMID** 29382408
5) Kanwar A, et al：Am J Infect Control. 2017；45(11)：1273-5. **PMID** 28625698
6) Baumgartner A, et al：J Food Prot. 2006；69(12)：3043-6. **PMID** 17186678
7) Furuhata K, et al：Biocontrol Sci. 2015；20(2)：147-51. **PMID** 26133512

第7章 サーベイランス
―感染対策の羅針盤

- サーベイランスとは、「公衆衛生活動の計画と実行に不可欠な健康に関するデータの継続的かつ系統的な収集、分析、解釈、拡散」と定義されます。「公衆衛生」を「感染対策」に、「健康」を「医療関連感染」に置き換えると、医療関連感染サーベイランスの定義になります。

- 世界保健機関（WHO）は、「国と急性期医療機関における感染予防・制御プログラムの中核要素に関するガイドライン」の中で、サーベイランスを中核要素の1つに挙げ、その実施を強く推奨しています。また、強い推奨の根拠として、以下を挙げています。

① サーベイランスを行うと、中心ライン関連血流感染 central line-associated bloodstream infection（CLABSI）、人工呼吸器関連肺炎 ventilator-associated pneumonia（VAP）、手術部位感染 surgical site infection（SSI）、カテーテル関連尿路感染 catheter-associated urinary tract infection（CAUTI）を含む医療関連感染が減少すること、また、サーベイランスデータのタイムリーな情報の拡散が効果的な対策の実行に影響を与えることが13本の論文で示されている。

② 研究方法や測定されたアウトカムの相違によりメタ解析は実施できず、総合的なエビデンスの質は低いものの、日常的に起こる医療関連感染の減少だけでなく、アウトブレイクの早期発見、薬剤耐性や医療関連感染への意識向上におけるサーベイランスの重要性を考慮すれば、強い推奨が適切である。

- 米国の著名な感染症医である Richard Wenzel は、サーベイランスが欠けた感染予防・制御プログラムについて「測定を伴わない実践は、計器を持たずに宇宙船に乗り込み、現在位置も、危険の可能性も、方向や速度もわからないまま、宇宙空間を漂うようなもの」と表現しました。言い換えると、サーベイランスは各医療機関、地域、国における医療関連感染のリスクを可視化し、改善へと導く羅針盤だということです。

もう少し詳しく

サーベイランスの目的や手法は、臨床研究や臨床診断と重なる部分もありますが、基本的には異なるものです。それを示すのが前述のサーベイランスの定義の中で、下線が引かれたキーワードです。

例えばサーベイランスは系統的に、つまり決められた定義を使い、決められた手順に沿って実施されます。サーベイランスで使用する感染症の定義は、臨床診断の定義

とは異なることがあります．サーベイランスでは，専用の定義を使いながら，対象となる個々の患者（例えば ICU 入室患者）に，対象としている感染症（例えば CLABSI）があるかないかを機械的に判定します．そうすることで，サーベイランスの研修を受けた人であれば，誰が行っても同じような結果が得られることが期待できます．

このように定義や手順を標準化することで，異なる時期，施設間で医療関連感染 healthcare-associated infection（HAI）の発生状況を比較的フェアに比較することが可能になります．比較をすることは，評価をすることであり，評価をすることが改善につながります．

サーベイランスの目的は，健康問題の現状を評価し，改善することなので，比較可能なデータを得るということが重要になります．サーベイランスが継続的な活動である点や，改善に関与する人々へのタイムリーな情報の拡散が必須である点も，臨床診断や臨床研究とは異なります．

参考文献
1) WHO：Guidelines on Core Components of Infection Prevention and Control Programmes at the National and Acute Health Care Facility Level. 2016
https://apps.who.int/iris/bitstream/handle/10665/251730/9789241549929-eng.pdf?sequence=1&isAllowed=y
2) Weber DJ, et al：Mayhall's Hospital Epidemiology and Infection Prevention. 5th ed. Wolters Kluwer, 2020.

Q 53

サーベイランスで測定する指標は
どのように選べばよいですか？

- ☞ サーベイランスで測定する指標は，プロセス指標とアウトカム指標に大別できます
- ☞ リスク評価を行って対象になりうる指標をすべて洗い出し，その中から優先順位の高い指標を選択します
- ☞ リスク評価マトリックスなどを用いて，アウトカムが発生した場合の影響の大きさと発生頻度の 2 つの視点から優先順位を決定するとよいでしょう

理論編

- サーベイランスで測定する指標は，プロセス指標とアウトカム指標に大別できます．プロセスとアウトカムがそれぞれ何を指すかは，医療の質評価で活用されることが多いドナベディアン・モデルを使うと理解しやすいでしょう．このモデルは，医療の質を，構造 structure，プロセス process，アウトカム outcome の 3 側面に分けて説明しています（図 7-1）.
- 構造とは，医療提供体制を構成する要素であり，人的資源，物的資源，財的資源などを含みます．プロセスとは実際に提供された医療の内容，アウトカムはその結果として起こったことです．
- これを感染対策に当てはめてみると，構造には感染対策担当者の数や勤務形態，委員会・チームなどの組織，教育体制，予算，陰圧個室などの施設設備や個人防護具

第 7 章　サーベイランス

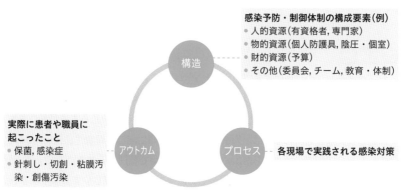

図 7-1 | ドナベディアン・モデルに基づく医療の質の 3 側面

表 7-1 | 現状評価の例

医療関連感染のリスクを高める課題		プロセスとアウトカム指標
ガイドライン上で推奨度が高い感染対策のうち，実施頻度が低い，あるいは未採用の対策		● 手指衛生 ● CLABSI 予防バンドル
使用頻度が高いライン・カテーテル・チューブの種類とそれらを使用することが多い部門		● 中心ライン(集中治療領域) ● 末梢静脈カテーテル(全病棟) ● 膀胱留置カテーテル(小児新生児領域を除く全病棟) ● 気管挿管チューブ(集中治療領域)
医療器具関連感染	発生頻度が高い	● CLABSI，CAUTI
	発生すると時に致命的	● VAE(人工呼吸器関連イベント)
手術部位感染(SSI)	実施頻度が増加傾向	● 乳腺外科手術
	SSI が多い	● 冠動脈バイパス術(下肢グラフト採取部位)
	SSI による影響が大きい	● 人工股関節・人工膝関節手術，開胸手術
薬剤耐性菌	日常の検出頻度が高い	● メチシリン耐性黄色ブドウ球菌(MRSA) ● 基質特異性拡張型βラクタマーゼ(ESBL)産生菌
	検出時のインパクトが大きい	● カルバペネマーゼ産生腸内細菌目細菌(CPE) ● バンコマイシン耐性腸球菌(VRE)
集団感染を起こすことがある		● インフルエンザ/COVID-19 様症状 ● 嘔吐・下痢 ● 眼の充血

などの資材が含まれます．プロセスには各現場で実践される感染対策が，アウトカムには患者や職員に実際に起きた事象，つまり，保菌や感染症，針刺し・切創などが含まれます．

● 以上を踏まえると，プロセスサーベイランスでは感染対策の実施頻度を，アウトカムサーベイランスでは保菌や感染症などのイベントの発生件数や頻度を明らかにし，これらのデータを改善に活用するということになります．

実践編●

サーベイランスの対象にするプロセスとアウトカム指標を選ぶ際は，リスク評価から始めることをお勧めします．リスク評価の方法は一様ではありませんが，例えば現状評価で課題をひと通り洗い出してから(表 7-1)，優先順位を決める方法があります．

課題の優先順位を決めるには，列挙した課題が実際に起こる可能性(Liklihood)と発生した場合の影響の大きさ(Impact)の2つの視点で整理するとよいでしょう．リスク評価マトリックスを使うと，整理した結果を視覚的に把握しやすくなります(図7-2)．今回紹介するマトリックス上では，患者，職員，医療機関に対する影響が大き

発生の可能性 Liklihood	影響　Impact				
	1（最小 Very Low）	2（小 Low）	3（中等度 Medium）	4（高 High）	5（最大 Very High）
5 最大 Very High				COVID-19	
4 高 High		SSI：CBGB （下肢）		CPE	
3 中等度 Medium			CAUTI *C. difficile*	CLABSI	
2 小 Low		その他の SSI ウイルス性 胃腸炎	CPE を除く薬剤耐性菌 血液媒介病原体 （職業曝露） 結核 インフルエンザ	VAE	
1 最小 Very Low			VPD		

図 7-2│リスク評価マトリックスの活用例

下記以外の略語は 表 7-2 を参照.
CBGB：coronary artery bypass graft with both chest and donor site incisions 冠状動脈バイパスグラフト術・胸部およびドナー部位の切開を伴う
CPE：carbapenemase-producing *Enterobacteriales* カルバペネマーゼ産生腸内細菌目細菌

いアウトカムほど右方向に，発生の可能性が高いアウトカムほど上方向に位置することになります．影響を評価する際は，患者や職員の健康状態に加えて，事業縮小や停止などの医療機関への影響についても検討します．発生の可能性は医療機関や地域の流行状況，既知の科学的情報（疫学など）を参考に評価します．こうした評価の結果，マトリックスの右上にあるアウトカムほど改善の必要性が高く，優先的にサーベイランスの対象とするのが望ましいということになります．リスク評価の結果にかかわらず，関連法規，診療報酬，第三者機関による病院機能評価の要件となっている指標は選択する必要があります．

　サーベイランスの対象とするプロセス指標は，感染対策ガイドライン上の推奨度が高く，かつ問題となっているアウトカムを改善する可能性が高いものから選ぶとよいでしょう（表 7-2）．例えば手指衛生（プロセス）の実施率が上昇すると，薬剤耐性菌の

表 7-2 | サーベイランスの対象となるプロセス指標とアウトカム指標の例

プロセス指標	アウトカム指標
手指衛生実施率（➡13 頁，Q 4）	薬剤耐性菌保菌・感染症発生率 *C. difficile* トキシン陽性・感染症発生率
CLABSI 予防バンドル実施率 PLABSI 予防バンドル実施率 CAUTI 予防バンドル実施率 VAP 予防バンドル実施率 SSI 予防策実施率 医療器具使用比	CLABSI 発生率 PLABSI 発生率 CAUTI 発生率 VAP・VAE 発生率 SSI 発生率
職員のワクチン接種率	職員における VPD 発生率
────	針刺し・切創・粘膜汚染・創傷汚染発生率
────	以下が新たに出現した患者・職員数（➡272 頁， column ⑭） ●インフルエンザ/COVID-19 様症状 ●嘔吐・下痢 ●感染症による可能性のある発疹・水疱・潰瘍 ●眼の充血 ●意識障害，麻痺，痙攣，髄膜刺激症状，紫斑

CLABSI：central line-associated bloodstream infection　中心ライン関連血流感染
PLABSI：peripheral line-associated bloodstream infection　末梢ライン関連血流感染
CAUTI ：catheter-associated urinary tract infection　カテーテル関連尿路感染
VAP ：ventilator-associated pneumonia　人工呼吸器関連肺炎
VAE ：ventilator-associated event　人工呼吸器関連イベント
SSI　：surgical site infection　手術部位感染
VPD：vaccine preventable disease　ワクチンで予防できる疾患
C. difficile：*Clostridioides difficile*　クロストリディオイデス・ディフィシル

新規獲得（アウトカム）の発生率が減少することが期待できます．同様に，中心ラインバンドル（プロセス）の実施率が高まると，CLABSI（アウトカム）の発生頻度の低下が期待できます．このように，サーベイランスでは，なるべく互いに関連のあるプロセスとアウトカム指標を組み合わせて評価するとよいでしょう．関連するプロセス指標がないアウトカム指標もあるので，その場合はアウトカムのみを対象とすることになります．ここで説明したリスク評価は少なくとも年 1 回実施し，改善状況や優先順位を見直します．

参考文献
1) Donabedian A：An Introduction to Quality Assurance in Health Care．Oxford University Press，2002．

プロセスサーベイランスは
どのように行うのですか?

A ☞ 高い効果が期待される感染対策の実施率を明らかにし，改善するために行います

☞ 国内外の医療機関で広く選ばれているプロセス指標には，手指衛生実施率，医療器具・手技関連感染予防バンドル実施率，医療器具使用比などがあります

理論編

● プロセスサーベイランスの目的は，感染対策の実施頻度を明らかにし，改善することです．プロセスサーベイランスから得られるデータは，遵守率と呼ばれることもありますが，本書では実施率という用語を使います．

● 実施率は，通常，次のような計算式で求めます．分母は一定期間に生じた感染対策の実施機会数で，分子は同じ期間に対策が規定どおりに行われた回数です．

$$実施率 = \frac{対策の実施回数}{対策の機会数} \times 100(\%)$$

実践編

プロセスサーベイランスの対象とする感染対策を選ぶ時の考え方はQ53(➡263頁)で紹介しましたので，ここでは，国内外の医療機関で広く選ばれているプロセス指標をいくつか紹介します．手指衛生のサーベイランスについてはすでにQ4(➡13頁)で紹介していますので，ここでは割愛します．

◳ 医療器具・手技関連感染予防バンドル実施率

CLABSI，CAUTI，VAP，SSI などの医療器具・手技関連感染を防ぐためのバンドルが，どの程度確実に実施されているかを評価する指標です．ライン挿入や手術のような，ある一時点で行うバンドルの実施率(例①)と，ライン・カテーテルなどの留置中は継続的に行うバンドルの実施率(例②)があります．バンドルを構成する対策ごとに計算することもできます(例③④)．

例①　中心ライン挿入時の CLABSI 予防バンドル実施率

$$\frac{CLABSI 予防バンドルを実施した中心ライン挿入件数}{分子と同一期間における中心ライン挿入件数} \times 100（\%）$$

例②　人工呼吸器装着期間中の VAP 予防バンドル実施率

$$\frac{VAP 予防バンドルが実施された延べ人工呼吸器使用日数}{分子と同一期間における延べ人工呼吸器使用日数} \times 100（\%）$$

例③　中心ライン挿入時の CLABSI 予防バンドルに含まれている対策の実施率

$$\frac{手袋装着前の手指衛生が行われた中心ライン挿入件数}{分子と同一期間における中心ライン挿入件数} \times 100（\%）$$

例④　執刀開始前 1 時間以内の予防抗菌薬投与率

$$\frac{執刀開始前 1 時間以内に適切な予防抗菌薬が投与された 対象手術手技件数}{分子と同一期間における対象手術手技件数} \times 100（\%）$$

2 医療器具使用比

　延べ医療器具使用日数[*1] と延べ患者日数[*2] の比で，最大値は 1 です．CLABSI，CAUTI，VAP の発生要因の 1 つであるライン・チューブ類の使用状況を評価するための指標です．平均留置期間が長い場合だけでなく，留置患者数が多い場合も高くなります．また，集中治療領域の医療器具使用比は，一般病棟に比べて高い傾向にあります．一般的に集団の医療器具使用比が低いほど，医療器具関連感染を起こすリスクが低い状態にあると解釈できます．通常は部門別に算出しますが，集中治療領域と一般病棟に分けて算出することもあります．

例　膀胱留置カテーテル使用比

$$\frac{膀胱留置カテーテル延べ使用日数}{分子と同一期間における延べ患者日数}$$

注
*1　延べ医療器具使用日数 device days：サーベイランス対象病棟において，ある 1 日に対象となる医療器具を使用している患者数を一定期間分足し合わせたもの．例えば病院 A の ICU における 2022 年 10 月の中心ライン延べ使用日数を得るには，10 月 1〜31 日までの日ごとの中心ライン挿入患者数をカウントし，合計します．1 人の患者が複数の中心ラインを挿入している場合でも通常は 1 本とカウントしますが，最新のマニュアルでカウントの仕方を確認してください．
*2　延べ患者日数 patient days：ある 1 日に入院していた患者の数を一定期間分足し合わせたもの．毎日一定の時刻に入院している患者数（静態）を用いる場合と，入退院した全患者数（動態）を用いる場合があります．最新のマニュアルでいずれを用いるか確認してください．

Q 55

アウトカムサーベイランスは
どのように行うのですか?

A ☞ 医療関連感染の発生率や有病率を明らかにし，感染予防に活用します

☞ 国内外の医療機関で広く選ばれているアウトカム指標には，医療器具関連感染，手術部位感染，薬剤耐性菌やその他の病原体の保菌・感染症の発生率や有病率があります

理論編

● アウトカムサーベイランスでは，保菌や感染症などの事象が今どのくらい起こっているのか，これからどのくらい起こりそうかを明らかにして，改善します.

● 事象の件数をカウントするだけのこともあれば，以下の計算式のように，事象の件数を決まった分母で割って，率や割合を計算することもあります. 分子をカウントするためには一定の疾患定義を用います. 分母は指標によって異なります.

$$アウトカム指標 = \frac{疾患定義に合致した事象の件数}{分子と同一期間の適切な分母(指標による)} \times 定数$$

実践編

　アウトカムサーベイランスの対象を選ぶ時の考え方は Q 53(➡263頁)で紹介したので，ここでは，国内外の医療機関で広く選ばれているアウトカム指標をいくつか紹介します.

1 医療器具関連感染

　急性期医療機関では，CLABSI，CAUTI，VAE/VAP のサーベイランスを実施することが勧められます. 発生件数は，疾患定義を使ってカウントします. 分母は延べ医療器具使用日数です(➡267頁，Q 54). 全国的なサーベイランスシステム(表 7-3)に参加している場合は，そのシステムが規定した疾患定義を使って分子および分母に関するデータを収集し，報告します. サーベイランスシステムに参加すると，全参加施設のデータから作成されるベンチマークデータと自施設データを比較することを通して，自施設の現状評価や改善への動機づけを得ることができます.

第7章 サーベイランス

表 7-3 | 国内の主要なサーベイランスシステム

J-SIPHE	• J-SIPHE（ジェイサイフ）とは，Japan Surveillance for Infection Prevention and Healthcare Epidemiology の略語であり，厚生労働省委託事業 AMR 臨床リファレンスセンターが運営する感染対策連携共通プラットフォームの略称である．地域連携を行っている病院グループが医療関連感染，抗菌薬，微生物検査などに関するデータを入力し，グラフ作成機能などを利用することで，相互評価や施設内評価に活用することができる • 医療器具関連感染については，CLABSI と CAUTI のみ報告を受け付けている（2023 年 8 月現在）．CDC の NHSN の疾患定義を利用しているため，ナショナルデータとして国際比較が可能である．翻訳された定義がマニュアルに掲載されている • J-SIPHE　規約・マニュアル・申請等 https://j-siphe.ncgm.go.jp/ParticTerms
JHAIS	• JHAIS（ジェイハイス）とは，Japanese Healthcare Associated Infections Surveillance の略語であり，日本環境感染学会 JHAIS 委員会が運営するサーベイランスシステムの略称である．手術部位感染サーベイランス部門と医療器具関連感染サーベイランス部門に分かれており，後者はさらに ICU・急性期一般病棟部門（CLABSI, CAUTI, VAE, VAP）と NICU 部門（CLABSI, VAP）に分かれる • 全参加施設のデータを統合してベンチマークデータを作成し，各参加施設のデータと比較した結果を定期的に参加施設にフィードバックしている．疾患定義は CDC の NHSN のものとほぼ同じであるが，国内の状況に合わせて一部を修正している．疾患定義とベンチマークデータはホームページで公開されている • 日本環境感染学会 JHAIS 委員会　医療器具関連感染サーベイランス部門 http://www.kankyokansen.org/modules/iinkai/index.php?content_id=6
JANIS	• JANIS（ジャニス）とは，Japan Nosocomial Infections Surveillance の略語であり，厚生労働省が運営するサーベイランスシステムの略称である．検査部門，全入院患者部門，SSI 部門，ICU 部門，NICU 部門に分かれており，ICU 部門では，人工呼吸器関連肺炎，カテーテル関連血流感染，尿路感染の報告を受け付けている．独自の定義を用いている．カテーテル関連血流感染の対象には中心ラインだけでなく末梢静脈カテーテルも含まれる．分母には延べ医療器具使用日数ではなく，医療器具を使用していない患者を含む在室患者数を用いている • 厚生労働省　院内感染対策サーベイランス事業（JANIS）　部門説明 ICU 部門 https://janis.mhlw.go.jp/section/index.html#syuchu

例　中心ライン関連血流感染（CLABSI）発生率

$$\frac{中心ライン関連血流感染発生件数}{分子と同一期間における延べ中心ライン使用日数} \times 1,000$$

2 手術部位感染

　手術手技（術式）ごとに計算します．通常は，同じ手術手技を実施した患者を術前の感染リスクに応じて層別化し，層ごとの発生率を求めます．医療器具関連感染と同様に，サーベイランスシステムに参加することで，ベンチマークデータとの比較が可能

になります．疾患定義やリスク層別化の方法などは，サーベイランスシステムのプロトコルで詳しく解説されています（表7-3）．

例　大腸手術後の SSI 発生率

$$\frac{術後1か月以内にSSIが発生した大腸手術件数}{分子と同一期間に実施された大腸手術件数} \times 100(\%)$$

❸ 保菌・感染症

ⓐ────発生率 incidence

医療機関で，特定の病原体（主に薬剤耐性菌）を新たに獲得した患者や，特定の感染症に新たに罹患した患者の発生頻度を表す指標です．つまり，入院後に特定の病原体の保菌者になったり，感染症にかかる可能性の高さを表す指標です．「新たに」というのは，過去に知られている検出歴や罹患歴がないことを意味します．どういう場合に新たな保菌や感染症が起きたと判断するかは，疾患定義で定められています．例えば米国疾病対策センター（CDC）の全米医療安全ネットワーク（NHSN）は，医療機関における薬剤耐性菌の新規獲得を，入院4日目以降に初めて検出された場合と定義しています．また，*C. difficile* 感染症について，院内獲得，院内発症，市中獲得，市中発症，再燃，再感染などについて定義を設けています．

NHSN の疾患定義は参考文献1）で閲覧できます．毎年1月に更新されるので最新版を参照してください．

例　新規 MRSA 保菌者発生率

$$\frac{\begin{array}{c}入院4日目以降に初めてMRSAが検出された患者数\\（監視培養陽性例を除く）\end{array}}{分子と同一期間の延べ患者日数} \times 1,000$$

ⓑ────有病率 prevalence

医療機関で特定の病原体（主に薬剤耐性菌）を保菌している患者の割合や，特定の感染症を起こしている患者の割合を表す指標です．保菌や感染症が起こった時期とは無関係に，観察時点あるいは観察期間中に対象となる病原体や疾患のある人の割合をみます．薬剤耐性菌の保菌者割合が高い部門や時期は，伝播が起こりやすいと解釈します．

例　病棟別 MRSA 保菌者割合

$$\frac{2023 年 8 月 1 日現在 A 病棟に入院中の MRSA 陽性患者数}{分子と同日，同病棟の入院患者数} \times 100 (\%)$$

column⑭　症候群サーベイランス

　特定の感染症に罹患した時にみられる徴候や症状のある人の数を把握することにより，確定診断や自治体への届出が行われる前に，集団感染の発生を迅速に把握し，対応するために行われるサーベイランスです．

　もともとはバイオテロの探知が目的で始まったサーベイランスですが，現在は，地域におけるインフルエンザやノロウイルス感染症などの流行の発生，規模，トレンドを評価し，介入する公衆衛生活動としても実施されています．原因不明の重症感染症の発生動向を把握することを目的に感染症法に基づいて行われている疑似症サーベイランスも，症候群サーベイランスの1つです．他に，徴候や症状ではなく，特定の薬剤の処方件数や学校の欠席日数，SNS での発信件数などから流行状況を推定するサーベイランスも行われています．

　症候群サーベイランスは，医療関連感染予防にも活用されています．インフルエンザなどの呼吸器感染症，感染性胃腸炎，麻疹，風疹，水痘，流行性角結膜炎，侵襲性髄膜炎菌感染症などは，医療機関内で集団感染を起こし，業務縮小や停止，重症化や死亡などの望ましくない結果を招くことがあります．これらの感染症の流行拡大を見逃さず，なるべく早い段階で伝播のサイクルを断ち切るには，疑わしい徴候・症状がみられる患者や職員を把握する仕組みが必要です．

　症候群サーベイランスは，迅速性や感度にすぐれるため，特にインフルエンザや感染性胃腸炎の流行期において，特定の部門での有症状者の増加が探知できると，早期対応に役立ちます．一方で，特異度は低いので，本当は感染していないケースも拾ってしまう過剰報告が起こることがあります．感染者であるかどうかの評価は個別に行う必要があるため，報告数が多いとマンパワーを要し，**警告疲労**を引き起こす懸念もあります．したがって，対象や実施時期は慎重に検討することが勧められます．また報告や集計にかかる負担を抑えるために，電子カルテを活用するなど，可能な限り電子的な報告や集計が可能な仕組みを検討するとよいでしょう．

▌用語解説
警告疲労 alert fatigue：警告数が多く，さらに，その多くが誤報である場合，対応する人の感覚が鈍麻して，警告を無視したり，対応が遅れる事態が生じること

参考文献

1) National Healthcare Safety Network(NHSN) Patient Safety Component Manual.
   https://www.cdc.gov/nhsn/pdfs/pscmanual/pcsmanual_current.pdf

2) 坂本史衣：感染予防のためのサーベイランス Q & A 第 2 版. 日本看護協会出版会, 2015.

3) 日本環境感染学会 JHAIS 委員会(監修), 藤田 烈(編著)：感染対策のためのサーベイランスまるごとサ
   ポートブック 改訂版. メディカ出版, 2023.

4) AHRQ：Alert fatigue.
   https://psnet.ahrq.gov/primer/alert-fatigue

第 7 章 サーベイランス

サーベイランスデータは
どのように活用するのですか？

A ☞ サーベイランスを感染予防につなげるには，データを比較し，その結果を解釈し，改善を担う関係者とタイムリーに共有する必要があります

    ☞ 比較対象となるのは，これまでの自施設のデータやベンチマークデータです．集計期間ごとの変化をみたり，パーセンタイル値や標準化感染比を活用したベンチマークとの比較を行います

- サーベイランスを感染予防につなげるには，データを比較し，その結果を解釈し，改善することができる人たちと共有する必要があります．

- データの主な比較対象は自施設のこれまでのデータとベンチマークデータです（表7-4）．データを比較することにより，目標値を設定することができます．目標値があると，達成状況を客観的に評価することが可能になります．また，それが改善への動機づけにもなります．

- サーベイランスデータの結果は，時を置かずに，改善に責任を持つ人々（幹部や管理者），改善を担う人々（臨床スタッフ）と共有します．可能な限り，改善の影響を受ける人々（患者や家族）とも共有するとよいでしょう．

- サーベイランスの結果を共有するということは，双方向型のフィードバックを行うということです．すなわち，感染管理担当者はサーベイランスデータに基づく現状評価や課題を示し，幹部や臨床スタッフはそれに対する意見や要望を述べ，ともに改善に取り組みます．こうしたやり取りを繰り返すうちに，誰にとっても課題が他人ごとから自分ごとへと変化し，さらに，主体的に課題を解決する経験を通して，自己効力感が醸成されます．こうした当事者意識や自己効力感は，感染対策の日常習慣化を促し，それが安全で質の高い療養環境を支える土台となります．

表 7-4 | **サーベイランスデータの比較対象と活用例**

比較対象	活用例	
自施設データ	●経時的変化（トレンド）の確認	●部門や職種間の比較
ベンチマークデータ	●パーセンタイル値との比較	●標準化感染比で相対評価

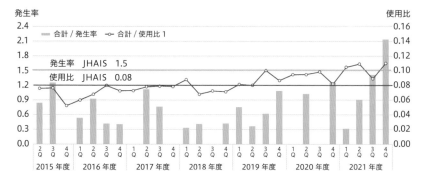

図 7-3 | 中心ライン関連血流感染(CLABSI)発生率および中心ライン使用比
A 病院 ICU における四半期ごとの推移. 2015 年 7 月～2022 年 3 月

実践編 ●

　CLABSI サーベイランスを例に，データの活用の仕方をみてみましょう.

　A 病院では中心ラインの使用頻度が高い ① ICU(内科外科混合)，② B 病棟(内科系)，③ C 病棟(外科系)の 3 部門を対象に，CLABSI サーベイランスを実施しています. A 病院では JHAIS の「検査で確定した血流感染 laboratory-confirmed bloodstream infection(LCBI)」疾患定義を用いて CLABSI 発生件数をカウントし，これを延べ中心ライン使用日数で除した 1,000 中心ライン使用日数あたりの CLABSI 発生率と，延べ中心ライン使用日数を延べ患者日数で除した中心ライン使用比を毎月算出しています.

1 データの比較

ⓐ──── トレンドを確認する

　CLABSI 発生率や中心ライン使用比のグラフを作成し，経時的変化を確認します. 毎月のデータをプロットするのもよいですが，上がり下がりが激しく，傾向がつかみづらい場合は，四半期や半期ごとに評価します. 1 年の総括をする際に，経年変化をみるのもよいでしょう.

　A 病院 ICU における四半期ごとの CLABSI 発生率と中心ライン使用比(図 7-3)をみると，発生率は 2021 年後半に顕著に増加しており，使用比はそれよりも前から増加傾向が続いていることがわかります.

表 7-6 | 病院 A およびベンチマークの部門別 CLABSI サーベイランスデータ

	施設 A　2021 年度			ベンチマーク（JHAIS）		
部門	発生数	分母	発生率	発生数	分母	発生率
ICU	7	3,209	2.18	367	251,824	1.46
B 病棟内科	5	1,327	3.77	621	387,927	1.60
C 病棟外科	5	1,542	3.24	259	183,083	1.41

$$SIR = \frac{観察値}{期待値} = \frac{7+5+5}{3,209 \times \left(\frac{1.46}{1,000}\right) + 1,327 \times \left(\frac{1.6}{1,000}\right) + 1,542 \times \left(\frac{1.41}{1,000}\right)}$$

$$= \frac{17}{4.69 + 2.12 + 2.17} = 1.89$$

ⓑ──── ベンチマークデータのパーセンタイル値と比較する

　A 病院は JHAIS の疾患定義を使ってデータを収集しているので，JHAIS 参加病院のデータをまとめた報告書をベンチマークとして活用することができます．2021 年度の ICU における CLABSI 発生率が，2.2（対 1,000 中心ライン使用日数）でした．これを JHAIS のベンチマークデータ（表 7-5，次頁）に示されている ICU のパーセンタイル値と比較してみると，75 パーセンタイル値をやや上回ることがわかりました．これは，A 病院 ICU が，JHAIS 参加施設のうち，発生率が高いトップ 25％ に含まれることを意味します．そのため，次年度の目標値は 75 パーセンタイル値を下回る2.0 以下に設定しました．

ⓒ──── ベンチマークデータを使って標準化感染比を計算する

　標準化感染比 standardized infection ratio（SIR）は，病院内の複数の病棟で発生した HAI の合計数（観察値）と，ベンチマークから予測される病棟ごとの HAI の合計数（期待値）の比です．したがって，SIR は，リスクが異なる複数の病棟のデータを統合し，医療機関全体の相対的な HAI リスクを要約した指標だといえます．

$$\frac{標準化感染比}{（SIR）} = \frac{実際の医療関連感染発生件数（観察値）}{ベンチマークから予測される医療関連感染発生件数（期待値）}$$

　A 病院の 2021 年度 CLABSI サーベイランスの結果（表 7-6）を例に説明します．サーベイランスを実施している ICU，内科系 B 病棟，外科系 C 病棟の CLABSI 発生件数の合計は 17 件で，これが観察値です．では，仮に各病棟で，JHAIS 参加病院の

表7-5｜日本環境感染学会 JHAIS委員会 医療器具関連感染サーベイランス部門 中心ライン関連血流感染発生率（データサマリーより）

集計期間	感染	病棟種類	病棟数	感染件数	中心ライン使用日	感染率	_	_	パーセンタイル	_	_
							10%	25%	50%	75%	90%
②	LCBI＋CSEP	整形外科（第3層）	21	11	11,115	1	0	0	0	0	1.3
②	LCBI＋CSEP	他に分類できない外科系混合（第3層）	20	43	28,886	1.5	0	0	0.6	2.3	2.6
②	LCBI＋CSEP	その他（第2層）	43	67	45,967	1.5	0	0	0	1.8	2.5
②	LCBI＋CSEP	他のいずれにも該当しない混合、その他の病棟（第3層）	29	61	37,071	1.6	0	0	0.4	2	2.7
②	LCBI	クリティカルケア（第1層）	128	439	300,112	1.5	0	0	0.8	2.2	3.7
②	LCBI	ICU（第2層）	96	367	251,824	1.5	0	0.1	0.8	2.1	3.5
②	LCBI	外科内科混合ICU（第3層）	76	302	213,728	1.4	0	0.4	0.8	2.1	3.4
②	LCBI	HCU（第3層）	32	72	48,288	1.5	0	0	0.7	2.5	3.7
②	LCBI	急性期一般病床（第1層）	293	939	616,977	1.5	0	0	0.8	2.3	3.8
②	LCBI	内科（第2層）	144	621	387,927	1.6	0	0.3	1.1	2.6	4.4
②	LCBI	循環器内科（第3層）	21	69	33,711	2	0	0.3	1.6	2.3	3.8
②	LCBI	他に分類できない内科系混合（第3層）	54	257	149,292	1.7	0	0	1.2	3.2	4.4
②	LCBI	外科（第2層）	106	259	183,083	1.4	0	0	0.4	2.3	3.7
②	LCBI	消化器外科（第3層）	35	163	111,060	1.5	0	0.3	1	2.6	3.7
②	LCBI	整形外科（第3層）	21	10	11,115	0.9	0	0	0	0	1.3
②	LCBI	他に分類できない外科系混合（第3層）	20	39	28,886	1.4	0	0	0.6	2.3	2.6
②	LCBI	その他（第2層）	43	59	45,967	1.3	0	0	0	1.8	2.5
②	LCBI	他のいずれにも該当しない混合、その他の病棟（第3層）	29	53	37,071	1.4	0	0	0.4	2	2.7

全体報告書 表1-1 中心ライン関連血流感染率（期間及び病床種類別）
（集計期間：① 2021/7/1〜2021/12/31 ② 2019/1/1〜2021/12/31）

平均値と同じ水準で CLABSI が起こったとしたら，発生件数はいくつになるでしょうか．この数字を得るには，各病棟の中心ライン使用日数（分母）に，JHAIS ベンチマークデータの ICU（第 2 層），内科（第 2 層），外科（第 2 層）の感染率 pooled mean をかけて，得られた数を合計します．これが期待値です．観察値と期待値の比が SIR になります．SIR の解釈の仕方は以下のとおりです．

- SIR が 1 を上回る → ベンチマークよりも相対的に HAI の発生が多い
- SIR が 1 と同等　→ ベンチマークと同等の水準で HAI が発生している
- SIR が 1 を下回る → ベンチマークよりも相対的に HAI の発生が少ない

A 病院の SIR は 1.89 ですから，2021 年度にはベンチマークである JHAIS 参加施設の平均に比べて，約 2 倍の CLABSI が起こったことになります．このことから，次年度目標には，SIR＝1 を掲げてもよいかもしれません．

2 データの共有と改善

A 病院の感染管理担当者は，上記の結果を四半期ごとに病院幹部および対象病棟の管理者や担当者と共有しています．

CLABSI の発生を抑制するには，発生率が上昇している要因を可能な限り探る必要があります．そのためにできることとしては，① CLABSI を起こした患者に共通する要因を探り，それが非感染患者の間でも同様の割合でみられるかどうか確認することや，② CLABSI 予防バンドルなどの対策の実施率を確認すること，などが挙げられます．例えば ① では，CLABSI 症例一覧を作り，年齢，性別，基礎疾患，病棟，診療科，血液培養の結果，中心ラインの種類，挿入部位，挿入に要した時間，挿入した人の臨床経験，留置期間，投与された薬剤の種類などを振り返るとよいでしょう．こうしたデータを集めるのが困難な場合は，例えば過去半年〜1 年の間に CLABSI を起こした患者のカルテレビューを行い，感染のリスクとなった可能性がある事項について情報を集めてみるという方法でもよいでしょう．

もし「留置期間が長い」という課題が明らかになった場合は，不必要な挿入を避け，早期抜去ができるよう，中心ラインの適応基準を関係者と話し合って作成するという提案ができるかもしれません．臨床経験の浅いスタッフが失敗を繰り返しながら挿入手技を実施している場合は，ライン挿入の認定制度を設けたり，研修を強化したり，挿入手技の実施と研修を専門に行う部門を新設するといった取り組みを，例えば医療安全部門と共同で検討するとよいかもしれません．

挿入部位や輸液ルート接続部が汚染されやすい状況が見受けられる場合は，被覆材の交換や接続部の消毒手順を見直し，研修を行うことが必要になります．特定の診療

科や部門に発生が偏っている場合は，そこでの改善に集中することで施設全体の発生率を下げることができます．部門の協力を得ながら，CLABSIの挿入手技や留置中のケアを確認するオーディット（監査）を実施したり，最新のガイドラインを見ながら新たに取り入れられそうな対策はないか一緒に検討するのもよいでしょう．

　こうした改善活動は，各現場の責任者・担当者と協議を重ねながら行います．またその進捗は病院幹部や管理者とも定期的に共有します．できていないことだけでなく，できていることをハイライトしながら伝えることも重要です．

参考文献
1) CDC : The NHSN STANDARDIZED INFECTION RATIO(SIR). A Guide to the SIR. Updated April 2022.
https://www.cdc.gov/nhsn/pdfs/ps-analysis-resources/nhsn-sir-guide.pdf
2) 日本環境感染学会 JHAIS 委員会 医療関連感染サーベイランス部門：サーベイランス結果報告書(ICU・急性期一般病棟部門)2019 年 1 月〜2021 年 12 月データサマリー.
http://www.kankyokansen.org/modules/iinkai/index.php?content_id=6
3) Kim M, et al : Journal of Leadership & Organizational Studies 2017 ; 24(4) : 466-78.

第8章 新興感染症のパンデミック
―これからに備える

イントロダクション（Q & A の前に）

- 新興感染症とは，最近新しく認知され，局地的あるいは国際的に公衆衛生上の問題となる感染症です．

- 2000 年以降に発生した新興感染症には，2003 年の重症急性呼吸器症候群 severe acute respiratory syndrome（SARS），2009 年の新型インフルエンザ（A（H1N1）），2012 年の中東呼吸器症候群 Middle East respiratory syndrome（MERS），2019 年の新型コロナウイルス感染症 coronavirus disease 2019（COVID-19）などがあります．

- こうした新興感染症の多くは，人獣共通感染症 であり，発生要因の 1 つに環境破壊などによる野生動物との接触機会の増加があるとされています．

- 新興感染症は時に複数の国，大陸を越えて流行し，パンデミック となることがあります．2019 年に中国・武漢市で発生が確認された COVID-19 は，新興感染症であり，人獣共通感染症であり，パンデミックとなりました．

もう少し詳しく

WHO は COVID-19 に対し，2020 年 1 月 30 日に国際的に懸念される公衆衛生上の緊急事態 Public Health Emergency of International Concern（PHEIC）を宣言しました．PHEIC は，国際保健規則 に基づいて，次のような事態となった場合に宣言されます．

① 疾病の国際的拡大により，他国への公衆衛生上のリスクとなりうると認められる事態

② 緊急に国際的対策の調整が必要な事態

2007 年以降は，7 つの感染症に対して PHEIC が宣言されており，2023 年 8 月現在，ポリオのみが継続中です（表 8-1）．すべての新興感染症に対して PHEIC が宣言されるわけではなく，上記の条件に加え，渡航や貿易への影響も考慮して，判断され

■用語解説

人獣共通感染症 zoonosis：ヒトとヒト以外の脊椎動物の両方が罹患する感染症

パンデミック pandemic ：感染症が複数の国や大陸を越えて流行している状態

国際保健規則 International Health Regulations（IHR）：WHO 憲章第 21 条に基づく国際規約であり，国際交通に与える影響を最小限に抑えつつ，疾病の国際的伝播を最大限防止することを目的に制定されました（2007 年 6 月より改正 IHR が発効）．WHO に加盟する 194 か国に加え，WHO に未加盟のバチカン市国およびリヒテンシュタインを含む 196 か国に対して法的拘束力を有します

表 8-1 | 2007〜2023 年に WHO が PHEIC を宣言した感染症

感染症	宣言	終了
新型インフルエンザ　A（H1N1）	2009/04/25	2010/08/10
ポリオ	2014/05/05	継続中
エボラウイルス疾患（西アフリカ）	2014/08/08	2016/03/29
ジカ	2016/02/01	2016/11/18
エボラウイルス疾患（コンゴ民主共和国）	2019/07/17	2020/06/26
新型コロナウイルス感染症	2020/01/30	2023/05/05
エムポックス（サル痘）	2022/07/23	2023/05/10

ます.

　新興感染症のパンデミックは今後も起こると考えられており，その際，医療機関はパンデミックに対応しながら，通常事業を継続することになります．本章では，新興感染症のパンデミックへの備えと，発生時の対応について解説します．また，新型コロナウイルス感染症とエムポックスへの対応については，2023 年 8 月現在の知見に基づいて解説します．

参考文献

1) CDC：Lesson 1：Introduction to Epidemiology.
2) Wilder-Smith A, et al：J Travel Med. 2020；27(8)：taaa227. **PMID** 33284964
3) 国立感染症研究所 感染症情報センター：新興感染症.
   http://idsc.nih.go.jp/disease.html
4) 国立感染症研究所：国際保健規則(IHR)：世界的な公衆衛生上の安全保障の枠組みの 10 年：第一部—IHR の歴史.
   https://www.niid.go.jp/niid/ja/typhi-m/iasr-reference/2453-ihr/7974-458f01.html
5) 国立感染症研究所：国際保健規則(IHR)：世界的な公衆衛生上の安全保障の枠組みの 10 年：第二部—IHR の履行.
   https://www.niid.go.jp/niid/ja/typhi-m/iasr-reference/2453-ihr/7975-458f02.html
6) 国立感染症研究所：国際保健規則(IHR)：世界的な公衆衛生上の安全保障の枠組みの 10 年：第三部—*Pacta sunt servanda*：IHR の遵守.
   https://www.niid.go.jp/niid/ja/typhi-m/iasr-reference/2453-ihr/8034-459f01.html
7) WHO：Guidelines on core components of infection prevention and control programmes at the national and acute health care facility level. 2016.
   https://www.who.int/publications/i/item/9789241549929
8) APIC：Infection preventionist(IP) competency model.
   https://apic.org/professional-practice/infection-preventionist-ip-competency-model/

Q 57

新興感染症のパンデミックに
どのように備えればよいですか?

A ☞ 新興感染症のパンデミック発生後も可能な限り通常業務を継続するために，平時の医療関連感染予防と制御（IPC）プログラムの弱点を把握し，補強しておきます

☞ WHO の「国および急性期医療機関における IPC プログラムの中核要素に関するガイドライン」には，推奨される IPC プログラムの中核要素 core components が示されており，平時のプログラムの評価指標として活用することができます

- 新興感染症が発生し，パンデミックとなった場合，医療機関ではさまざまな理由で通常業務の継続が難しくなることがあります（表 8-2）．できる限り通常業務を維持するには，平時の医療関連感染予防と制御（IPC）プログラム の弱点を把握し，補強しておくことが勧められます．堅牢な IPC プログラムは，平時において感染のリスクを下げるだけでなく，パンデミックにおいても日常業務の変更や中断を最小限にとどめることに貢献すると考えられます．

- IPC プログラムの弱点を把握するには，現行のプログラムを推奨されるプログラムと比較する必要があります．WHO が発行している「国および急性期医療機関における IPC プログラムの中核要素に関するガイドライン」には，国レベルと病院レベルで整備しておくことが勧められる IPC プログラムの中核要素 core components とその内容が示されています（表 8-3）．

- WHO はこのガイドラインの中で，IPC のエキスパートであるチームメンバーの技能 competency を定期的に更新することや，医療機関の規模に見合う適正な数の

表 8-2 | パンデミックにおける日常業務継続困難の主な要因

- 個人防護具の着脱など手間のかかる感染対策
- 病床・スタッフ確保のための病床削減
- 感染対策に使用する物資の不足
- 業務内容の再配分・追加
- 集団感染（クラスター）
- 職員や家族の感染・濃厚接触・休校/休園による欠員
- 収益の減少

■用語解説
IPC プログラム：IPC 体制の全体像を示すもので，目標，組織，構成員と配置，機能などを含みます．プログラムの内容は，医療機関の規模，機能，地域における感染症の疫学，医療機関のリスク評価に基づいて決定します

第 8 章 新興感染症のパンデミック

表 8-3 | 医療関連感染予防・制御プログラムを構成する中核要素（WHO）

● プログラム	● 多角的戦略
● ガイドライン	● モニタリング・評価・フィードバック
● 教育・研修	● 業務負荷，人員，病床稼働率
● サーベイランス	● 物理的環境，診療材料，医療機器

詳細は，「国および急性期医療機関における IPC プログラムの中核要素に関するガイドライン Guidelines on core components of infection prevention and control programmes at the national and acute health care facility level」を参照．

専従者を配置することを推奨しています．

● 技能の評価軸には米国感染管理疫学専門家協会 Association for Professionals in Infection Control and Epidemiology（APIC）が発行する「感染予防専門家のコンピテンシーモデル」も併せて参考にするとよいでしょう．このモデルでは，新人 novice，中堅 becoming proficient，熟練 proficient，エキスパート expert という各階層の IPC 担当者に求められる専門性を，リーダーシップ，プロフェッショナルとしての姿勢，質改善，プログラム運営，情報管理，研究の 6 領域に分けて解説しています．

● IPC プログラムは IPC 専従者とそのチームが中心となって運営しますが，IPC に関連するすべての業務をチームメンバーだけで担うことには限界があります．一方で医療機関のあらゆる部門の日常業務に IPC を組み込むことは可能です（表 8-4）．平時からこうした業務分担の体制を敷いている病院では，パンデミックによって生じた新たな業務を，各部門の既存の運用に乗せて実行することが可能になります．そして，病院幹部には，IPC をチームに丸投げすることなく，チームと各部門が担う IPC 業務について積極的に理解し，ガバナンスと権限委譲のバランスがとれた指導と支援を行うことを通して，平時にもパンデミック期にも，安全で質の高い医療が提供される環境を構築また維持する責任があります．

表 8-4 │ 各部門が平時に担う IPC 関連業務の例

部門	日常業務における IPC
人事	ワクチン接種調整・記録，就業停止措置の管理
医事	受診者や面会者の症状確認
総務	自治体・地域の医師会との連携，自治体からの通知内容や診療報酬の要件について関係部門と調整
医療連携	結核や薬剤耐性菌保菌患者の入院・転院調整
広報	IPC 対策や感染症の発生状況に関する広報
施設設備	機械換気設備の管理，水質検査，建築・改築の感染リスク評価と対応
物品管理・中央滅菌	診療材料の選定と供給維持，洗浄・消毒・滅菌
清掃	結核や薬剤耐性菌保菌患者病室の清掃
臨床工学	医療機器の衛生的な管理
外来，病棟，リハビリ，放射線	患者対応における IPC 対策の実践
情報システム	サーベイランスに必要なデータの抽出
微生物検査	診断支援 diagnostic stewardship
薬剤	抗微生物薬の適正使用支援 antimicrobial stewardship

実践編

パンデミックによる影響を最小限に抑えるために，平時に行うことが勧められる 6 つの備えを紹介します．

備え 1 標準予防策の強化

標準予防策は，未知の病原体から身を守る防波堤です（➡1 頁，第 1 章）．日頃から手指衛生の実施率を高めておくこと，そして，日頃から使いやすく，効果的な個人防護具を使用場所付近に設置し，着脱の研修を行い，欠品が生じにくい物流体制を維持しておくことがパンデミックの発生による日常業務へのインパクトを軽減します．ゴーグルは着脱の際に眼鏡がずれにくく，顔との間に隙間ができにくいものを使うことが勧められます．N95 マスクは通常，標準予防策としては使いませんが，新興感染症が発生したら標準的に着用する可能性があるため，N95 マスクの供給を維持できる体制を構築し，万一の欠品に備えて電動ファン付き呼吸用保護具 powered air purifying respirator（PAPR）を備えておくことも検討します．

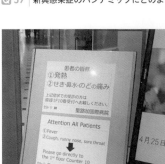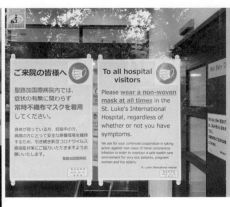

図 8-1 │ 有症状者に対する視覚的アラートの例

備え2 有症状者の早期発見と対応

　発熱，咳，嘔吐・下痢，原因不明の発疹などは，国内で日常的に起きているヒト-ヒト伝播する感染症にみられる症状です．医療機関内での二次感染を防ぐために，こうした症状のある患者の存在はできるだけ早く把握して，隔離予防策を開始する必要があります．そのために，看板やデジタルサイネージなどの視覚的アラートを施設の出入口やその他効果的と考えられる場所に設置して，受診前に連絡を行う必要性や連絡先，マスクの必要性や種類，受付の場所などをわかりやすく，できれば多言語で案内するとよいでしょう（図 8-1）．また，各科受付や総合案内における問診，該当する症状や接触歴があった場合の待機場所や面会の手順なども決めておきます．パンデミックが発生したら，この平時のフローをそのまま活用することができます．

備え3 検査体制の評価と拡充

　パンデミックが発生すると，積極的疫学調査のために保健所や地方衛生研究所で行う行政検査に加え，臨床診断や感染対策のために行う検査のニーズも高まります．後者は，医療機関内で行う場合と外部の検査会社に委託する場合があり，それぞれ検査法，検査材料，受付時間，1日あたりの検査数の上限，検体提出から結果報告までの

時間 turnaround time(TAT)などが異なります．パンデミックが発生すると検査用資材や機器の奪い合いが起こり，補助金があっても入手するまでに時間がかかるといったことも起こりえます．このように検査のキャパシティを短期間で急速に拡大することは通常困難であるため，迅速抗原検査や遺伝子検査に対するニーズが急拡大した場合にどのように対応するのか，パンデミック発生時に施設に求められる役割や機能を踏まえ，検査室を中心に平時から検討しておきます．

備え 4 機械換気設備の評価と改善

空気を介して伝播する新興感染症の発生に備え，機械換気設備の定期点検と清掃などのメンテナンスを実施します．これらのスケジュール，判明した課題や改善の進捗状況は，施設部門と IPC チームで共有します．陰圧個室・陰圧装置や空気清浄機を，平時の必要数に加え，パンデミック時に想定される必要数保管しておき，すぐに設置できるような体制を整備しておくことも勧められます．これには施設部門と購買部門の協力が不可欠です．

備え 5 現実的な想定に基づく定期的な訓練

新興感染症が発生すると昼夜を問わず，複数の患者が一度に外来を受診する可能性があります．受診の経路はウォークイン，救急車などさまざまです．誰がどの感染症に罹患しているか事前情報があるとは限りません．外国語話者が受診する場合もあります．対応する人員も病床も十分ではないかもしれません．そのような中で，病院関係者は個人防護具の安全な着脱を行いながら，トリアージ，問診，検体採取，検査，診察，ケア，事務手続きなどを行うことになります．疑似症患者の待機場所，検体の保管と提出，問診の項目，保健所との連携，受診・入院調整，院内外の患者搬送などに関する運用も迅速に取り決めなければなりません．訓練はできるだけ現実に起こりうるシナリオに基づいて行い，訓練後のデブリーフィングから明らかになった課題を次の訓練に活かす必要があります（図 8-2）．

また訓練に取り入れられない課題については，対策を平時から関係者と練っておくことが勧められます．

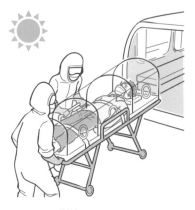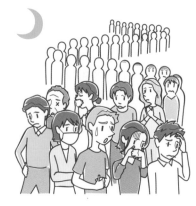

訓練シナリオ

- 日中のみ
- 1 名が受診
- 事前連絡あり
- 日本語のみ
- 欠員少数
- 鑑別診断不要
- 診察室・空床あり
- 陰圧設備あり
- PPE が潤沢
- 円滑な情報伝達
- 待機時間なし
- クレームなし

パンデミックの実際

- 昼夜を問わない
- 一度に大勢が受診
- 事前連絡なし
- 多言語対応
- 欠員多数
- 鑑別診断要
- 診察室・病床が不足
- 陰圧設備が不足
- PPE が不足
- 情報が錯綜
- 長い待機時間
- クレーム対応

図 8-2 | 好条件ばかりの訓練シナリオ（左）とパンデミックの実際（右）

備え 6 新興感染症に関する日常的な情報収集

　新興感染症発生の第一報は，WHO や CDC などの専門機関，英字有力専門誌，海外メディアから発信されることが多いため，SNS などで日頃からフォローしておくとよいでしょう．発生の可能性について情報をキャッチした場合の対応は次の Q 58 で解説します．

Q 58

新興感染症のパンデミックが発生したら
何をすればよいですか？

A　☞ 氾濫する情報の中から信頼性が高く，有益なものを選択し，感染対策に活用します

　　☞ 感染者の早期発見と対応，検査体制の整備，隔離予防策とゾーニング，自治体・地域の医療機関との連携，職員への対応，院内の体制整備などに関する施設の方針・手順を，柔軟かつ迅速に決定するために，関係者との情報共有および協議の場を設けます

理論編

- 1981 年 6 月 5 日，米国疾病対策センター（CDC）の週報 Morbidity and Mortality Weekly Report（MMWR）に，ロサンゼルス在住の元来健康な 5 人の男性が，通常は免疫不全者にみられるニューモシスチス肺炎を発症したという記事が掲載されました．HIV 感染症に関する第一報です．

- 2009 年 4 月 12 日にメキシコから WHO に対し，ベラクルスの町で原因不明の呼吸器感染症のクラスターが発生したとの報告が行われ，同年 4 月 17 日に米国 CDC はカリフォルニア州在住の 2 人の子供から，ブタ由来のインフルエンザ A（H1N1）を分離したことを発表しました．2009 年から 2010 年にかけて世界的に流行した新型インフルエンザ発生に関する最初の報告です．

- 2019 年 12 月 30 日には，武漢市の市場との関連が疑われる非定型肺炎の集団発生について，中国メディアの記事の機械翻訳文が ProMED（感染症の集団発生に関する情報プラットフォーム）に掲載されました．新型コロナウイルス感染症に関する初期の報道です．

- 新興感染症発生の第一報は，このような形でもたらされます．発信源は一般的に，疫学調査に乗り出している現地または発生国外の専門機関（CDC など）やメディアです．

- 速報に引き続き，新たに判明する疫学・臨床情報が，発生国の政府機関，感染症の専門機関，専門誌，メディアなどの複数のチャンネルを通して発信されます．

- COVID-19 が発生した 2019 年以降は，こうした情報の多くは SNS を通して拡散されたことで，タイムリーに大量の最新情報にアクセスすることが可能になりました．真偽不明の情報が混在することもあるため，感染管理担当者は，信頼性の高い情報を取捨選択し，適切に解釈した上で，自施設の感染対策に活用することが求

第8章　新興感染症のパンデミック

表 8-5 │ 新興感染症発生時に感染予防のために継続的に収集する疫学・臨床情報

Who(ヒト)	感染者属性(氏名，性別，年齢，職業，居住地，基礎疾患など)	
Where(場所)	・主な発生地域 ・国境を越えた発生の有無，広がり	・患者が自院を受診する可能性
When(時間)	・発生時期 　　　　・季節性の有無	・トレンド
How & Why (感染経路， リスク因子)	・ヒト−ヒト感染の可能性 ・感染経路	・感染性・伝播性(実効再生産数， 　発症間隔，二次感染率など) ・感染のリスク因子
What(疾患)	・病原体，自然宿主，中間宿主 ・病原性，重症化のリスク因子 ・症状・経過 ・鑑別に挙がる既知の疾患 ・疾患定義(疑い例，可能性例， 　確定例) ・診断・検査，治療 ・潜伏期間 ・感染可能期間	・再感染の可能性 ・ワクチンの有無や供給体制 ・ワクチンや感染によって得られ 　た免疫の効果や持続期間 ・消毒薬への感受性 ・濃厚接触の定義 ・曝露後感染予防 post exposure 　prophylaxis の有無，効果，方法

められます.

- 発生地域に渡航・滞在歴のある患者が受診する可能性が低くとも，海外旅行が盛んな現代では，遭遇する可能性があると考えて備えておけば，いざという時に慌てずに済みます. 仮に疑わしい患者は受け入れないという医療機関の方針があったとしても，感染していることを知らずに患者が受診することはありますし，それが外国人とは限りません.

- 国内での流行が始まれば，医療体制，患者への対応，職員への対応，集団感染への対応など，刻々と変化する状況に合わせて，医療機関の方針を迅速に決定しなければならない場面が増えます. そのため，情報共有と方針決定の場を定期的に設けることも必要となります. 実践編では，新興感染症が発生した場合の 7 つの対応について解説します.

実践編

対応 1 疫学・臨床情報の収集

疫学・臨床情報をタイムリーに更新しながら，体制整備を開始します(表 8-5).

対応 2 疑似症患者の早期発見と対応

平時に運用している有症状者の受診手順（➡286頁, Q 57 備え2 ）を, 新興感染症の特徴に合わせて適宜修正します. また, すべての外来受診患者と入院患者について, 疑わしい症状の有無を確認する運用を開始します. 例えば感染可能期間が10日間の感染症であれば, 初回の観察日（例えば外来受診日）の10日前からの症状の有無を確認します. 外来受診患者は, 最初の受付の時点で確認し, その情報を当日受診する全部門で共有できる仕組みを作ります. 入院中の患者は面会を行わない場合でも, スタッフから感染することがあるため, 入院期間を通して症状を確認します. 潜伏期間が過ぎるまで個室に収容し, 発症しないことや検査陰性を確認後に多床室に移動するという運用を選択した場合も同様です. また, 疑わしい症状がみられた場合の対応手順も決定します. 検査は, 疑わしい症状がある場合には積極的に実施することが勧められます. 一方で, 症状の有無にかかわらず, 入院患者全員に対して感染者の早期発見を目的としたスクリーニング検査を実施するか否かについては, 費用と効果のバランスを考慮して決定します. 検査の結果が陰性であっても, 疑わしい症状があり, 他の原因が強く疑われる状況でなければ, 陽性とみなして対応する方が安全です. 特に病原性や伝播性が強い感染症では慎重な対応が望ましいと考えられます.

対応 3 検査体制の整備

通常, 新興感染症の国内発生の可能性が高まった段階で, 自治体を通して行政検査への協力要請が行われます. 協力医療機関ではその内容を確認し, 外部の検査機関に検体を搬送する場合は, 管轄の保健所と検体の保管や回収に関する運用を詰めます. 国内での感染者数が増加するにつれて, 臨床診断や感染対策のための検査のニーズが高まります. 医療機関内で行う検査について, 検査方法, 検査材料, 採取方法, 提出時間, 1日の検査数の上限, 感度・特異度などを踏まえた結果を解釈する上での留意点, 推奨される回数・間隔などを確認します.

対応 4 隔離予防策

確定患者（検査陽性者）と疑似症患者には, 知られている感染経路に応じて, 標準予防策に加えて, 接触予防策, 飛沫予防策, 空気予防策, またはエアロゾルの吸入を防ぐ対策を組み合わせて実施します.

a 個室隔離例

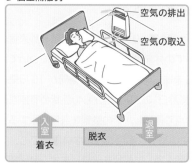
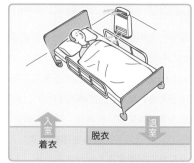

b 確定患者のコホーティング例

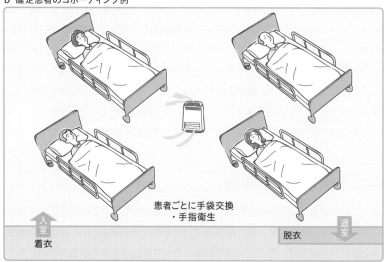

c 疑似症患者のコホーティング例

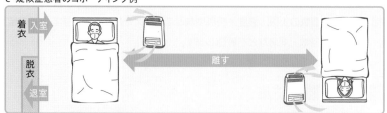

室内でのマスク着用は年齢や長時間着用に伴う苦痛の程度を考慮
ベッド間はできるだけ離し，エアロゾル拡散と吸入を防ぐ措置を実施

図 8-3 | **確定患者と疑似症患者の隔離**
接触および飛沫およびエアロゾルの吸入を介して感染する新興感染症の場合．

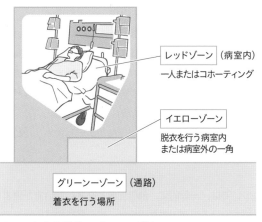

図 8-4 | 病室単位のゾーニング例

ⓐ────病床管理

　原則的に，確定患者は個室隔離（図 8-3-a），または複数を同室に隔離するコホーティングを行います（図 8-3-b）．その際は，薬剤耐性菌など，他のヒト-ヒト感染する病原体保有者は同室にしないよう注意します．疑似症患者は二次感染を防ぐために，個室に収容することが強く勧められますが，それが難しい場合は，感染性や病原性，予防や治療の可能性などを踏まえた上で，コホーティングの可否や方法を決定します．実施する場合は，感染経路を遮断する複数の対策を組み合わせます（図 8-3-c）．

　隔離区域（汚染区域/レッドゾーン），医療関係者が個人防護具（PPE）を取り外す区域（イエローゾーン），それ以外の区域（清潔区域/グリーンゾーン）を明確に定めます．こうしたゾーニングは，病室単位で行う場合もあれば，病棟単位で行う場合もあります（図 8-4）．専用病床を作る必要性については，流行中の感染症の疫学・臨床的特徴（表 8-5），国や自治体の要請，ガイドライン，業務効率などを考慮して決めます．

　また，患者対応を行う部門や職員を限定する必要性についても同様に検討します．新興感染症のパンデミックでは，妊婦，小児，透析，手術患者を含めて，あらゆる人に感染のリスクが生じるため，どの部門にも，感染者が予期せず受診する可能性があります．そのため，パンデミックの初期から施設の全職員に対して，早期発見と対応手順について周知し，研修を行うことが勧められます．

　隔離区域の外には PPE などの必要物品を準備し，PPE の着脱手順は，動画やポスターにするなどして周知します．慣れないうちは鏡を見ながら，あるいは複数人で確認をし合いながら，時間をかけて着脱するとよいでしょう．コホーティングを実施している場合は，患者ごとの手袋交換と手指衛生ができるように，隔離区域の中にも手

袋と手指消毒薬を設置することが勧められます.

　空気感染する感染症の場合は, 患者を陰圧室に隔離し, 対応する医療関係者は N95 マスクを着用します. COVID-19 のように, 近距離での接触や換気不良空間におけるエアロゾル粒子の吸入(以下, エアロゾル感染)で伝播する感染症の場合は, エアロゾル産生手技や激しい咳嗽・大声・マスク非着用の患者対応時などの吸入リスクが高い場面で, 医療関係者が N95 マスクを着用します(➡column ⑮). また, 患者は陰圧個室に収容するか, 簡易陰圧装置や空気清浄機を活用します(➡242 頁, Q 49).

ⓑ──────動線

　患者の動線については, 一般的に, 他の患者と交差しない方が望ましいとされますが, 独立した動線を設けるのが困難な場合は, 感染経路や感染性を考慮し, 過剰でも過少でもない, 安全な移動ルートを決めます. 麻疹のように, すれ違うだけで感受性者に伝播するような感染症でなければ, 患者が推奨される PPE をつけて, 速やかに移動できれば十分な場合があります.

ⓒ──────PPE の標準的な使用

　空気感染やエアロゾル感染する感染症が地域で流行している場合は, 把握されていない無症状または軽症の感染者から飛沫やエアロゾル粒子が拡散するのを防ぐ感染源対策 source control のために, ユニバーサル・マスキングの実施を検討します. また, 曝露するリスクが特に高い場面(エアロゾル産生手技, 激しい咳嗽や大声, マスク非着用の患者対応, 換気不良空間への滞在時など)では, 医療関係者が標準的に N95 マスクとゴーグルを着用する必要性を検討します.

ⓓ──────訪室・面会

　隔離期間中における患者と職員との接触機会は, タブレットなどを活用して, 患者に不利益が生じない程度に減らす工夫を行います. また, 面会制限は必要最小限とし, 個々の患者の状況に合わせて柔軟に対応します. 一般的には, 少人数, 短時間, 距離を保った接触ほど感染のリスクは低いと考えられます. 面会を行う場合は, 面会者の症状の確認を行い, 必要な PPE を着用してもらいます. 面会前後の手指衛生は日常的に行うことが推奨されます. 面会時の飲食, 外出, 外泊の可否についても運用を定めます.

ⓔ──────遺体の取り扱い

　隔離期間中に死亡した患者の遺体の移動やエンゼルケアを行う職員は, 知られてい

る感染経路に応じて，必要な PPE を着用します．そうした準備が終了した後は，柩^{ひつぎ}に安置された遺体の鼻や口からエアロゾル粒子や飛沫が拡散することはないと考えられることから，空気感染やエアロゾル感染の懸念は通常必要ありません．接触感染のリスクが高い感染症の場合は，接触時に手袋の着用を検討しますが，接触後の手指衛生で十分な場合もあります．血液や体液の漏出が激しい遺体は納体袋に収納する必要性を検討しますが，これは新興感染症に限らず，標準予防策として日常的に検討しなくてはならない対策です．

対応5 自治体・地域の医療機関との連携

発生届の提出，入院や転院，病床確保などについて自治体と調整を行います．また，自治体から送られる通知の内容の把握と関係部門への周知を行います．必要に応じて連携する医療機関と感染対策に関する情報共有や支援を行います．

対応6 職員への対応

濃厚接触者となった場合や，疑わしい症状のある場合の就業停止，検査，復帰の条件について取り決めます．ワクチンがある場合は接種を推進するための情報提供を行い，相談の機会を提供します．感染しやすい行動を控えるよう協力を要請し，体調不良時には休養しやすい雰囲気づくりを行います．

対応7 院内の体制整備

地域の流行状況，疑似症/確定患者の外来受診・入院状況，部門ごとの欠勤者数，クラスターの発生状況と対応，利用できる薬物療法・検査，感染対策などについて，関係者と定期的に情報共有し，検討する場を設けます．決定事項は明文化し，関係者に周知します．疑問点や対応困難なことについて相談する窓口を設けます．発生から時間が経過するに従い，部門間で感染対策への温度差が生じることがあります．解決が難しい場合もありますが，定期的に研修や情報提供を行ったり，疑問に丁寧に答えるなどしながら，必要に応じて病院幹部の支援を受けつつ，新興感染症のリスクについて共通認識を持てるよう働きかけます．

表 8-6 │ AGP における感染リスクに影響を与える要因

呼気の量と速度	● 気道粘膜の上を通過する呼気の量が多く，速いほど，排出される飛沫やエアロゾル粒子の量が増加する
ウイルス量	● 一般的に無症状の感染者に比べて，症状が出現しており，重症な患者ほど飛沫やエアロゾル粒子に含まれるウイルス量が多い
患者との距離	● 飛沫やエアロゾル粒子の発生源に近いほど感染のリスクが高い
接触時間	● 飛沫やエアロゾル粒子に曝露する時間が長いほど感染のリスクが高い
換気	● 換気がよい空間ほど，滞留するウイルス量は少ない．ただし，換気だけで AGP の感染リスクを低減できるわけではない

column⑮ エアロゾル産生手技

　エアロゾル産生手技 aerosol-generating procedures(AGP)では，エアロゾル粒子の産生量が増えるため，COVID-19 やインフルエンザのようにエアロゾル粒子の吸入により伝播する感染症に罹患するリスクが高まると考えられています．しかし，AGP における感染のリスクは，ケーススタディやシミュレーターなどを使った実験に基づく理論上のものであり，AGP ごとの微粒子産生量や，微粒子量と感染リスクとの関連は明らかではありません．AGP として挙げられている手技もガイドラインごとに少しずつ違っています．また，AGP の際の感染リスクに影響を与える要因(表 8-6)を見ると，大声にも AGP と同様の感染リスクがあると考えられます．こうしたことから，AGP に一律の感染リスクがあるというよりも，AGP を行う時の状況によって感染リスクは変わると考えるのが正しい理解であるように思えます．例えばウイルス量が多い時期に長時間にわたり AGP を実施した場合と，ウイルス量が少ない時期に短時間の AGP を実施した場合では，前者の方が感染リスクが高いと考えられます．例えば，COVID-19 対策に関する主要なガイドラインは，COVID-19 患者に対する AGP は必要最小限にとどめ，実施する場合には，医療関係者が N95 マスクを着用することや，可能であれば陰圧個室を利用することを推奨しています．陰圧個室がなければ，空気清浄機の使用が勧められます．同様の経路で伝播する新興感染症についても，同じ考え方で対応するとよいと考えられます．また，選択肢があればなるべく患者から離れた場所で，なるべく短時間で，なるべく咳嗽反射が起こりにくい方法を選択するとよいでしょう(➡50 頁，用語解説も参照)．

参考文献

1) CDC：First Report of AIDS.
   https://www.cdc.gov/mmwr/preview/mmwrhtml/mm5021a1.htm

2) CDC：Swine Influenza A(H1N1) Infection in Two Children―Southern California, March―April 2009.
   https://www.cdc.gov/mmwr/preview/mmwrhtml/mm5815a5.htm

3) ProMED：UNDIAGNOSED PNEUMONIA-CHINA(HUBEI)：REQUEST FOR INFORMATION. Published Date：2019-12-30 23：59：00, Subject：PRO/AH/EDR＞Undiagnosed pneumonia-China (HU)：RFI, Archive Number：20191230.6864153
   https://scholar.harvard.edu/files/kleelerner/files/20191230_promed_-_undiagnosed_pneumonia_-_china_hu-_rfi_archive_number-_20191230.6864153.pdf

4) 日本環境感染学会：新型コロナウイルス感染症(COVID-19)への対応について.
   http://www.kankyokansen.org/modules/news/index.php?content_id=328

5) WHO：Infection prevention and control during health care when coronavirus disease(COVID-19) is suspected or confirmed.
   https://www.who.int/publications/i/item/WHO-2019-nCoV-IPC-2021.1

6) CDC：Interim Infection Prevention and Control Recommendations for Healthcare Personnel During the Coronavirus Disease 2019(COVID-19) Pandemic.
   https://www.cdc.gov/coronavirus/2019-ncov/hcp/infection-control-recommendations.html

Q 59

新型コロナウイルス感染症への対応について教えてください

A
- ☞ 近距離での接触や換気不良空間において，感染性エアロゾル粒子の吸入や飛沫への粘膜曝露を防ぐための対策が中心となります
- ☞ 流行期にはユニバーサル・マスキングの実施が推奨されます
- ☞ ワクチンには重症化予防効果や合併症，後遺症のリスクを下げる効果があるとされているため，積極的な接種が望まれます

- 新型コロナウイルス感染症（COVID-19）は，2019年末に中国・武漢市から原因不明の肺炎として初めて報告され，新型コロナウイルス（SARS-CoV-2）が原因であることが判明しました．

- それから間もなく世界各地に流行が拡大し，2020年1月30日にWHOがPHEICを宣言しました（➡281頁）．宣言後の3年間で，COVID-19による死亡者数は把握されているだけで約700万人ですが，実際には2,000万人以上が亡くなったと推定されています．

- 一方で，ワクチン既接種・既感染者数の増加，ウイルスの変異などによって重症化や死亡のリスクが1年以上に渡り減少傾向にあることを理由に，2023年5月5日にWHOはPHEICの宣言を終了しました．ただし，流行が終息したわけではなく，COVID-19は引き続き人類の健康にとって脅威であるとしています．

- SARS-CoV-2は変異を繰り返し，2023年8月現在，WHOが命名したオミクロン株が世界的に主流となっています．また，オミクロンから多数の亜系統が派生しており，さらにそれらのさまざまな組換え体が世界各地で同時に流行している状況です．

- オミクロンの病原性はそれ以前の変異株に比べて相対的に低いものの，伝播性が高く，**免疫回避** が起こりやすいことが指摘されています．また，新たに出現したオミクロンの亜系統や組換え体の中には，伝播性がさらに高まり，感染者増加の優位性を獲得したと考えられているものがあります．

- 重症化率や致命率は流行初期に比べて下がっているとはいえ，脆弱な高齢者や基礎

▌用語解説
免疫回避：過去の感染やワクチン接種により産生される中和抗体の作用を逃れる性質．中和抗体はウイルスが細胞に侵入するのを防ぐ抗体

疾患を有する人を中心とした死亡者数は，感染者数の増加とともに増える傾向があります．

- COVID-19の合併症として，肺塞栓症や脳梗塞，心筋梗塞などの血栓塞栓症のリスクが回復後も続くことや，小児患者に川崎病に似た症状が現れる多系統炎症性症候群などが知られています．

- 重症度や年齢によらず，回復後も長期的に疲労感，記憶障害，抑うつ，息切れなどの多様な症状が続く罹患後症状（いわゆる後遺症）が起こることもあります．

- 感染症法上の位置づけは，2023年5月8日より，それまでの新型インフルエンザ等感染症から5類感染症に変わり，入院措置をはじめとする強制力のある行動制限は行われなくなりました．また，感染者数は全国約5,000か所のインフルエンザ/COVID-19定点医療機関からの報告に基づいて，1週間に1回，定点あたりの数として報告されるようになりました．

- 推奨される感染対策は流行中のウイルスの特徴や予防・治療の可能性などによって変わります．　実践編　では2023年5月現在の状況に基づいて感染対策を紹介しますが，参考文献として示しているガイドラインの最新版を参考にすることをお勧めします．

実践編

　オミクロンに感染した場合の潜伏期間は平均2〜3日（最大7日），感染可能期間は発症1〜2日前から発症後10日程度，重症例では20日前後とされています．また，高度免疫不全患者では，さらに長期化することがあります．ウイルス量は通常，発症直後から5日目頃までが最大で，それ以降は急速に減少しますが，感染性は前述の期間が過ぎるころまで続きます．無症状病原体保有者の割合や，有症状者との感染性の違いは，2023年8月現在，不明です．主要な感染経路は，感染性エアロゾル粒子の吸入ですが，感染性飛沫による粘膜汚染も起こりえます．接触感染は主要な感染経路ではないとされています（→49頁，Q11）．以上を踏まえて医療機関での実践が推奨される対策を紹介します．

1 マスクの活用

- 感染者数が多い時期や集団感染（クラスター）が発生している状況下では，医療機関内でサージカルマスクを用いたユニバーサル・マスキング（→36頁，Q9）を行います．食堂，休憩室や更衣室でもマスクを外して会話することは避けます．また，エ

アロゾル産生手技を実施する場合やエアロゾル粒子の産生量が多いと考えられる患者(大声を出す,激しい咳嗽があるなど)の対応時には,標準的に N95 マスクとゴーグルを着用することも検討します.

- COVID-19 が疑われる「疑似症患者」や,検査で陽性となった「確定患者」に接する時には N95 マスク(➡36 頁, Q 9)の着用が勧められます.
- 濃厚接触[*1] 歴がある患者に接する時も,発症前や症状が軽い時期にウイルスに曝露するリスクを下げるために,N95 マスクを着用することを検討します.

2 眼の防護

- マスクを着用できない患者に接する時は,ゴーグルやフェイスシールドを着用し,眼を防護することが勧められます.
- マスクを着用していない患者が多い場所(小児外来,救急外来,病室内など)では,ゴーグルを標準的に着用する運用を検討します.

3 感染者の早期発見と対応

- すべての職員,外来受診者,入院患者について,COVID-19 が否定できない症状の有無を確認し,疑わしい症状があれば隔離予防策(➡次頁, 4)を開始します.
- 体調不良の職員が申告また休養しやすい雰囲気を醸成します.
- 外来患者は,受診日から感染可能期間(例えば 10 日)さかのぼった期間の症状を確認するとよいでしょう.入院患者も同様の方法で入院時の症状を確認しますが,入院中に面会者や職員から感染するリスクがあるため,症状確認は入院後も毎日継続することを勧めます.
- 感染を確認するために,入院時にスクリーニング検査や,一時的な個室隔離を行う医療機関もあります.その場合でも,検査のすり抜けや,隔離解除後の感染や発症は起こりうるため,前述の症状確認を行い,疑わしい症状が出現したら,速やかに隔離予防策を開始するとともに,検査を実施します.

注
*1　定義は定まっていませんが,例えば以下のような状況を指します.
検査確定例との長時間・近距離[※]の接触において,
  ・自身もしくは確定例がマスクをつけていなかった
  ・自身が眼の防護をしておらず,かつ,確定例がマスクをつけていなかった
  ・自身がエアロゾル産生手技中に必要な PPE のいずれかを非着用であった
※ 一般的に 24 時間以内にのべ 15 分以上,2 m 以内の接触を指しますが,感染のリスクは換気の状態,曝露したウイルス量などの環境・患者要因にも左右されます.

表 8-7 | COVID-19 対策における個人防護具の選択基準例

✓:寝たきりの患者の全身清拭(所要時間 20〜30 分)
✓:外来診察や病棟における配膳・下膳(所要時間 5〜10 分)

リスク(例) / PPE	飛沫(粘膜汚染) ●マスク非着用の患者との会話 ●近距離&長時間対応:リハビリテーション,移動・食事・入浴介助など	エアロゾル粒子(吸入) ●エアロゾル産生手技 ●大声 ●激しい咳込み	患者・周囲環境と直接接触 ●ケア,検査,移動 ●リネン交換	左記以外 ●飛沫・エアロゾルへの曝露や直接接触のない患者対応
サージカルマスク	◎ ✓✓	○ 呼気弁付き N95 使用時,N95 複数回使用時併用検討	◎ ✓	◎
N95 マスク	○ 流行拡大/集団感染発生,欠勤者増加,職員の PPE 選択判断に不安がある場合などに検討	◎	—	—
目の防護	◎ ✓✓	◎	※ ✓	※
手袋	※	※	◎ ✓	※
ガウン・エプロン	※	※	○ 接触/汚染される部位に応じて選択	※

◎:使用　○:状況に応じて使用　—:原則的に不要　※:標準予防策に準じる

〔厚生労働省:"効果的かつ負担の少ない"医療・介護場面における感染対策.https://www.mhlw.go.jp/content/10900000/000948595.pdf を参考に作成〕

4 隔離予防策

- 二次感染を防ぐために,疑似症患者どうし,また,疑似症患者と確定患者は原則的に分けて隔離します.確定患者はコホーティングを行う場合もあります(➡291 頁,Q 58 対応 4).

- 個室単位または病棟単位のゾーニングを行います(➡291 頁,Q 58 対応 4).

- 患者に不利益がない範囲で,職員は入室機会をなるべく減らします.例えばタブレットの使用,清拭や清掃の簡略化などを行います.

- 状況に応じて適切な個人防護具(PPE)を選択し(表 8-7),汚染が生じないように着脱を行います(➡28〜46 頁,Q 7〜Q 10).

- 使用済み物品は他の患者に使用する前に通常どおりの方法で,洗浄・消毒します.感染者が記入した書類やお金など,洗浄や消毒ができないモノの取り扱いについて

も，直接接触によって感染のリスクが著しく上がるとは考えにくく，通常どおりに取り扱ってよいと考えます．気になるなら触れた後に手指衛生を行うとよいでしょう．

- 食器類の特別な処理は不要です．食器類は使用中のものを他者と共有しない限り，医療関連感染の原因となることはまれです．使用済みの食器類に付着したかもしれない唾液などの体液に含まれる病原体を介した伝播が起こりうるとすれば，そのリスクが最も高いのは洗浄前の食器を厨房などで仕分ける作業員だと考えられます．また，そのような経路で伝播しうる病原体は COVID-19 に限られないため，使用済み食器の仕分け作業では，標準予防策の一環として，手袋やエプロンを着用することが勧められます．

- 確定例の隔離は感染可能期間が過ぎたら，解除します．

- 検査陰性の有症状者の隔離解除基準には，① 感染可能期間あるいは感染性のピークが過ぎてから解除，② 疑いの程度に応じて 1〜2 回実施した PCR 検査の陰性を確認してから解除，③ 48 時間以上あけて 2 回実施した抗原定性検査の陰性を確認してから解除，などがあります．

- 最近の罹患歴のある接触者に PCR 検査を行った場合，感染性の消失後も陽性となることがあります．CDC は，過去 30〜90 日間に罹患歴がある接触者には，抗原定性検査を 48 時間間隔で最大 3 回まで，過去 30 日間に罹患歴がある接触者には，発症時に抗原定性検査を 48 時間間隔で最大 2 回まで行うことを推奨しています．

- 偽陰性が起こりうるため，集団感染発生時や，濃厚接触後に発症した陰性者の隔離解除は慎重に判断します．

5 接触者への対応

- 感染者の同室者や同じテーブルで食事をするなど，濃厚接触（➡300 頁，注＊1）したと考えられる患者は潜伏期間が過ぎるまで，個室隔離するか，それが難しい場合は，転室・転棟や共有スペースの利用などによる他の患者との接触を避け，症状確認を強化し，感染を早期に発見するための検査の実施を検討します．発症前や軽症者からの伝播を防ぐために，これらの患者と接する職員は，N95 マスクとゴーグルを着用することを検討します．

- 濃厚接触の定義に当てはまらないケースでも，感染可能期間の感染者と近距離で，長時間または頻繁に接触した場合に感染することがあります．そのため，潜伏期間が過ぎるまでは，症状の出現に特に注意します．また，疑わしい症状がみられたら，速やかに隔離を開始/就業停止とし，積極的に検査を行います．

6 医療関係者への対応

- 検査陽性あるいは濃厚接触者となった医療関係者の就業停止期間, 復職の基準は医療機関によりまちまちです.
- 日本環境感染学会がホームページで基準を設定する時の考え方を示していますので参考にしてください.
日本環境感染学会 新型ウイルス感染症(COVID-19)への対応について.
http://www.kankyokansen.org/modules/news/index.php?content_id=328

7 集団感染(クラスター)の早期発見と対応

- COVID-19 が否定できない症状のある職員や患者が 1 つの部門で複数名発生したら, 速やかに感染対策部門に報告される仕組みを作っておきます.
- 有症状の患者には隔離予防策を開始し, 職員は就業停止とします.
- 有症状者に検査を実施します. 検査法, タイミング, 頻度はガイドラインを参考に, 各医療機関で決定します. 発症から 9 日以内であれば, PCR 検査, 抗原定量検査, 抗原定性検査のいずれも活用ができますが, 陰性の場合でも, クラスターの発生が疑われる状況で疑わしい症状がある人の隔離解除や復職には慎重な判断が必要です(➡前述の 4 6).
- 有症状者のリストを作成し(表 8-8), これを活用しながら, 感染源となった可能性が高い人(初発例), そして現在無症状でも感染している可能性のある人(接触者)を洗い出します. 感染源と考えられる人に隔離または就業停止の措置が講じられていることを確認します. 接触者は症状確認を強化し, 検査を行います.
- 接触者の追跡が困難になったり, 対策を講じても感染がとまらない状況になったら, いったん新規の入院を止めて, クラスター発生部門の全患者, 全職員に対するスクリーニング検査を検討します. CDC は, 14 日間新規発生がなくなるまで検査を 3~7 日ごとに繰り返すことを推奨しています. 患者対応時に標準的に N95 とゴーグルを着用することも検討します.

8 ワクチン接種

COVID-19 ワクチンには次の効果が期待されています.

- 感染・発症予防効果(ただし接種後早期に低下)
- 重症化予防効果(約 6 か月間持続)

表 8-8 | **有症状者リストの情報**

患者	職員
氏名	氏名
患者 ID	職員 ID
病棟	職種
診療科	所属
入院日	発症日
発症日	検査日
検査日	検査結果
検査結果	最終勤務日
病室・病棟移動歴[※1]	シフト[※1]
接触者[※2]	接触者[※3]
疑わしい感染源[※4]	疑わしい感染源[※4]

※1：発症日から潜伏期間（7日）さかのぼった期間について情報収集
※2：発症2日前から隔離までの間に接触のあった患者，職員，面会者など
　　　濃厚接触の定義に当てはまらずとも長時間，近距離，頻回な接触がある人を幅広く拾う
※3：発症2日前から最終勤務日までの間に接触のあった患者，職員，面会者など
※4：※1の期間に院内外で接触した有症状者や検査陽性者

- 感染後に起こる血栓塞栓症のリスクの減少
- 罹患後症状の種類，期間が減少

　誤情報に惑わされることがないよう，患者や職員に接種の目的や副反応について正確な情報提供を繰り返し行い，相談の場を設けます．また，接種を希望する職員や患者がタイムリーに接種できるよう，職員には休暇の取得や集団接種の機会を設け，入院中であっても接種できる体制を整えます．

参考文献

1) WHO：WHO Director-General's opening remarks at the media briefing(2023 年 5 月 5 日).
https://www.who.int/director-general/speeches/detail/who-director-general-s-opening-remarks-at-the-media-briefing---5-may-2023

2) 厚生労働省：新型コロナウイルス感染症 COVID-19 診療の手引き 第 9.0 版.
https://www.mhlw.go.jp/content/000936655.pdf

3) 厚生労働省：新型コロナウイルス感染症(COVID-19) 病原体検査の指針 第 6 版.
https://www.mhlw.go.jp/content/001029252.pdf

4) 厚生労働省："効果的かつ負担の少ない"医療・介護場面における感染対策. 第 87 回(令和 4 年 6 月 8 日)
新型コロナウイルス感染症対策アドバイザリーボード 資料 3-8.
https://www.mhlw.go.jp/content/10900000/000948595.pdf

5) WHO：Infection Prevention and Control(IPC) in the context of COVID-19.
https://openwho.org/courses/COVID-19-IPC-EN

6) CDC：Interim Infection Prevention and Control Recommendations for Healthcare Personnel During the Coronavirus Disease 2019(COVID-19) Pandemic.
https://www.cdc.gov/coronavirus/2019-ncov/hcp/infection-control-recommendations.html

7) 日本環境感染学会：新型コロナウイルス感染症(COVID-19)への対応について.
http://www.kankyokansen.org/modules/news/index.php?content_id=328

8) UK Health Security Agency：COVID-19 Omicron variant infectious period and transmission from people with asymptomatic compared with symptomatic infection：a rapid review.
https://assets.publishing.service.gov.uk/government/uploads/system/uploads/attachment_data/file/1145484/COVID-19-infectiousness-_asymptomatic-transmission.pdf

第 8 章 新興感染症のパンデミック

Q 60

エムポックス(サル痘)を疑う患者が
受診したらどうすればよいですか?

A ☞ 2022 年 5 月から始まった世界的流行では，感染者の多くは MSM ですが，その他の男性，女性，小児の感染例も少数報告されており，誰もが感染しうる感染症です

☞ 皮膚病変，血液，体液との直接接触，近距離・長時間の呼吸器飛沫曝露，寝具などの物品の共有により伝播します．針刺しによる感染事例もあります

☞ 感染可能期間は症状出現後から正常な皮膚に覆われるまでの約 3 週間です．痂皮にも感染性があります

 理論編

● エムポックス(サル痘)は，ウイルスによって引き起こされる急性発疹性疾患です．

● 2022 年 5 月以降に，欧米の先進国を中心にした流行(以下，今回の流行)の発生で，にわかに注目されるようになりましたが，それ以前から主に中央アフリカや西アフリカの熱帯雨林地域で散発的に発生していた人獣共通感染症です．ただし，今回の流行における感染例には，従来とは異なる特徴がみられます．

1 ウイルスの特徴

● 天然痘と同じオルソポックスウイルス属の二本鎖 DNA ウイルスです．

● 長径が 300 nm を超える巨大なウイルスで，エンベロープを有します．

● 自然宿主は西アフリカに生息するリスなどのげっ歯類ではないかと考えられていますが，よくわかっていません．

● 1958 年に天然痘様の疾患を発症した実験用のカニクイザルから発見されたため，サル痘 monkeypox という名称が長年使われてきましたが，WHO は 2022 年 11 月にエムポックス(mpox)への変更を発表し，国内でも 2023 年 5 月よりこの名称が使われています．

● クレード I (旧：コンゴ盆地系統群)とクレード II a および II b(旧：西アフリカ系統群)の 2 つの遺伝的系統群に分類されますが，今回の流行はクレード II b によるものです．クレード II はクレード I に比べて，重症化しにくく，伝播性も低いと考えられています．

2 検査と届出

- 水疱や膿疱の内容液や蓋，組織の PCR 検査を実施します．鼻咽頭スワブや直腸スワブを用いる場合もあります．
- エムポックスは感染症法上，4類感染症に指定されています．医師がエムポックスを疑ったら，速やかに届出を行う必要があります．

3 流行状況

- ヒトのエムポックスは，1970 年にコンゴ民主共和国で初めて報告され，それ以降は中央アフリカおよび西アフリカの主に熱帯雨林で散発的に流行していました．
- アフリカ大陸以外では，2003 年に，輸入されたペット用のプレーリードッグを介して米国 6 州で 47 人が感染しましたが，それを除けば，流行地域への渡航歴のある人が年間数名発症する程度で，ヒト-ヒト感染は比較的まれだと考えられてきました．
- しかし，2022 年 5 月以降，欧米諸国を中心に，従来の流行地域との関連がない人にエムポックスの流行が発生したため，WHO は 2022 年 7 月 23 日に PHEIC を宣言しました．その後は国際社会の対応により，報告される感染者数が継続的に減少していることなどを理由に，制御のための努力は長期的に必要だが，PHEIC には当たらなくなったとして 2023 年 5 月 11 日に宣言を終了しました．
- 今回の流行開始から 2023 年 5 月現在までに報告された感染者数は全世界で 87,000 人を超えています．国内では，2022 年 5 月 2 日〜2023 年 5 月 2 日までの間に約 130 例の報告があり，2022 年 9 月下旬以降は海外渡航歴のない人が感染者の大多数を占めています．
- 今回の流行における感染者の大多数は男性で，男性間で性交渉を行う者 men who have sex with men（MSM）がその多くを占めています．HIV 感染者も含まれます．ただし，少数ながらも，MSM ではない男性，女性，小児の感染例も報告されています．エムポックスは誰もが感染しうる感染症です．

4 感染可能期間

感染可能期間は，症状出現後から正常な皮膚に覆われるまで，約 3 週間続きます．水痘と異なり，痂皮にも感染性があります．

⑤ 潜伏期間

平均約 7 日，範囲は 5〜21 日と報告されています．

⑥ 感染経路

- ウイルスは皮膚の損傷部位や粘膜，気道から侵入すると考えられています．
- ヒトからヒトへの感染では皮膚病変，血液，体液との直接接触(性的接触を含む)，近距離での長時間にわたる呼吸器飛沫曝露，寝具などの物品の共有が主要な感染経路として知られています．
- 今回の流行では，病変が外陰部や口腔にみられることに加え，精液からウイルスが検出されていることなどから，性的接触による伝播が主たる感染経路だと考えられています．
- 患者病室の空気中からもウイルスが少量検出されていることから，空気感染の可能性が指摘されていますが，2023 年 8 月現在までに空気を介して感染したと考えられる事例の報告はありません．
- 感染者周囲の高頻度接触環境表面は感染性のあるウイルスで高度に汚染されており，感染源となる可能性があります．
- 医療関係者の感染例には，汚染されたシーツを介した可能性が高い単一の事例と，病変部からの検体採取時の針刺しによる感染が数例報告されています．
- 無症状病原体保有者からの感染の報告はありませんが，無症状者からも感染性のあるウイルスが検出されているため，可能性は否定できません．
- ヒトからペットの犬に感染した可能性のある事例が報告されています．

⑦ 手指消毒

アルコール性手指消毒薬に感受性があります．

⑧ 臨床症状

- 従来のエムポックスでは，発熱，リンパ節腫脹，倦怠感，筋肉痛，背部痛，咽頭痛，鼻汁・鼻閉，咳などの前駆症状がみられ，発熱から 1〜5 日後に発疹が出現します．また，発疹は顔面から全身に拡大し，紅斑が徐々に隆起して水疱，膿疱，痂皮へと段階的に移行します．

- 今回の流行では，こうした典型的な症状や経過とは異なり，前駆症状がみられずに皮疹が出現するケースや，皮疹が全身ではなく，性器や肛門周囲，口腔内などの粘膜に集中して出現するケース，また，段階が異なる皮疹が同時期に出現するケースがみられています．入院の理由として最も多いのは，病変のある肛門や性器，直腸または口腔内の炎症，潰瘍，膿瘍やそれに伴う激しい痛みです．
- 発症初期には，麻疹，水痘，梅毒など，他の発疹性疾患との区別が難しい場合があります．

9 合併症

- 多くは 2〜4 週間で自然治癒しますが，免疫不全患者，妊婦，小児で重症化することがあります．今回の流行では 2023 年 5 月までに全世界で 130 人の死亡が報告されています．
- 典型的な合併症として，気管支肺炎，敗血症，脳炎，角膜感染に伴う失明や皮膚の二次感染がありますが，今回の流行では，直腸炎・直腸穿孔，肛門周囲膿瘍，急性喉頭蓋炎が多くみられています．また，頻度は比較的低いものの，結膜炎，関節炎，骨髄炎，心筋炎の報告もあります．

10 ワクチンによる曝露後予防

　天然痘ワクチン(LC16 ワクチン)は，エムポックスに対する適応承認がなされていますが，一般流通していないため，曝露後予防を行う必要がある場合は，管轄の保健所に相談します．曝露後 4 日以内の接種で感染予防効果が，曝露後 4〜14 日の接種で重症化予防効果が期待できます．

実践編

　国内で海外との関連のないエムポックス患者が発生していることから，患者が受診する可能性はどの病院にもあると考えて準備が必要です．また，症状が多様なため，患者は皮膚科，総合内科，整形外科，眼科，循環器内科など，多岐にわたる診療科を訪れる可能性があります．

　受診したエムポックス患者と最初に接するのは，受付の事務職員やトリアージをする看護師です．どのような症状・徴候があればエムポックスを疑って，ひとまず隔離をするのか，基準を明確にしておくとよいでしょう．

　例えばエムポックスが否定できない水疱のある患者や，エムポックスの患者との接触歴を申告する患者が外来を訪れた場合，患者にはマスクを着用してもらい，ひとまず他の患者とは離れた場所か個室（理想的には陰圧個室）に移動してもらいます．職員は，手袋，ガウン，N95 マスク，ゴーグルを着用し，症状や接触歴，渡航歴などに関する問診や病変部の診察を行います．覆われていない病変部はガーゼなどで覆います．

　エムポックスの疑いがある場合は，保健所に連絡し，検体採取の必要性や材料，提出方法などを確認します．検査は地方衛生研究所や国立感染症研究所で行われ，結果が戻るまでには時間を要するため，患者にいったん帰宅してもらうのか，外来で待機するのか，入院するのかを保健所と相談して決定します．エムポックスは 4 類感染症であり，入院勧告などの措置は適用されません．そのため，患者が希望すれば，自宅で療養することになります．

　入院する場合は，陰圧個室に収容します．陰圧個室がない場合は，通常の個室に収容し，簡易陰圧装置か空気清浄機を設置するとよいでしょう．使用済みのリネン類は静かに取り扱い，水溶性ランドリーバッグに入れるか，ビニール袋に入れて密封します．ビニール袋に入れたリネン類は洗濯前に取り出す必要があるので，洗濯業者に医療者と同様の PPE を着用して取り扱うように伝えます．家庭に持ち帰る衣類は，ビニール袋から直接洗濯機に入れて，通常の洗剤を用いて洗濯します．

　針刺し・切創を防ぐために，採血や末梢静脈カテーテルの挿入が必要な場合は，安全針を用います．病変部の検体採取には鋭利器材ではなく，スワブや鑷子を使うとよいでしょう．

　外来で患者が接触した環境表面（椅子，トイレなど）は，エンベロープのあるウイルスに効果がある消毒薬で清拭消毒します．入院中の病室の清掃は必要最小限でよいでしょう．病室の出入り口には，取り外した PPE を廃棄するための感染性廃棄物容器を設置します．

　適切な PPE を着用せずに患者と接触したり，針刺し・切創を起こした職員がいた場合には速やかに把握できる体制を整備しておき，そのような事例が発生した場合は，職員の就業を停止した上で，緊急ワクチン接種の必要性を保健所と協議します．

参考文献

1) WHO：Mpox(monkeypox).
   https://www.who.int/news-room/fact-sheets/detail/monkeypox

2) CDC：Mpox.
   https://www.cdc.gov/poxvirus/monkeypox/index.html

3) 厚生労働省：エムポックスについて.
   https://www.mhlw.go.jp/stf/seisakunitsuite/bunya/kenkou/kekkaku-kansenshou19/monkey
   pox_00001.html

4) 国立感染症研究所：複数国で報告されているサル痘について(第 5 報).
   https://www.niid.go.jp/niid/ja/monkeypox-m/2596-cepr/12016-monkeypox-ra-0509.html

5) Gould S, et al：Lancet Microbe. 2022；3(12)：e904-11. **PMID** 36215984

6) De Baetselier I, et al：Nat Med. 2022；28(11)：2288-92. **PMID** 35961373

7) CDC：High-Contact Object and Surface Contamination in a Household of Persons with *Monkeypox Virus* Infection—Utah, June 2022.
   https://www.cdc.gov/mmwr/volumes/71/wr/mm7134e1.htm

8) CDC：*Monkeypox Virus* Infection Resulting from an Occupational Needlestick—Florida, 2022.
   https://www.cdc.gov/mmwr/volumes/71/wr/mm7142e2.htm?s_cid=mm7142e2_w